TRAITÉ

DES

MALADIES DES YEUX

OBSERVÉES

SUR LES PRINCIPAUX ANIMAUX DOMESTIQUES,

PRINCIPALEMENT LE CHEVAL.

PARIS, IMPRIMERIE DE LEBEL,
Imprimeur du Roi, rue d'Erfurth, n° 1.

TRAITÉ

DES

MALADIES DES YEUX

OBSERVÉES

SUR LES PRINCIPAUX ANIMAUX DOMESTIQUES,

PRINCIPALEMENT LE CHEVAL,

CONTENANT LES MOYENS DE LES PRÉVENIR ET DE LES GUÉRIR
DE CES AFFECTIONS.

Ouvrage qui a obtenu une médaille d'or décernée par la Société royale
et centrale d'Agriculture, dans sa séance du 6 avril 1823.

Par U. LEBLANC,

Médecin vétérinaire, ancien répétiteur de botanique, de pharmacie, de matière médicale,
de physique et de chimie à l'école royale vétérinaire d'ALFORT.

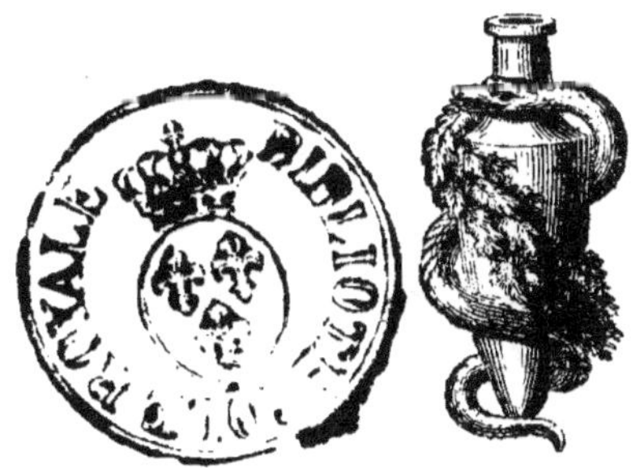

PARIS,

FERRA J^e, LIBRAIRE, RUE DES GRANDS-AUGUSTINS, N° 23;

ET L'AUTEUR, RUE DU FAUBOURG-MONTMARTRE, N° 54.

1824.

AVANT-PROPOS.

Dès que la Société royale et centrale d'Agriculture eut accordé une médaille d'or au Traité que j'offre aujourd'hui au public, je résolus de le soumettre à l'impression. Je n'ai pu exécuter plus tôt ce plan, en raison de ce que j'ai voulu suivre les avis des savans qui l'avaient jugé. Je l'ai relu, j'en ai élagué plusieurs observations qui grossissaient l'ouvrage sans donner plus de vigueur aux principes; j'ai, en outre, supprimé quelques phrases dont le sens se trouvait répété dans le cours de l'ouvrage, mais je n'ai rien ajouté qui puisse défigurer le travail que la Société a couronné dans sa séance publique du 6 avril 1823.

PRÉFACE.

Depuis plusieurs années la Société royale et centrale d'A-
griculture propose pour sujet d'un concours un mémoire
sur la *cécité des chevaux, sur les causes qui peuvent y donner
lieu dans les diverses localités, et sur les moyens de les prévenir ou d'y remédier.* Si l'on a pas répondu jusqu'à présent
à l'attente de la Société, c'est que l'on a été effrayé sans
doute de la difficulté du travail; comment oserai-je répon-
dre à la question proposée lorsque des hommes du plus
grand mérite et du plus grand talent, dont je m'honore
d'être le collègue, qui seront toujours mes guides et mes
modèles, ont craint de l'aborder? mais, quelque juste dé-
fiance que j'aie de mes propres forces, l'amour de la science
l'emporte sur ma faiblesse, j'aurai la témérité d'entrer dans
la carrière, et si le succès ne répond pas à mes efforts, j'aurai communiqué du moins quelques notions importantes
qui pourront aider plus tard dans de nouvelles recherches
pathologiques. Je me bornerai, dans cet essai sur les maladies qui peuvent être suivies de la cécité, à réunir les faits
connus à ceux que je dois à mon expérience, à mes observations; et je serai heureux si je puis offrir à la Société un
traité complet des lésions optiques dans les principaux
animaux domestiques. Je ne répéterai point ce qui a été
écrit sur cette matière; je ne dirai point ce que l'on a fait,

je ne m'occuperai que de ce que l'on doit faire, èt, quel que soit le résultat de mon travail, j'aurai payé la dette de la reconnaissance à mes maîtres, en leur communiquant des observations que je dois à leurs savantes leçons. L'art vétérinaire, qu'ils ont approfondi, n'est pas assez répandu; le seul moyen de propager la science est d'en faire connaître les points les plus importans, ce n'est qu'ainsi qu'elle peut acquérir le degré de perfection dont elle est susceptible; elle a besoin de l'expérience et du concours de tous les hommes de l'art : le médecin-vétérinaire ne doit jamais marcher qu'éclairé par le flambeau de l'observation, parce que les maladies qui affectent les animaux domestiques ne semblent s'être partagé les différentes contrées, que pour y exercer leur empire avec des modifications et des nuances dépendantes de l'influence des localités et de la diversité des climats.

La France, par exemple, par sa position géographique, par la nature et par la variété des végétaux qu'elle produit, fournit à l'observateur, sur les maladies des animaux, des phénomènes dont il doit constamment rechercher les causes et suivre les développemens. Pour accélérer le perfectionnement de la pathologie vétérinaire, il faudrait qu'il y eût dans chaque province des écrivains occupés à examiner les maladies qui y règnent, à en observer les symptômes, à en calculer les pronostics, à en suivre les périodes et les effets pour en rendre un compte exact à un centre commun : les Sociétés seules peuvent faire des recueils complets, d'une utilité générale; ces recueils instruiraient les vétérinaires répandus dans les départemens, qui n'ont· pour guide que des ouvrages vieillis, où l'on ne trouve rien de positif, rien de bien exact, particulièrement sur les maladies des yeux. La plupart des praticiens n'ont sur cette importante matière que des notes peu approfondies, souvent mal conçues, toujours insuffisantes, et dont ils font rarement une heureuse application. Nous ne nous sommes pas toujours approprié l'expérience de nos maîtres, nous nous sommes seuvent égarés pour ne nous être pas assez pénétrés de leurs principes; mais, il faut le dire, ils nous ont laissé beaucoup à désirer sur les affections optiques des diverses espèces d'animaux domestiques, et particulièrement sur la fluxion intermittente, qui prive un grand nombre d'entre eux de la faculté de voir.

Cette maladie redoutable a des causes qui sont très-variables et dont les nuances sont différentes selon les pays, les localités; il faudrait une monographie complète qui indiquât les vrais moyens de prévenir et de guérir cette maladie dans les diverses contrées de la France, et on l'aurait en très-peu de temps si chaque pays fournissait des matériaux, si des écrivains répandus dans toute l'étendue du royaume se communiquaient, comme je l'ai déjà dit, les faits dont ils auraient été témoins, les accidens qu'ils n'auraient pu prévenir, les moyens curatifs qu'ils auraient employés.

Je m'attacherai principalement dans cet ouvrage aux affections générales de l'œil, et je suivrai avec la plus minutieuse attention cette maladie redoutable qui prive une si grande quantité d'animaux, de toutes les espèces, de la vue, et qui attaque plus généralement encore les chevaux. Cette maladie si commune produit de très-grands ravages dans nos départemens de l'ouest; c'est là où je l'ai suivie, où je l'ai étudiée; et si j'ai beaucoup à faire encore, si je laisse beaucoup à désirer, je puis assurer au moins que les données que j'ai recueillies sont le résultat d'observations plusieurs fois renouvelées. Les notions que j'offre à cet égard me paraissent d'autant plus importantes qu'elles ont pour objet une maladie étudiée dans des contrées absolument opposées, par la manière dont elles agissent sur les organes de la vue des animaux, sous les rapports de l'influence de l'air, et sous celui des localités, de la nourriture, du travail, etc. J'ai long-temps habité un pays qui limite d'immenses plaines et de nombreux bocages qui produisent une quantité de végétaux considérable : ce pays offre des détails topographiques qui me paraissent du plus haut intérêt.

Comme toutes les maladies de l'organe de la vue peuvent contribuer plus ou moins à la cécité, j'ai cru devoir donner une description générale de toutes les affections des yeux. Cet ouvrage sera neuf, il n'y a malheureusement rien d'écrit sur cette matière, et j'aurai beaucoup fait pour le perfectionnement de la médecine-vétérinaire, si mon exemple engage des écrivains plus profonds que moi dans leur art à traiter à fond un sujet que je ne pourrai que bien faiblement esquisser.

Je ne prendrai que ma propre expérience pour guide : j'ai trop souvent trouvé l'erreur où je cherchais la vérité pour ne pas être en garde contre l'ignorance, les préjugés, les passions, les vieilles routines et la mauvaise foi; et je n'appellerai l'autorité de ceux qui m'ont précédé dans la carrière, que lorsque je n'aurai pas eu occasion de voir par moi-même.

(v)

Quoique la Société royale d'Agriculture ne paraisse désirer, d'après la question qu'elle propose aux amis de la science, que des lumières nouvelles sur les causes de la cécité dans le cheval, sur les moyens de la prévenir, je pense qu'elle accueillera avec quelque bienveillance un travail plus étendu. En traitant des maladies des yeux dans le cheval, je ferai des recherches sur celles des mêmes organes chez l'âne, le mulet, le bœuf, le mouton, le chien, le chat et le lapin, qui n'en sont point exempts, surtout les deux premiers de ces animaux, sur lesquels la fluxion intermittente exerce ses ravages avec une désespérante activité.

L'âne, cet animal sobre et docile, qui rend de si grands services au laborieux indigent; l'âne, dans les maladies qui l'accablent, est souvent abandonné par son maître, ou livré à des mains ignorantes plus dangereuses que l'incurie, qui corrompent tout ce qu'elles touchent et qui multiplient les accidens au lieu de les prévenir. J'ai vu un grand nombre de ces animaux borgnes ou aveugles à la suite de la fluxion périodique et de plusieurs autres maladies qui auraient cédé à de simples précautions ou à quelques médicamens heureusement appliqués.

Je m'étendrai sur les diverses lésions qui surviennent dans la cavité orbitaire ou dans les régions environnantes, et je rappellerai le plus exactement qu'il me sera possible toutes les causes médiates ou immédiates, qui pourraient avoir quelque influence sur la cécité.

Je traiterai d'abord des maladies qui affectent les parties conservatrices de l'œil, malgré que je m'écarte un peu sur ce point de la question proposée par la Société, parce que ces préliminaires m'ont paru de la plus haute importance:

quoique les affections des paupières, celles des conduits de l'humeur des larmes, et beaucoup d'autres se terminent rarement par la cécité, cependant elles y contribuent. Il n'est pas rare de voir se développer dans les jeunes chevaux une ophthalmie aigue à la suite d'un coup porté sur les paupières; cette ophthalmie devient souvent intermittente quand elle n'a été combattue que par des moyens perturbateurs ou palliatifs; alors l'œil s'altère plus ou moins, l'intermittence ou la periodicité se déclare, et la cécité s'ensuit. Toutes les lésions des yeux, en général, sont à redouter, non-seulement par leur gravité actuelle, mais encore en raison des suites dangereuses qui peuvent survenir. On a vu telle oblitération des points, des conduits, ou du canal des larmes, produire des accidens si graves et si funestes, que les animaux en perdaient les yeux, et toujours par une inexcusable négligence, suite ordinaire de l'ignorance. Je pourrais fournir mille exemples à l'appui de cette assertion. L'observateur attentif a pu voir dans sa pratique la maladie connue vulgairement sous le nom d'*onglet* devenir la cause de la cécité dans plusieurs animaux domestiques, par l'impéritie du médecin. Une extirpation mal opérée a toujours les plus tristes résultats.

Je ne m'arrêterai point sur l'influence marquée des maladies qui attaquent le globe de l'œil, et qui se terminent souvent par la cécité; personne ne se refuse à admettre au nombre des causes qu'ils produisent l'ophthalmie, l'empyème, la cataracte, les diverses lésions du nerf optique et celles des parties qui environnent ce nerf dans son trajet, etc.

Je traiterai de chaque affection à sa place, et je les étudierai sous le double rapport de leur importance absolue et de leur importance relative toujours dans leur tendance à la cécité.

Ce Traité sera moins théorique que pratique; cependant je joindrai dans l'occasion le précepte à l'exemple, et j'abandonnerai quelquefois les routes battues pour saisir une idée nouvelle qui pourrait contribuer aux progrès de l'art. Quant à l'ordre dans cet ouvrage, mes maîtres me l'ont tracé : je suivrai la classification de M. Richerand, la meilleure sans doute puisqu'elle a été adoptée par M. Barthélemy aîné, professeur à l'école d'Alfort, dont je me félicite tous les jours d'avoir reçu les leçons. C'est à ce savant professeur que nous devons les premières observations sur plusieurs maladies des yeux, et l'on regrette d'autant plus qu'elles n'aient point été publiées, qu'elles n'ont laissé que des traces fugitives dans la mémoire des élèves, et que la médecine vétérinaire n'en a pas tiré tout l'avantage qu'elle pouvait en obtenir. Je suis bien loin du talent et de l'expérience de M. Barthélemy, et il acquerra de nouveaux droits à ma reconnaissance, s'il veut bien suppléer à ce qui me manque, rectifier mes erreurs, et remplir les immenses lacunes qui ne prouveront que trop combien j'ai besoin encore d'être soutenu par mes maîtres.

Je décrirai les opérations chirurgicales comme je les ai pratiquées. A quelques modifications près, je conserve les instrumens tels qu'ils sont dans *l'armamentorium* du célèbre Scarpa, savant que l'on ne peut trop consulter pour le traitement des maladies des yeux chez les animaux domestiques sous le rapport du mode opératoire. J'ai dû souvent aux moyens qu'il indique la guérison de diverses maladies des yeux qui avaient résisté à tous les traitemens consacrés

(VIII)

dans les ouvrages vétérinaires qui ont paru jusqu'à ce jour
et je pourrais dire avec l'illustre Bourgerat (1) : « L'unique
» mérite que nous ayons est de nous en être pénétrés, et de
» les avoir appliqués heureusement aussitôt que nous avons
» connu l'intimité des rapports qui existent entre la machine
» humaine et la machine animale; rapports qui sont tels
» que l'une et l'autre médecine s'éclaireront et se perfec-
» tionneront mutuellement, lorsque, renonçant à un ridi-
» cule et funeste préjugé, on cessera d'appréhender de se
» dégrader et de s'avilir en considérant la nature dans les
» animaux, comme si cette même nature et le vrai n'étaient
» pas toujours et partout dignes des recherches de qui-
» conque sait observer et penser. »

Je ne dirai point ici combien j'ai eu de difficultés à vaincre,
combien il m'a fallu surmonter d'obstacles pour parvenir à
recueillir les faits nombreux qui seront probablement le seul
mérite réel de cet ouvrage. Pour remonter aux différens
genres d'affections, pour en connaître les modifications
infinies, je me suis imposé les plus grands sacrifices, et j'ai
souvent acheté le droit de faire des opérations chirurgicales
sur des animaux malades, en m'engageant à les nourrir à
mes frais pendant le cours du traitement. C'est ainsi que je
me suis procuré des sujets affectés de cataracte, de fistule
lacrymale et de maladies des voies lacrymales en général,
que les habitans des campagnes abandonnent le plus souvent à la nature.

(1) Discours préliminaire de sa *Matière médicale raisonnée*, 4e édition,
augmentée et publiée avec des notes, par M. Huzard, membre de l'Aca-
démie royale des sciences, etc., etc., page 15.

(IX)

Toutes les fois qu'une maladie m'a paru d'une importance
marquée, j'ai recueilli, le plus exactement qu'il m'a été
possible, les observations qu'elle a pu me fournir. Je rapporterai les faits les plus complets, surtout ceux qui ont été
suivis de succès; cependant, comme il est impossible de toujours guérir, je citerai quelques-uns de ces cas graves et
incurables quelquefois suivis de la mort.

Je décrirai à la fin de l'ouvrage les instrumens qui sont
nécessaires à un médecin−oculiste ; je les ai dessinés dans
leur grandeur naturelle afin d'en donner une idée plus
précise.

J'ai également jugé qu'il serait d'un assez grand intérêt
de représenter quelques figures d'yeux malades affectés des
lésions les plus faciles à rendre sur le papier à l'aide du
dessin.

Pour compléter le Traité que j'offre au public, j'aurais
dû faire précéder la partie nosographique qui le compose
essentiellement, d'un précis anatomique et physiologique
de l'œil dans les diverses espèces d'animaux domestiques;
mais il m'aurait été impossible d'égaler ce qu'a écrit sur
ce sujet M. Girard, directeur de l'École royale d'économie
rurale et vétérinaire d'Alfort (1), etc., etc.

J'avais l'intention d'ajouter à mon ouvrage la statistique
médicale des contrées que je parcourais, avec une carte
sur laquelle on aurait trouvé la disposition, la nature des
localités et l'indication des maladies d'yeux qui y règnent le
plus ordinairement ; mais ce travail n'est qu'ébauché, et je
ne l'offrirai que lorsque je le trouverai digne d'être mis au

______

(1) *Traité d'anatomie vétérinaire*, 2ᵉ édition, revue et corrigée.

jour. Je ne négligerai rien pour le rendre complet, s'il paraît de quelque importance aux membres du jury auxquels je me propose d'en faire hommage (1).

Cet ouvrage, tel qu'il est, se ressent, je le sais, plus encore de la faiblesse de son auteur que de la précipitation avec laquelle il a été rédigé, mais s'il renferme quelques vues utiles à la science ; si le cultivateur en retire quelque avantage, j'aurai rempli une partie de la tâche que je me suis imposée en le publiant. Mes erreurs même ne seront point inutiles; j'aurai marqué l'écueil par mon naufrage.

(1) Le corps du manuscrit que la Société d'Agriculture a récompensé était précédé d'une introduction ou plutôt d'une analyse de l'ouvrage. Je n'ai pas jugé convenable de livrer cette partie à l'impression; car on doit, autant que possible, éviter les répétitions. J'entrerai donc de suite en matière.

TRAITÉ

DES

MALADIES DES YEUX

OBSERVÉES

SUR LES PRINCIPAUX ANIMAUX DOMESTIQUES.

PREMIÈRE DIVISION.

MALADIES DES PARTIES CONSERVATRICES.

CHAPITRE PREMIER.

MALADIES DES FOSSES ORBITAIRES.

CES parties osseuses sont quelquefois atteintes par des corps étrangers; elles peuvent être fracturées, contuses; leur tissu et leur enveloppe sont susceptibles d'offrir divers degrés de l'inflammation, tels que l'exostose, le carcinome et la carie.

A. *Plaies et contusions des fosses orbitaires.*

Ces maladies sont toujours graves en raison des diverses lésions qui les accompagnent constamment. On a vu souvent des domestiques grossiers, armés d'une fourche de fer, la diriger vers l'œil et atteindre les parties osseuses après avoir traversé ou la peau des paupières, ou celle des salières, ou la conjonctive. Cet

accident est toujours suivi d'une violente inflammation de toutes les parties lésées et de celles qui les environnent ; sa gravité, qui dépend de l'intensité de la
cause, est telle, qu'elle entraîne quelquefois la perte
totale de la vue, et qu'elle ne se termine souvent que
par la mort. Si la piqûre est peu profonde, si elle n'a
pénétré que sur les parties osseuses les plus externes,
on en triomphe constamment. On doit chercher à obtenir une cicatrisation par première intention, ce qui
est difficile et rare, parce que la plaie est contuse et
que d'ailleurs l'inflammation persiste trop long-temps
pour qu'il ne se forme pas de pus. On doit s'assurer de
la lésion de l'os et du périoste en portant la sonde avec
les plus grandes précautions, en raison de la difficulté
de la manipulation et de l'irritation qu'elle excite. Le
trajet de la piqûre est toujours sinueux après la sortie
du corps vulnérant, surtout quand ce corps a traversé
les muscles oculaires, qui, à chaque instant, changent
de position relative ; ce n'est même qu'en déterminant
la contraction des muscles par l'irritation de la partie
malade, que l'on parvient à pénétrer au fond de la
plaie, parce qu'alors les diverses régions reprennent la
situation dans laquelle elles se trouvaient lorsqu'elles
ont été blessées. Cette opération est donc beaucoup
plus dangereuse qu'utile ; il m'est arrivé de la négliger
dans des cas où j'avais tout lieu de supposer la lésion
de l'os, et je m'en suis bien trouvé ; l'inflammation subséquente est beaucoup moins intense, les accidens
moins graves, la suppuration moins abondante, et la
guérison plus prompte.

Immédiatement après l'accident, on doit pratiquer
une ample saignée à la jugulaire, du côté de l'œil malade ; mettre des sangsues sur les tempes ; appliquer
sur l'ouverture de la piqûre un peu d'étoupe fine, très-

(3)

molle, enduite de cérat, afin d'éviter l'introduction des divers liquides que l'on pourra employer dans le cours du traitement. On lotionnera, immédiatement après ce premier soin, les parties voisines avec de l'eau glacée, ou des liquides astringens froids, ou avec une dissolution aqueuse de chlorure de sodium et d'hydrochlorate d'ammoniaque, ou d'eau végéto - minérale ; on en imbibera même un linge dont on fera l'application de manière que ce liquide répercussif astringent ne puisse pas pénétrer entre les bords des paupières et causer par là une irritation sur la conjonctive. Malgré tous ces moyens l'inflammation ne s'en développe pas moins, et elle devient commune à toutes les parties de l'œil, mais à la vérité avec moins d'intensité. Le second jour de l'accident on renouvelle la saignée en amputant un ou deux coccygiens, et l'on substitue les émolliens aux astringens; cette espèce de saignée artérielle, que l'on fait aussi copieuse que l'on peut, m'a réussi dans un grand nombre de phlegmasies des yeux. On lotionne fréquemment la partie malade avec des liquides mucilagineux, toujours avec la précaution de ne pas laisser pénétrer de liquide dans la piqûre, qu'il faut constamment couvrir d'étoupes ou de charpie et même d'un emplâtre que l'on n'y laisse que momentanément. Il faut aussi appliquer un cataplasme émollient fait avec de la farine de graine de lin, sur laquelle on projette quelques gouttes de laudanum, pour modérer les douleurs qui sont alors très-vives. La durée de ce traitement est relative à l'énergie de l'animal et à la gravité de la maladie. En général il faut toujours être en garde contre l'emploi des débilitans quand on les applique sur les yeux. Chaque jour on renouvellera deux fois le cataplasme, et l'on fera en sorte de pomper le liquide sécrété qui se trouvera dans la plaie; le liquide s'écou-

(4)

lera spontanément si la piqûre est inclinée de haut en bas ; dans le cas contraire il séjournera, retardera la guérison et pourra même devenir la cause de foyers purulens. La sortie du pus est en général incomplète et difficile, vu les détours nombreux qu'offrent les piqûres profondes qui lèsent les parties mobiles et élastiques.

La phlegmasie qui se développe a quelquefois tant d'intensité qu'elle devient la cause de cet état morbide dit fièvre de réaction. Il y a dans ce cas, dégoût, chaleur générale, tristesse, plénitude du pouls, etc. Il faut alors réitérer plusieurs fois la saignée du cou, et mettre l'animal à la diète affaiblissante. Les symptômes d'excitation générale cessent immédiatement après la diminution de l'inflammation locale, lorsque les paupières deviennent souples, et qu'elles laissent apercevoir peu à peu une plus large surface du bulbe qui était auparavant totalement caché ; l'écoulement des larmes devient moins abondant ; la matière puriforme qui était sécrétée par la conjonctive et les glandes de Mehibomius est remplacée par un liquide transparent ; dans cette position, les humeurs sont encore troubles, la cornée obscure, l'ouverture de la plaie n'est pas fermée et elle suppure encore ; c'est le cas de se hâter de remplacer les émolliens par les toniques ; en activant la vie des parties, ils accélèrent leur guérison. On emploie avec beaucoup d'avantage un collyre préparé avec : eau de plantain, cinq décilitres (demi-litre) ; sulfate de zinc, douze grammes (3 gros) : pulvérisez le sel et dissolvez-le dans le liquide, remuez la dissolution quand vous voudrez vous en servir. Il faut lotionner cinq à six fois le jour la partie externe des paupières, il entre toujours assez de liquide sur la conjonctive. Dans le cas où l'engorgement ne disparaîtrait pas assez promptement, on

(5)

ajouterait au collyre préparé 8 grammes (2 gros) d'alcool vulnéraire; on agirait d'ailleurs comme si l'on avait à combattre une inflammation chronique de la conjonctive.

Il peut arriver qu'un pareil accident survienne à un jeune animal dont la constitution est lymphatique; il serait alors indispensable de placer à la partie supérieure de l'encolure un séton ou un cautère dont on entretiendrait la suppuration jusqu'après le rétablissement complet de l'œil, qui, sans cette précaution, pourrait rester trouble.

Quelquefois, malgré tous les moyens méthodiques, l'inflammation continue à faire des progrès alarmans, et c'est surtout quand le bulbe a été atteint; l'œil devient très-volumineux, finit même par sortir de l'orbite; ses membranes épaissies et presque décomposées, ne sont plus susceptibles de réagir; la vie les a abandonnées presqu'entièrement, on en enlève des lambeaux sans que l'animal en ressente la moindre douleur; les chambres de l'œil sont souvent remplies de matière purulente. Cette accumulation, qui porte à juste titre le nom d'empyème, ne détermine pas seulement des ravages par sa nature, mais encore par la pression qu'elle exerce sur la cornée, dont l'ulcération et le déchirement ne tardent pas à avoir lieu. On sait, c'est un fait général prouvé par l'expérience, et les médecins les plus célèbres l'ont constaté, que les corps étrangers introduits dans les diverses parties de l'animal, sont toujours poussés au dehors par les forces de la vie, et qu'ils exercent, par ce moyen, une pression constante de dedans en dehors qui, quoique égale ou plus faible qu'une autre pression qui aurait lieu dans une direction opposée, déterminerait beaucoup plus promptement l'ulcération des parties résistantes. J'aurai souvent occasion de faire l'application de ce principe quand je traiterai des corps étrangers qui s'introduisent dans les diverses parties des yeux. Le meilleur moyen, dans cette circonstance, est de pratiquer la ponction du foyer purulent en enlevant circulairement une partie de la cornée, et en se réservant le soin de la retrancher après avoir laissé tomber spontanément les liquides hétérogènes qui se trouvent accumulés; on sépare ensuite toutes les couches frappées de la mort avec des pinces et des ciseaux; puis on applique des topiques qui modèrent l'inflammation. On favorise les effets de ces médicamens par une nourriture appropriée. J'ai remarqué que la gangrène avait beaucoup plus de tendance à se développer sur le bœuf et le mouton, que sur le cheval, le mulet et l'âne. On continue les mêmes moyens jusqu'à ce que l'on n'ait plus à craindre d'accidens fâcheux; il ne reste plus alors qu'à nettoyer la plaie jusqu'à guérison.

Les ravages extérieurs sont souvent accompagnés de lésions profondes; les méninges s'enflamment, s'épaississent, et troublent, par leur augmentation de volume, l'harmonie des fonctions cérébrales; je citerai bientôt un fait qui en fournit des preuves convaincantes. Ces malheureuses circonstances sont fréquemment suivies d'affections graves et même quelquefois de la mort. Pour en prévenir les suites, on doit avoir recours aux exutoires : on les place derrière les oreilles, et l'on pratique, en même temps, et le plus promptement possible, la ponction de l'œil affecté quand les symptômes ne laissent plus espérer la conservation de l'organe.

Les lésions des os, dont les suites sont toujours dangereuses pour les parties molles, ne le sont pas moins pour l'os même, surtout quand on a été contraint d'amputer l'œil; il s'exostose et se carie aisément, parce qu'il est alors exposé au contact de l'air et des matières putréfiées résultantes de la décomposition des parties charnues qui sont restées dans la fosse orbitaire. Il n'est pas rare dans ce cas de voir l'os se tuméfier et remplir en partie la cavité orbitaire.

Dans le trajet que parcourt une branche de fourche de fer pour parvenir de la surface de la peau de la salière ou d'autres régions au fond de l'orbite, elle rencontre plusieurs organes, et l'accident se complique de la lésion simultanée des paupières, de la conjonctive, du bulbe, des muscles, du coussinet graisseux, de la gaîne fibreuse oculaire, etc. Trois fois seulement j'ai été consulté pour des animaux frappés aux yeux par des coups de fourche dont le fer avait pénétré jusqu'à l'os, et dans aucune de ces occasions la blessure n'avait atteint le globe ; cependant j'ai observé sur un des trois sujets une légère impression du corps vulnérant sur la cornée lucide et sur la sclérotique. La cause de cette sorte d'invulnérabilité s'explique par la forme, la densité et la mobilité du bulbe, qui par la moindre pression se déplace. Quand le coup a été dirigé sur la partie antérieure et mitoyenne de l'œil par une ligne inclinée à la surface du bulbe, les paupières, qui à son approche se sont fermées, sont d'abord perforées, ou l'instrument pénètre entre leurs bords, glisse sur la cornée et la sclérotique pour aller se plonger dans un des angles ou à la partie inférieure de la cavité orbitaire. Il arrive pourtant que le bulbe est accidentellement perforé dans quelques circonstances, mais il est rare, alors même, que le corps vulnérant atteigne l'os, parce que la force motrice a été en quelque sorte paralysée par la résistance des membranes tenaces de l'organe.

On conçoit facilement que les piqûres des os de la cavité orbitaire doivent être accompagnées d'une infinité de modifications, suivant la direction donnée à la pointe, selon le lieu où elle a pénétré, d'après le mouvement plus ou moins violent qui l'a animée. Les principes généraux de traitemens sont toujours les mêmes : je me bornerai à citer quelques faits que j'ai eu occasion d'observer.

Le 10 octobre 1819, on conduisit chez moi un cheval alezan brûlé, âgé de six ans, d'une constitution robuste : il fermait les paupières et les ouvrait encore facilement ; on apercevait à peine une petite plaie sur la partie inférieure et antérieure de la salière droite. Le domestique qui l'avait amené, que je questionnai beaucoup, m'avoua qu'étant dans le fenil, muni d'une fourche de fer très-acérée et très-pesante, pour répartir également le foin dans le râtelier par l'ouverture du plancher destinée à cet effet, il avait atteint le cheval, qui, pressé par la faim, s'était vivement approché de l'aliment qu'on lui destinait ; que fort heureusement il avait entendu l'animal s'éloigner pour éviter un nouveau coup ; qu'il était descendu du fenil et l'avait examiné avec attention, et qu'il avait découvert la blessure. Ce ne fut pas sans difficulté que je sondai la plaie ; je reconnus que la direction était de haut en bas et de dehors en dedans ; je sentis l'os et même je pus déterminer approximativement la profondeur de la lésion ; elle consistait dans une rainure qui se terminait par une cavité d'une ligne environ : cette lésion devait exister, à peu de chose près, dans la fossette qu'offre l'os frontal dans sa portion qui concourt à la formation de la cavité orbitaire. La salière était déjà un peu remplie par suite de l'inflammation. Je saignai l'animal à la jugulaire, 2 kilo (4 livres) de sang ; j'appliquai un bourdonnet d'étoupes sur la plaie, je l'y maintins pendant que je lotionnais le gonflement avec une dissolution de chlorure de sodium et d'hydrochlorate d'ammoniaque; et je terminai le pansement par l'application de compresses imbibées de cette dissolution, que je fixai à l'aide d'un bandage approprié. Je fis présenter sur-le-champ de l'eau blanchie avec de la farine d'orge à l'animal; il n'eut que très-peu d'alimens solides pour sa nuit.

Le 11, inflammation intense de toutes les parties de l'œil : paupières gonflées et fermées, salière pleine et saillante, larmoiement considérable, point d'apparence de matière sécrétée à l'ouverture de la piqûre, où il n'existait qu'un petit caillot de sang noirâtre; amputation de la queue, arterio-phlébotomie de 750 grammes (1 livre et demie), le sang était extrêmement rouge; lotions émollientes et cataplasme de farine de graine de lin. Même régime.

Le 12, anorexie, fièvre de réaction, envie continuelle de boire, chassie, gonflement extrême des paupières, exubérance du bulbe, quelques traces de suppuration à la piqûre. Même régime, mêmes soins.

Le 13, même état; addition au cataplasme d'une décoction de têtes de pavot; 32 grammes (1 once) de nitrate de potasse dans l'eau blanche; 3 kilo (6 livres) de foin pour la journée et pour la nuit, autant de paille coupée.

Le 14, même état, à peu de chose près, et mêmes soins.

Le 15, même état et mêmes soins; une saignée de 1 kilo 5 hecto (3 livres) à la jugulaire.

Le 16, appétit; il mangea promptement sa ration ordinaire, que l'on augmenta de 3 kilo (6 livres) de foin : pouls moins plein et moins dur. Pus blanc sur les bords de la plaie, diminution du gonflement des paupières, cataplasme émollient et anodin. Sur la fin du pansement il sortit de la piqûre un lambeau de tissu graisseux non décomposé.

Les 17, 18, 19 et 20, continuation du mieux; suppression du cataplasme; lotions émollientes avec une cuillerée d'eau végéto-minérale sur un litre de décoction de mauves, répétées trois fois le jour.

Le 21, mouvement libre des paupières, rougeur de la conjonctive, cornée lucide obscure, chassie moins abondante. Lotions de vin tiède. Larmoiement presque nul; diminution sensible du gonflement des diverses parties. Compression de l'orifice de la piqûre; sortie de quelques portions de matière purulente. Je terminai le pansement par des lotions du collyre astringent indiqué plus haut, renouvelées cinq à six fois dans la journée.

Le 22, même état et mêmes soins.

Le 23, beaucoup de mieux; addition d'alcool vulnéraire au collyre.

Les 24, 25, mêmes soins.

Le 26, l'animal, quoiqu'ayant l'œil sain privé de la lumière par un corps opaque mis avec intention, se conduisait fort bien. Inflammation chronique de la conjonctive; piqûre presque cicatrisée. Mêmes soins. L'animal fut mené, dans la soirée, à deux lieues de distance.

Les 27, 28, 29 et 30, on continua les lotions du collyre.

Je vis l'animal le 1er novembre; les paupières étaient encore un peu tuméfiées et la cornée obscure. Je recommandai les lotions d'eau et d'eau-de-vie, que l'on continua jusqu'au 11 du même mois. Pendant tout ce temps, le cheval travailla à la charrette.

Je ne vis le malade que le 25, la cornée était encore un peu terne, la conjonctive légèrement gorgée. On avait cessé tous soins. L'animal guérit radicalement dans la suite.

Le 25 mai 1821 , on me présenta un jeune cheval hongre, gris sale, de trois ans, d'une vicieuse construction et d'une faible constitution; il avait les ganglions lymphatiques sous-linguaux enflammés ; le métayer qui me l'amena lui avait donné un coup de fourche de fer dans l'œil, pour l'empêcher de sauter par-dessus une haie morte, et, sans le vouloir, avait plongé son instrument vers le milieu de l'œil. Le coup, suivant heureusement une ligne inclinée à la tangente du centre du bulbe, pénétra vers l'angle nasal et atteignit l'os, ce dont je me convainquis avec la sonde ; je vis que le lacrymal gauche avait été lésé, que la surface du globe avait été excoriée et que la conjonctive avait été perforée en dessous de la troisième paupière. Déjà l'œil était enflammé ; les paupières gonflées laissaient cependant apercevoir le bulbe, quand on examinait l'animal dans un lieu peu éclairé. L'humeur aqueuse était sanguinolente ; les larmes inondaient le chanfrein : tout annonçait une ophthalmie extrêmement intense. J'ordonnai une saignée de 3 kilo (6 livres) à la jugulaire gauche; des lotions émollientes, un cataplasme de farine de graine de lin renouvelé deux fois dans la journée ; une diète affaiblissante ; eau blanche avec 96 grammes (3 onces) de sulfate de magnésie par jour ; et le séjour à l'écurie.

Le 26, je revis le cheval ; gonflement de l'œil plus considérable, inflammation vive et très-douloureuse de la conjonctive, de l'onglet et du bulbe; chémosis ; inflammation considérable des ganglions lymphatiques de l'auge, écoulement par les naseaux de mucus sécrété par la membrane muqueuse qui était rouge : l'œil opposé était chassieux et terne. J'ordonnai des lotions émollientes, un cataplasme avec laudanum; l'amputation de la queue, la section du bourrelet de la conjonctive qui constituait le chémosis me parurent indispensables. La fièvre de réaction suivit ; je lui opposai le régime antiphlogistique.

Les 27, 28 et 29, continuation des lotions émollientes seulement.

Le 3o, diminution notable des symptômes inflammatoires. Je mis un séton à la nuque ; j'ordonnai des lotions d'eau de mauve avec l'eau végéto-minérale (une verrée du premier liquide, une cuillerée du second).

Le 31, diminution des symptômes inflammatoires ; flux palpérable abondant ; fluctuation dans l'auge. J'ouvris l'abcès et recommandai des lotions d'eau de plantain sur les deux yeux.

Les 1er, 2, 3 et 4 juin, mêmes soins. Nourriture plus abondante, séjour à l'écurie ; mieux.

Le 5, mieux très-sensible ; mobilité des paupières, chassie moins abondante, rentrée du corps clignotant, plaie de la sclérotique qu'avait nécessitée le chémosis, très-vermeille. Je soulevai avec précaution l'onglet, et j'aperçus des bourgeons charnus qui entouraient la piqûre. J'indiquai des lotions de collyre astringent.

Les 6, 7 et 8, mêmes soins ; le mieux toujours croissant.

Le 9, la légère incision de la conjonctive de la sclérotique disparut, et la blessure de la cornée était remplacée par une tache blanchâtre accompagnée d'une ophthalmie chronique : je fis faire trois lotions par jour d'un collyre d'eau de plantain et de sulfate de zinc avec alcool vulnéraire.

Le cheval guérit radicalement ; le séton ne fut supprimé que vers la fin du mois de juin, alors les yeux étaient clairs, l'affection catarrhale avait disparu. Cependant l'œil maltraité paraissait plus petit, en raison de l'engorgement des paupières qui avait en partie subsisté.

(13)

Je n'ai pas toujours été aussi heureux dans les moyens que j'ai employés dans de semblables accidens.

Le 19 décembre 1818, je fus appelé pour visiter un bœuf de six ans qui avait reçu dans l'œil droit un coup de fourche de fer ; la paupière supérieure avait été perforée, la branche de l'instrument avait pénétré jusqu'à la paroi postérieure de la cavité orbitaire ; probablement les muscles, le coussinet graisseux et les autres parties interposées entre l'os et l'orifice de la piqûre avaient été lésés. Je ne vis l'animal que trois jours après l'accident ; sa situation était alarmante : gonflement considérable, exophthalmie, conjonctive sèche, pouls tendu, fièvre de réaction intense, paupières fermées. J'opposai à tout cela une saignée copieuse à la jugulaire 3 kilo (6 livres) de sang extrêmement rouge pour du sang veineux, des lotions et des cataplasmes émolliens après avoir fermé l'ouverture de la plaie avec un emplâtre de poix-résine, pour que les liquides ne pussent pas s'introduire dans la piqûre, dont la direction était un peu inclinée de haut en bas et de devant en arrière. (*Voyez* pl. 1, fig. 1re.)

Le 20, mêmes soins.

Le 21, augmentation du volume de l'œil, trouble de l'humeur aqueuse devenue sauguinolente, cornée lucide obscure, rouge et gorgée de sang dans la circonférence ; artère tendue, pouls dur : une saignée de 1 kilo (2 livres), des lotions et des cataplasmes émolliens et anodins me parurent nécessaires. Il y eut chassie abondante et desséchée par la chaleur de l'inflammation sur les paupières et les diverses régions des autres parties, notamment vers l'angle nasal. L'ophthalmie fut très-intense, la conjonctive très-épaisse et d'un rouge veineux.

Le 22 au soir, augmentation du volume du globe ;

conjonctive très-épaisse et recouverte de couches de
matières albumineuses et muqueuses concrétées, variant
de couleur du blanc sale au jaune, au rouge brunâtre
et au noirâtre; celle de la cornée beaucoup plus dense
et intimement liée à la substance de cette membrane,
quoiqu'ayant de beaucoup augmenté d'épaisseur, laissait encore apercevoir dans le fond de la chambre
aqueuse un dépôt purulent; le pouls était faible, il y
avait dégoût; la tête et les oreilles étaient basses, et
toujours inclinées du côté droit; une diarrhée et une
marche chancelante étaient la suite de cet état. Je débar-
rassai la superficie de la sclérotique de l'amas hétérogène à l'aide d'un linge imbibé d'eau tiède, et de pinces
à bouche large qui me servirent à enlever les couches
de matière concrétée et les débris de la conjonctive,
dont une partie était déjà gangrenée; je terminai le
pansement par des lotions tièdes; j'appliquai un cautère imbibé de teinture de cantharides à la partie supérieure et latérale de l'encolure du côté droit. L'animal ne mangeait que très-peu, malgré le soin que l'on
avait de lui procurer ce que son espèce aime le mieux.

Le 24, au soir, point de mieux. Les escarres gangréneuses se renouvelaient à mesure qu'on les enlevait, la
conjonctive se détruisait de plus en plus, le cartilage
de l'onglet était presqu'à nu; le globe était presque
totalement sorti de l'orbite, la cornée était sur le point
d'être déchirée; je pratiquai une ouverture circulaire
à la partie inférieure de la cornée: il sortit aussitôt une
assez grande quantité d'un mélange de matières hétérogènes sanguinolentes et puriformes; j'employai les lotions de vin faible tiède, et je recommandai d'appliquer
un cataplasme émollient dans le cas où le gonflement
augmenterait par suite de l'opération.

Les jours suivans, soulagement marqué; le bœuf

commença à manger : je conseillai les lotions de vin ordinaire tiède en recommandant enfin de bien nettoyer la surface de l'œil des croûtes épaisses qui se formaient sans cesse.

Le 26, on m'amena le malade; sa tête était encore basse et inclinée à droite : je crus devoir recourir à la perforation de la corne droite, pour favoriser la sortie d'un liquide que je soupçonnais accumulé dans les sinus de ce côté; l'écoulement fut sanguin : je m'étais trompé dans mes conjectures; la cause de la déviation de la tête avait son siége autre part, et probablement dans l'épaississement des membranes cérébrales. Je ne changeai rien au traitement.

Il se fit le 27 au matin une ouverture spontanée d'un abcès situé derrière le globe; la diminution du volume du bulbe fut sensible. On fit le pansement accoutumé, et l'on intercepta le passage de l'air dans la corne, à l'aide d'une tente de lin. Je ne revis le bœuf que le 12 de janvier 1819: il avait recouvré son appétit ordinaire; le volume de son œil était beaucoup moindre; il avait la tête toujours penchée à droite. Ce symptôme ne disparut que vers la fin de février, on supprima alors le cautère.

Le bœuf guérit, mais il perdit un œil. La cavité orbitaire fut dans la suite presque remplie par une exostose qui s'éleva de la plaie de l'os. On fit engraisser l'animal pour la boucherie. Je regrette beaucoup de n'avoir pu assister à son ouverture.

Le 12 septembre 1820, je fus demandé pour administrer des secours à un bœuf. On croyait qu'il avait reçu un coup de corne dans l'œil gauche, mais cela n'était pas probable : la plaie qui existait à l'angle interne n'était pas assez ouverte. Ma sonde pénétra jusqu'à l'os, qui me parut avoir été atteint. Le fond de la piqûre était

rugueux; l'os paraissait dénudé de son périoste; je ne
pus rencontrer aucune cavité bien déterminée. La lésion très-probable de l'os existait dans le fond de l'orbite au-delà de l'orifice supérieur du canal lacrymal.
Je ne vis l'animal que trois jours après un accident
dont la cause réelle est restée inconnue. Toutes les
parties étaient extrêmement tuméfiées, surtout du côté
de l'angle interne; l'onglet était sorti de la gaîne et
paraissait meurtri. Le globe saillant offrait déjà des
couches desséchées noires, blanchâtres, jaunâtres,
brunâtres, semblables à celles que j'ai décrites dans
la précédente observation; trouble sanguinolent de
l'humeur aqueuse; cornée gorgée de sang; chémosis;
chaleur générale intense, fièvre inflammatoire de réaction, dégoût. A tout cela j'opposai la saignée, la
section de la conjonctive vers la partie interne de la
cornée, lieu où le chémosis était le plus marqué; des
lotions d'eau mucilagineuse et un cataplasme émolient.
(Pl. I, fig. 2.)

Mêmes soins jusqu'au 16.

Le 16, le mal augmenta; la situation du malade devint alarmante : exophthalmie très-exubérante; pouls
toujours dur; sécrétion purulente visible dans la chambre aqueuse; sclérotique recouverte de croûtes noirâtres qui annonçaient une terminaison fâcheuse. J'ordonnai un cataplasme émollient; un quart de cuillerée
de laudanum, que l'on devait appliquer après avoir
nettoyé la surface du bulbe, qui était toujours entourée
de matières purulentes desséchées.

Mêmes soins jusqu'au 23.

Le 23, l'affection était devenue plus grave; dégoût,
pouls faible, marche chancelante, mouvemens divers
souvent involontaires; tristesse; œil droit fixe, tête
penchée du côté gauche, enveloppes de l'œil gauche

presque totalement décomposées; corps clignotant presque détruit; empyème bien distinct. Je fis la ponction circulaire de la cornée, qui fut suivie de la sortie instantanée d'une assez grande quantité de matière purulente; je mis un cautère sur chacune des deux faces de l'encolure dans l'intention de dériver le point d'irritation qui paraissait se fixer dans l'organe encéphalique, et j'ordonnai des lotions d'eau de mauve animée avec un peu de vin.

Le 27 au matin on donna un purgatif avec aloés 64 grammes (2 onces), ricin 16 grammes (demi-once), jalap 16 grammes (demi-once), eau tiède 5 litres.

Les jours suivans le propriétaire crut apercevoir un mieux marqué, mais le mieux était trompeur; la disparition des souffrances n'était due qu'à l'état morbide du cerveau, dont les fonctions ne se faisaient plus avec intégrité. La marche de l'animal était toujours incertaine et l'œil sain était fixe; la suppuration de l'œil ponctué, peu abondante et de mauvaise nature.

Le 30 le bœuf était plus mal, il chancelait et tombait fréquemment sur le derrière quand on voulait le faire marcher; les cautères ne suppuraient plus; je désespérai alors de la guérison; cependant j'animai les cautères avec un fer rouge. Le chef de l'économie n'était plus susceptible d'exercer les fonctions, sa vie chancelait comme l'individu, une mort inévitable s'approchait à grands pas. Le bœuf succomba le 1ᵉʳ octobre.

Les méninges étaient enflammées et deux fois plus épaisses que dans leur état naturel; il y avait même à l'origine du nerf optique des végétations noirâtres qui comprimaient cet organe; le plexus choroïde était extrêmement gorgé et d'un violet noirâtre, et les ventricules qui le logent, remplis d'un liquide roussâtre.

Les parties voisines de la suture qui réunit le frontal et le lacrymal étaient contuses, ce qui m'a convaincu que le coup avait été violent et porté avec un instrument aigu.

La blessure de l'os, quand elle n'est pas très-grave, n'est pas dangereuse par elle même, mais elle peut le devenir par ses complications qui sont inévitables. Je traiterai avec quelques détails chacune de ces lésions concomitantes quand l'occasion s'en présentera.

B. Fractures et contusions des orbites.

L'arcade orbitaire est la seule région des parties osseuses conservatrices du bulbe que j'aie vue fracturée de manière à ce qu'il y ait séparation complète de la portion d'os cassée du corps de l'os d'où elle émane ; c'est aussi la seule partie qui, par sa disposition, soit exposée à ce danger ; la nature avait cependant cherché, en lui donnant la forme d'une voûte, à la rendre la plus résistante possible aux divers chocs qui pourraient l'ébranler.

La fracture complète est rare ; il n'y a le plus souvent que le bord antérieur de l'arcade qui soit rupturé. Je n'ai pas eu occasion d'observer le premier cas ; je sais cependant qu'il y en a eu des exemples, et que si la fracture n'a pas été suivie d'une guérison complète, parce que la réduction n'a pas eu lieu, elle n'a pas au moins causé la perte de la vue.

Comme je ne veux pas m'étendre sur les affections que je n'ai pas eu occasion d'observer par moi-même, je ne m'occuperai dans cet article que des fractures partielles qui n'exigent pas des soins moins multipliés que les fractures complètes.

Je dirai cependant qu'une fracture complète de l'arcade orbitaire ne peut pas être sans danger, surtout

quand il y a ébranlement et lésion du nerf optique ou
même du faisceau qui traverse cette partie de l'orbite,
et que le bulbe a participé de la commotion inévitable
après l'action d'une cause aussi intense que celle qui
produit la fracture de cette partie.

L'arcade orbitaire se trouve être la région la plus
saillante de la partie supérieure de la tête ; elle devient
à cause de cela même sujette à une infinité d'accidens
ainsi que les parties molles qui la recouvrent. Les fractures partielles y sont d'autant plus fréquentes, que ces
régions ne sont recouvertes que par la peau, de sorte
que le choc d'un corps dirigé sur les sourcils a lieu
presque immédiatement sur l'os. Ces sortes d'accidens,
quoique toujours accompagnés de l'inflammation plus
ou moins intense des diverses parties de l'œil, ne sont
pas dangereux et ne causent la perte de la vue que
lorsqu'il y a prédisposition antérieure; alors ils peuvent favoriser le développement des fluxions habituelles ; ils aggravent, en général, les affections de
quelque genre que ce soit qui existaient déjà, comme
le font toutes les lésions produites par des corps con-
tondans.

Les causes les plus ordinaires de ces fractures sont
les coups de pieds de chevaux ou de mulets ferrés, les
coups de bâtons, les coups de fourches, les coups de
pierres, les chutes, etc., etc.

Cette maladie n'est particulière à aucune espèce d'a-
nimaux, elle peut survenir à tous, si ce n'est au chien
et au chat, qui sont dépourvus de la majeure partie de
l'arcade, et précisément de la région qui est la plus
exposée à ces sortes d'accidens; mais le ligament qui
le remplace peut très-bien éprouver une lésion analogue et être déchiré en partie ou en totalité: les exemples n'en sont pas rares chez les chiens vagabonds,

exposés à recevoir des coups de bâtons, des coups de pierres, etc.

Il est aisé de déterminer l'existence de cette fracture ; il suffit de porter un doigt en dessous de l'arcade et un autre en dessus; explorant ainsi tout le bord antérieur du sourcil, la solution de continuité est aussitôt rendue sensible, et par la mobilité d'une partie dure, et par la déformation de la partie où la contusion a eu lieu.

Bientôt après l'accident il survient une inflammation qui se développe d'abord sur la région où le choc a eu lieu, et qui s'étend ensuite aux parties environnantes. La fracture est toujours accompagnée de la contusion de la peau qui recouvre l'arcade; nécessairement on doit, en remédiant à la lésion osseuse, prendre en considération celle de la peau, qui peut être, ou une plaie contuse, ou simplement une contusion. Dans tous les cas, on saigne, ou l'on applique des sang-sues à la tempe. N'y a-t-il que contusion? on couvre le mal de compresses imbibées d'un liquide astringent, tel qu'une dissolution de chlorure de sodium et d'hydrochlorate d'ammoniaque, de l'eau végéto-minérale, de l'eau glacée, et en évitant autant que possible de laisser pénétrer entre les paupières les liquides qui pourraient irriter la conjonctive : on renouvelle les compresses aussitôt que les liquides ont perdu leur propriété astringente. Quelques soins que l'on emploie il est impossible de prévenir totalement l'inflammation; on cherche donc, quand elle est développée, à la faire disparaître par de nouvelles saignées, par des cataplasmes émolliens, renouvelés au moins une fois le jour, afin de prévenir leur acescense, surtout quand on emploie la mie de pain bouillie dans du lait, moyen que l'on a le plus souvent à sa disposition. Le traitement en général est le même que celui que l'on suit pour une simple contusion. Y a-t-il plaie contuse? on cherche à en réunir les lèvres quand elles sont très-éloignées, afin de favoriser la cicatrisation louable du fond ; mais le plus souvent on applique seulement sur la solution de continuité des étoupes très-fines, que l'on recouvre d'un cataplasme émollient jusqu'à ce que la suppuration soit bien établie et que l'inflammation soit en partie dissipée. Les fractures partielles sont irréductibles, comme celles de l'angle externe de l'ilion. Tantôt la partie fracturée devient corps étranger et est isolée de toute partie vivante, tantôt elle survit à l'accident, quoique plongée dans les parties molles. Ce dernier cas arrive toutes les fois que l'esquille reçoit encore des vaisseaux et des nerfs intègres, autrement la portion osseuse, privée des sources alimentaires, meurt et est bientôt rejetée au dehors par cette force d'expulsion qui est commune à toute l'économie animale. Nous étudierons les diverses complications quand nous traiterons des parties qui y participent.

Un cheval de cinq ans, bien sain, d'un caractère méchant et rétif, confié à un jeune homme sans expérience, fut mis à la charrette. A quelque distance du lieu du départ l'animal refusa le travail ; le jeune homme croyant qu'il le ferait obéir en le frappant, cassa d'abord le manche de son fouet sur sa tête, puis saisit un bâton qui se trouvait sous sa main, en fit ressentir les coups à son cheval sans pouvoir le faire avancer d'un pas ; il finit par meurtrir le sourcil, par fracturer le bord antérieur et temporal de l'arcade orbitaire, et atteignit en même temps le bulbe gauche. Le cheval me fut conduit le 24 mai 1820, à six heures du soir, le jour même de l'accident : je ne tardai pas à reconnaître la fracture compliquée d'une plaie contuse de la longueur de deux centimètres. Saignée, suture entrecoupée, cataplasme émollient. (Pl. 1, fig. 4.)

Le 25, vers les quatre heures après midi, gonflement extrême des paupières, larmoiement, ophthalmie intense : nouvelle saignée et nouveau cataplasme continué pendant quatre jours.

Le 29, augmentation considérable du volume du bulbe ; épanchement sanguin très-considérable dans la chambre antérieure de l'œil ; chémosis ; cornée obscure en général, très-rouge sur les bords et meurtrie dans la partie qui correspondait à la fracture : l'animal mangeait encore : excision vers la partie la plus éminente du chémosis, lotions et cataplasmes émolliens.

Le 1ᵉʳ juin, dégoût, tension extrême de la cornée ; empyème très-distinct; perte inévitable de l'œil; ponction circulaire de la cornée vers son centre; sortie instantanée d'une matière sanguinolente mêlée de flocons blanchâtres et noirâtres. Lotions émollientes et compresses imbibées d'un liquide ayant la même propriété.

Le 5, membranes affaissées. Le propriétaire me dit qu'il était sorti beaucoup de matière pourrie par l'ouverture que j'avais pratiquée, et que l'appétit était revenu le lendemain de l'opération.

On continua à laver l'œil malade avec du vin et de l'eau tiède jusqu'à la guérison de la plaie et du bulbe.

Je ne revis l'animal qu'à la fin de juin, les deux lésions principales étaient guéries, à un œil près.

Il est de fait que les chevaux cherchent toujours à frapper les mulets quand ces animaux sont réunis sans précaution dans une même écurie.

Le 10 juin, 1821, on m'amena un mulet pour visiter son œil droit, qu'un cheval ferré nouvellement avait atteint. L'œil était déjà extrêmement enflammé; la peau qui recouvrait l'arcade orbitaire était entamée et contuse; les paupières recouvraient le bulbe et laissaient à peine couler une grande quantité de larmes mêlées de chassie qui restaient en stagnation. Après un léger examen, je reconnus la fracture du bord antérieur de l'arcade; la portion fracturée était éloignée du corps de l'os de plusieurs millimètres, et n'était recouverte que par une faible couche de tissu cellulaire. Saignée à la jugulaire, application de dix sangsues à la tempe droite : je recouvris la plaie d'étoupes et d'un cataplasme émollient fait avec de la farine de graine de lin.

Continuation des lotions, de l'application des étoupes et du cataplasme jusqu'au 13 au matin. Point d'apparence de cicatrisation du fond à l'extérieur; portions d'os apparentes, recouvertes cependant d'une couche filamenteuse d'un blanc jaunâtre. Diminution sensible de l'inflammation générale; pansement de la plaie avec du vin tiède, afin de favoriser la sortie de l'os, qui me paraissait être devenu corps étranger, et en même temps pour accélérer la cicatrisation languissante. Impression de l'air peu sensible sur le globe, peu de chaleur; lotions avec de l'eau distillée de roses sur les paupières encore un peu gonflées.

Même traitement jusqu'au 20. Partie osseuse nécrosée arrivée au niveau de la lèvre de la plaie. Pansement avec vin tiède et teinture d'aloès. Inflammation chronique de la conjonctive, dont les principaux vaisseaux seulement étaient pleins de sang. Collyre tonique d'eau de roses 5 décilit. (demi-litre), sulfate de zing 12 gram. (3 gros).

Une jument gris sale, de neuf ans, pendant un accès intense de fluxion périodique aux deux yeux, reçut un coup de pied d'un autre cheval sur l'œil droit; on me l'amena le lendemain de l'accident. Le 6 avril 1820, gonflement intense des paupières du côté frappé; contusion simple de la peau qui couvre l'arcade orbitaire;

fracture partielle assez considérable ; larmoiement abondant de l'œil droit et faible de l'œil gauche ; trouble léger de l'humeur aqueuse ; dépôt blanc-rougeâtre dans la partie inférieure de la chambre antérieure, sur lequel paraissaient des vaisseaux rouges, du côté gauche, rougeur de la conjonctive ; œil droit, ophthalmie intense, couleur rouge de l'humeur aqueuse : le globe de ce côté, d'après le rapport du propriétaire, n'était pas aussi malade que le gauche avant l'accident. Deux cautères animés à l'encolure ; dix sangsues à la tempe droite, compresse imbibée d'une dissolution de chlorure de sodium et d'hydrochlorate d'ammoniaque, lotions d'eau de sureau et de carbonate d'ammoniaque dissous dans ce liquide sur l'œil gauche, eau de sureau un litre, carbonate d'ammoniaque 4 grammes (1 gros).

Le 7, cataplasmes émolliens sur l'œil contus, et autres soins semblables jusqu'au 9.

Le 9, diminution de l'inflammation de l'œil droit ; trouble de l'humeur aqueuse, qui réfléchissait la teinte d'un liquide sanguinolent ; vaisseaux rouges rampans à la face interne de la cornée lucide ; ophthalmie chronique intense : lotions d'un mélange de parties égales d'eau de mauve et d'eau de sureau cinq fois le jour. Mêmes soins à l'œil opposé.

Mêmes soins jusqu'au 13.

Le 13, œil droit très-gonflé ; cornée très-bombée ; empyème distinct ; dégoût, fièvre de réaction : cataplasme émollient avec laudanum ; régime affaiblissant. OEil gauche beaucoup mieux, disparition de l'hypopion : lotions astringentes d'eau de plantain et de sous-acétate de plomb.

Le 16, douleur très-vive à l'œil droit ; globe très-volumineux ; cornée proéminente : elle était obscure, blanchâtre dans son centre, et rouge-noirâtre vers la cir-

conférence. Je la ponctuai circulairement dans son centre, il sortit aussitôt une grande quantité d'un liquide
purulent rouge blanchâtre et noirâtre. Cataplasmes
émolliens et anodins.

Les 17, 18, 19, lotions émollientes : sortie abondante de matières décomposées, et sans doute du cristallin et de l'humeur vitrée.

Je ne revis la jument que le 20; l'œil droit était
affaissé et beaucoup mieux. On continua le traitement
avec de simples lotions de vin et d'eau tiède. L'animal
guérit; on supprima le séton. Le propriétaire m'assura depuis, que l'œil gauche n'avait plus éprouvé de
fluxion comme auparavant.

Au mois de mai 1819, un bouvier gardant des bestiaux auprès d'un champ, et ne voulant pas prendre
la peine de se déplacer pour empêcher une génisse d'y
entrer, lui lança une pierre qui atteignit le dessus de
la paupière gauche et fractura une légère portion de
l'arcade orbitaire. Je ne suivis pas la malade; je conseillai de lotionner la partie contuse avec de l'eau salée
le premier jour, et de remplacer le premier remède
par de l'eau de mauve. L'animal guérit.

C. *Des exostoses.*

Ce genre de maladie, particulier au système osseux,
affecte rarement les parois des fosses orbitaires chez
nos animaux domestiques. L'affection n'est le plus
souvent consécutive et n'existe dans cette région que
lorsqu'elle fait des ravages dans d'autres parties osseuses de la tête. Quoique souvent sympathique, elle est
presque toujours incurable; elle occasionne fréquemment la cécité; par rapport à sa position, elle est d'autant plus dangereuse, qu'elle est plus près du trou
optique. Le bœuf en est plus souvent atteint que les

autres animaux domestiques, sans doute à cause de la résistance peu grande qu'offrent les os de ces derniers aux contusions fréquentes qu'ils reçoivent journellement. J'ai remarqué aussi que la facilité et la promptitude avec lesquelles les exostoses se développaient étaient dans un rapport indirect avec la vigueur de l'animal.

On peut distinguer les tumeurs osseuses qui surviennent aux cavités orbitaires ou aux parties voisines, comme celles de toutes les autres parties, en exostoses dont les causes sont locales, et en exostoses qui reconnaissent pour cause une irritation préexistante, déplacée ou qui se sera étendue.

L'exostose a toujours son siége dans le tissu de l'os et dans les membranes externes et internes ; il ne peut y avoir exostose sans lésion de ces diverses parties ; et comme les membranes sont les organes qui président à la répartition du suc osseux, c'est aussi de leur lésion que dépend celle de l'os en entier. Quand il n'y a qu'une exaltation dans la cause de la vie produite par une cause locale, l'exostose se termine ordinairement par induration, comme cela arrive principalement sur l'arcade orbitaire, à la suite de coups, ou dans le fond de l'orbite après des piqûres analogues à celles que nous avons déjà étudiées. Cette terminaison n'est malheureusement pas la plus fréquente chez le bœuf ; l'exostose est le plus souvent remplacée par l'ostéosarcome et la carie.

Les exostoses idiopathiques placées derrière le bulbe sont incurables ; celles qui sont visibles occupent le pourtour de l'orbite : on peut tenter d'en obtenir la résolution, en activant le système absorbant et en irritant la peau. A cet effet, on applique le feu à l'aide du cautère actuel, soit par contact médiat, soit par contact immédiat. L'ablation de la tumeur, qui est le moyen le plus efficace dans toute autre région, ne peut être pratiquée que dans une seule circonstance, c'est lorsque l'exostose est pédiculée et qu'elle occupe la face supérieure de l'arcade orbitaire.

Au mois d'août 1821, le 9, on m'amena une ânesse pour lui enlever une prétendue loupe qu'elle portait au-dessus de l'œil gauche. La position de la tumeur, son adhérence à l'os et sa dureté ne me laissèrent aucun doute sur sa nature. J'en fis l'amputation, l'animal couché par terre; j'incisai la peau sur le sommet de la tumeur, d'un seul coup de bistouri; je la disséquai jusqu'à la base de l'exostose, dont le volume égalait celui d'une noix; je coupai ensuite le pédoncule avec une petite scie; j'excisai enfin la poche qui logeait la tumeur; on lotionna la plaie pendant quatre jours avec de l'eau tiède, et l'on continua le même pansement jusqu'à guérison. Quand les exostoses dépendent d'une irritation préexistante, on doit avant tout faire disparaître la cause, et bientôt les tumeurs disparaissent par les moyens qu'on oppose aux exostoses idiopathiques. (Pl. 1, fig. 5.)

Au mois de mai de 1822, je rencontrai le propriétaire du cheval dont j'ai parlé dans ma première observation; je le questionnai beaucoup sur le service que lui rendait cet animal : il m'assura que depuis quelques mois il devenait de plus en plus apercevant de l'œil où il avait reçu le coup. J'examinai aussitôt l'organe, pour m'assurer s'il n'y avait pas paralysie de la rétine; rien ne l'indiquait : la pupille se dilatait et se resserrait par l'impression plus ou moins vive de la lumière, mais non pas d'une manière aussi sensible que de l'autre côté. Des corps offensans dirigés contre l'œil droit le faisaient à peine mouvoir; tandis que du côté de l'œil gauche le moindre mouvement d'un fouet était suivi d'un autre mouvement de la tête de l'animal ou seulement des paupières. La dilatation et le resserrement de la pupille ne suffisent pas d'ailleurs pour s'assurer de l'intégrité de la vue : l'anatomie ne nous démontre-t-elle pas que l'iris reçoit des nerfs particuliers, qui le rendent impressionnable à toutes les causes excitantes, comme la rétine; à la vérité, sa sensibilité étant moins marquée que celle de cette membrane essentiellement nerveuse, il devra nécessairement être moins excité qu'elle par une cause de même intensité. A quelle cause attribuer cette altération dans la vue du cheval qui fait le sujet de cette observation, si ce n'est à la compression exercée sur le nerf optique par l'exostose qui, sans doute, aura succédé à la piqûre de l'os par la fourche? Je soupçonne cette circonstance avec d'autant plus de raison, que je m'aperçus d'une déviation très-marquée dans la position ordinaire du bulbe, quand l'animal voulait lui faire faire quelques mouvemens; dans le repos, le déplacement n'était pas sensible.

Le 1ᵉʳ décembre 1821, je vis chez un propriétaire chez qui j'étais allé administrer des soins à une mule, un bœuf larmoyant et ayant le larmier droit très-gonflé. Je pris des renseignemens sur cet animal : on m'assura que l'on ne s'était aperçu d'aucun accident et que la cause du mal était inconnue; je ne vis de lésion externe que le gonflement de l'orbite, nulle trace de contusion. Le bœuf avait les ganglions lymphatiques, trachéliens et gutturaux gonflés, et durs. Cette dernière circonstance me fit présumer une inflammation préexistante qui s'était étendue jusque vers la région malade. Je pensai que le feu pouvait être utile. Je l'appliquai. (Pl. 1, fig. 3.)

Je vis l'animal le 17 mars 1822; diminution de la

tumeur dans la région où j'avais appliqué le cautère ;
mais naissance d'un nouveau gonflement sur les parties
adjacentes ; et toujours induration des ganglions du cou.

D. *De la carie.*

L'exostose est souvent l'avant-coureur de la carie ;
cette dernière maladie en est toujours précédée : l'os
se gonfle par suite de l'inflammation de ses membranes ; il s'abcède, laisse écouler une matière purulente
d'une nature variable ; ou bien l'os, se trouvant perforé par accident, se gonfle et le liquide coule ensuite ;
la membrane interne s'ulcère et continue à sécréter une
matière séreuse qui répand une odeur *sui generis* facile à distinguer. La plaie de l'os, au lieu de se fermer,
devient de plus en plus creuse et sinueuse, souvent
elle se remplit de fongosités qui s'élèvent de la membrane dans laquelle la carie a son siége ; les diverses
communications qui existent entre les cellules nombreuses des parties osseuses favorisent l'accroissement
du mal ; la carie s'étend, et détruit en peu de temps
une masse d'os considérable. Tel est le tableau des
divers degrés de la carie osseuse. Ces ravages sont
relatifs à la densité de l'os, qui varie selon l'âge et
l'espèce.

Les os des fosses orbitaires sont rarement atteints
de la carie ; il est plus ordinaire de la rencontrer dans
les parties osseuses qui les avoisinent et dans celles
qui concourent à former le canal osseux qui donne
passage au canal lacrymal ; il existe alors fistule lacrymale : on en a plusieurs exemples.

Dans tous les cas, le moyen le plus efficace est de
cautériser le plus exactement possible le fond de la
fistule cariée avec un fer chauffé à blanc et disposé
d'une manière relative à la forme de la partie malade

ou plutôt à sa direction. Il s'ensuit une exaltation des propriétés vitales qui favorise la séparation de l'escarre, dont l'époque de la chute complète est variable.

Le 20 août 1821, un marchand de chevaux m'amena un poulain de six mois, mal constitué, fils d'une jument de cabriolet, âgée de dix-huit à vingt ans, dont les jambes étaient engorgées et couvertes de crevasses humides à leurs faces postérieures. Ce jeune animal portait vers la réunion des larmiers, de la joue et du chanfrein gauche un gonflement du volume et de la forme d'une demi-coque de noix; il était mou, et cependant on sentait encore au toucher une lame d'os qui formait les parois de la tumeur. Il y avait larmoiement et ophthalmie légère du côté où existait le boursouflement depuis l'origine du mal.

Je crus qu'il était nécessaire d'ouvrir l'abcès osseux, afin de prévenir les ravages ultérieurs qu'auraient pu causer la présence du pus, et sa propension à détruire les parties encore saines : sortie d'un liquide hétérogène blanc jaunâtre parsemé de taches noirâtres. Injection de vin rouge tiède dans la cavité abcédée; impossibilité de maintenir de la charpie dans la plaie artificielle.

Le 25, disparition de la tumeur, affaissement de la lame osseuse, qui avait résisté à la destruction de la suppuration; écoulement d'un liquide sanieux et fétide; existence de la carie confirmée. Je couchai l'animal, et je cautérisai les parois de l'abcès avec un cautère olivaire chauffé à blanc.

Le 2 septembre, chute de l'escarre, point de fongosités; passage facile de l'air par la narine; diminution sensible de la cavité abcédée; larmoiement moins abondant.

Le poulain et sa mère furent vendus dans cet état à un propriétaire du Bocage, qui ne s'aperçut de l'affection qu'au mois de janvier 1822 , quoique l'écoulement sanieux ait toujours existé.

Je ne revis le poulain que le 17 du même mois ; le gonflement était à peine apparent ; l'ouverture de la fistule aurait difficilement laissé passer les têtes de deux épingles ; la peau qui entourait l'orifice était dénuée de poil , et d'un rouge violacé. Je cautérisai encore une fois après avoir agrandi l'ouverture fistuleuse ; mon cautère pénétra au moins de deux centimètres pour atteindre le fond de la cavité.

Le 27 février , j'eus de nouveau occasion de voir le malade : il était parfaitement guéri, contre l'attente du propriétaire, qui avait cru quelques jours auparavant y voir une tumeur volumineuse. Cette prétendue tumeur se remontra au moment même où nous examinions l'animal ; elle était produite par l'accumulation de matières alimentaires broyées, dans un espace qui était résulté de la chute accidentelle d'une dent molaire. Cette chute avait probablement été la suite de la désorganisation du tissu osseux qui donnait passage aux vaisseaux et aux nerfs chargés d'apporter à la dent sa nourriture et sa sensibilité. L'animal guérit radicalement.

Dans le courant de 1821, vers le mois de mai, je fus consulté pour une vieille jument qui avait vers la portion antérieure de la crête zigomatique une fistule osseuse de la profondeur de neuf centimètres au moins, dont la direction était de bas en haut. Il y avait également fistule lacrymale, produite par le regorgement des divers liquides, qui ne pouvaient plus franchir le canal lacrymal obstrué par le gonflement osseux qui enveloppait la fistule osseuse. Je considérai la maladie comme incurable ; cependant je recommandai des injections détersives et excitantes avec de l'eau végéto-minérale,

et de la teinture de myrrhe camphrée ; mais tout cela
fut sans succès.

E. *De l'ostéosarcome.*

L'ostéosarcome qui survient aux os de la tête qui ont
des rapports plus ou moins immédiats avec les organes
de la vue ou avec ses annexes, est, comme celle de toute
autre région, précédée d'une exostose, c'est-à-dire du
gonflement de l'os. Dans la formation de cette maladie,
il arrive que la membrane interne osseuse déjà enflammée s'ulcère ; elle végète ensuite ; le corps de l'os change
de consistance par l'absorption de la matière calcaire ;
les cellules du tissu se distendent, elles deviennent, par
cela même, plus amples et récèlent des amas de matières calcaires, entremêlées d'autres substances purulentes de diverse nature et de couleurs variées ; ou
bien ces espaces sont remplis de fongosités rouges-
noirâtres, parsemées de quelques débris osseux. Lorsque la table osseuse est totalement détruite à la face
externe de l'os, la partie purulente contenue dans les
cellules sort d'abord, si elle existe, et ne tarde pas à être
suivie de végétations fongueuses dont le volume devient quelquefois énorme ; ce qui varie comme le volume des vaisseaux qui les abreuvent. J'ai souvent vu
jaillir avec force du sang artériel, après une simple section de leurs pédoncules ; ce qui annonçait une grande
affluence de sang destiné à leur entretien et à leur accroissement même, puisque dans huit à dix jours elles
avaient doublé de volume lorsque l'on ne s'opposait
pas à leur végétation. J'ai vu plusieurs fois sortir de
ces productions carcinomateuses du pourtour de l'œil,
et notamment des angles ; elles paraissent le plus ordinairement sur le trajet du canal lacrymal, et concourent à l'existence de la fistule lacrymale, qui consiste

dans l'ulcération des points et des conduits de l'humeur des larmes; l'autre espèce de fistule est beaucoup plus rare, comme nous le verrons incessamment.

Les causes de l'ostéosarcome sont les mêmes que celles de l'exostose, qui est la première période de cette lésion.

L'amputation complète, ou la cautérisation, dans tous les cas, est le seul remède efficace quand l'affection est locale. L'ostéosarcome est-il sympathique et dépendant d'une lésion générale, on a recours à des médicamens internes capables de changer l'état morbide de toute l'économie. Il est extrêmement difficile de combattre avec avantage chez les animaux domestiques, ce genre de maladie, pour plusieurs raisons. La marche lente, et en apparence peu effrayante, de cette affection, empêche les propriétaires d'en prévenir les suites dès son origine; les agens internes, qui peuvent seuls être de quelque utilité, lorsqu'ils sont combinés avec les moyens externes indiqués plus haut, sont le plus souvent négligés, malgré qu'ils soient recommandés; les soins hygiéniques ne sont pas plus observés; l'effet lent et insensible des remèdes, dégoûte bientôt les propriétaires, qui aiment mieux sacrifier leurs animaux que de tenter une cure incertaine par des moyens sur lesquels on pourrait cependant fonder quelque espoir s'ils étaient appliqués méthodiquement et avec quelque persévérance. L'ostéosarcome des parties osseuses qui avoisinent l'œil, offre un nouvel obstacle; le plus souvent il ne peut être excisé en totalité; il ne reste plus alors que les agens internes. D'après ces considérations, il est facile de voir que cette espèce de lésion optique est le plus ordinairement incurable. Quoique je n'aie jamais vu triompher d'exostose aux parties accessoires osseuses des organes de la vision, que l'on n'ait pas été plus heureux pour les ostéosarcomes sympathiques, je pense qu'il est toujours utile de tracer ici le traitement à suivre dans de pareils cas. Je prendrai pour base de ce traitement celui à qui j'ai dû quelques succès dans les soins que j'ai donnés à plusieurs animaux. J'ai pratiqué sur diverses parties de leur tête l'extirpation de tumeurs déjà ramollies à leur intérieur. Les moyens palliatifs dont je me suis servi sont : l'extirpation de la tumeur ; la cautérisation, avec le cautère actuel, du fond de l'abcès qui existe presque toujours avec carie, et une bonne nourriture, facile à digérer.

Parmi les ostéosarcomes dont je suis parvenu à arrêter les progrès, plusieurs existaient sur le trajet du canal lacrymal, ils causaient le reflux des liquides destinés à s'écouler par cette voie, qui, par cette raison, ne cessait pas d'être oblitérée. Je n'ai jamais guéri les dégénérescences ni les fongosités de l'orbite ; j'ai senti combien cela était difficile ; il ne faut pas se le dissimuler, l'opération n'est pas sans danger, elle expose la vie du malade ; et il peut servir long-temps avec cette affection, qui n'est réellement mortelle que lorsqu'elle devient profonde et qu'elle comprime le cerveau. (Pl. 1, fig. 6.)

Le 3 février 1819, on conduisit chez moi un bœuf de six ans ; la moitié de la surface du bulbe de l'œil gauche était cachée par une fongosité d'une consistance molle dont l'extérieur était recouvert par une pellicule desséchée et noirâtre. J'enlevai sans peine cette croûte qui me laissa voir une surface très-rouge et mamelonnée. Cette production sortait de l'angle externe ; son pédoncule avait un diamètre de trois ou quatre centimètres. D'après les renseignemens, j'ai su que l'animal avait eu pendant long-temps, vers la partie externe de l'œil, ce que les habitans des campagnes appellent un suros; que ce suros avait disparu quatre mois avant l'apparition du fic rouge (c'est ainsi que le propriétaire nommait la fongosité). Je jetai l'animal par terre afin de pratiquer l'extirpation; j'excisai tout le champignon avec une feuille de sauge à droite, très-tranchante; il ne restait plus que le pédoncule, j'en détruisis une partie avec le petit bistouri (pl. v, fig. 31) fait à la manière d'une feuille de sauge. Je terminai l'opération en cautérisant le plus profondément possible la base du pédoncule avec le cautère (pl. vi, fig. 43), en ayant le soin d'appliquer sur le bulbe un morceau de carton imbibé d'eau.

Le 10, inflammation des paupières et de la conjonctive. Aucun soin.

Le 17 juin, on me ramena le malade. La fongosité s'était renouvelée et avec beaucoup plus d'activité que la première fois. Ce fait ne me surprit pas, car je savais que lorsqu'on n'attaquait que d'une manière incomplète de telles productions, elles végétaient ensuite avec plus de force. Je hasardai encore une fois l'extirpation; je ne fus pas plus heureux que la première fois.

Je renouvelai l'opération une troisième fois, seulement dans l'intention de favoriser la vente du bœuf; en effet le propriétaire s'en défit sans que l'acheteur s'aperçût de la nature du mal, qui fut pris pour un coup d'aiguillon.

3.

CHAPITRE II.

MALADIES DES MUSCLES ET DU COUSSINET GRAISSEUX.

1° *Maladies des Muscles.*

LES muscles qui sont destinés à faire mouvoir l'œil peuvent être lésés par des corps étrangers; ils peuvent être le siége de foyers purulens; leur faculté agissante peut aussi s'affaiblir et même être totalement détruite.

A. J'ai déjà parlé des piqûres produites par des corps pénétrans dans la cavité orbitaire : les muscles dans ce cas participent toujours de l'inflammation générale, quand même ils n'ont pas été atteints. Nous ne reviendrons pas sur les soins qui doivent être administrés dans de pareils cas.

B. Leur inflammation se termine aussi par suppuration, ainsi que nous en avons déjà cité un exemple. Cette terminaison est difficile à reconnaître si l'abcès affecte les muscles supérieurs ou le tissu cellulaire qui les avoisine; on pourra alors s'apercevoir de la fluctuation, qu'il ne faut pas confondre avec l'impression que produit sur notre tact le tissu graisseux. Dans l'incertitude on devra se rappeler à l'esprit ce qui s'est passé antérieurement; on aura d'autant plus de raison de conclure l'existence de l'abcès que l'exophthalmie plus ou moins sensible, qui est toujours un symptôme, aura été précédée d'une inflammation aiguë intense. Il faut dans ce cas ouvrir l'abcès, avec la précaution dé pratiquer l'incision dans le sens des fibres musculaires.

C. Le strabisme est une maladie à laquelle les animaux sont encore sujets; si l'on en croit quelques praticiens, c'est une lésion des muscles de l'œil; elle vient du défaut d'harmonie de la faculté motrice des fibres et par conséquent d'une direction vicieuse de l'axe visuel de l'œil affecté, qui n'est plus en rapport avec celui de l'organe opposé.

D. Les muscles de l'œil se contractent spasmodiquement et d'une manière permanente dans le tétanos; c'est un symptôme important à prendre en considération dans l'examen des signes qui caractérisent cette maladie.

2° *Maladies du coussinet.*

Le coussinet graisseux peut s'enflammer et devenir le siége de foyers purulens. Les moyens à employer sont les mêmes que dans le cas de semblables lésions musculaires. Ces affections sont toujours accompagnées du déplacement plus ou moins grand du bulbe de l'œil.

CHAPITRE III.

MALADIES DES PAUPIÈRES, DES TARSES ET DES CILS.

1° *Maladies des paupières.*

Les paupières, comme organes destinés à préserver le bulbe de l'œil, doivent être exposées à un grand nombre de maladies; elles reçoivent toujours la première impression des corps étrangers dirigés contre l'œil; aussi sont-elles fréquemment lésées. Ces parties conservatrices peuvent être réunies naturellement ou

accidentellement, augmenter de volume par inflammation ou par œdème, être blessées, être tombantes, devenir le siége de verrues, de loupes, d'ulcérations, de
furoncles, de la gale, de dartres, du claveau; les follicules muqueux qu'elles renferment sont susceptibles
aussi de plusieurs altérations; les paupières changent
quelquefois de direction et se renversent plus ou moins
en dedans et en dehors.

A. *Union des paupières.*

Ou les paupières s'unissent entre elles, ou elles adhè-
rent par suite de maladie à la surface antérieure du
bulbe, ou à la troisième paupière.

a. *Union des paupières entre elles.*

On rencontre assez souvent cette maladie chez les
diverses espèces d'animaux domestiques; le mouton,
le chien et le chat y sont plus exposés. Elle est ou de
naissance, ou la suite d'une adhérence accidentelle.
Chez les carnivores l'union des paupières ne doit être
regardée comme cas maladif qu'à dater de l'âge de dix
à douze jours, car avant cette époque elle est naturelle
à ces animaux. L'union est immédiate ou a lieu par
l'intermède d'une membrane; elle est incomplète ou
complète; elle existe à un œil ou aux deux; elle est
toujours curable quand elle vient de naissance, elle
est susceptible de récidive quand elle est accidentelle.

Est-elle incomplète et de naissance, et c'est là le cas
le plus ordinaire, il faut fixer de la manière la plus
stable possible l'animal, s'armer ensuite d'une sonde
cannelée et boutonnée (pl. v, fig. 28); on l'introduit avec
précaution par l'ouverture naturelle qui existe d'avance,
et on la conduit jusqu'à l'angle opposé après l'avoir
placée directement au-dessous de la ligne de démarca-

tion des deux paupières, indiquée par une espèce de scission, ou par les cils, ou une fausse membrane; on la maintient fixement avec le pouce, l'index et le médius de la main gauche ou de la main droite, selon la position de l'ouverture; on applique ensuite la pointe d'un bistouri à lame étroite et mince (pl. v, fig. 27), dans la rainure de la sonde; on soulève cette dernière afin de favoriser l'incision, et, en faisant glisser l'instrument tranchant, on fend le tissu qui opérait la réunion.

Les paupières sont-elles complètement unies, on pratique d'abord avec le bistouri mince une petite incision dans le sens de la réunion en faisant un petit pli à la peau; on opère ensuite de la même manière que dans le cas précédent.

Dans tous les cas il est nécessaire de prévenir une nouvelle réunion; on y parvient en lotionnant souvent les bords séparés avec de l'eau tiède dans le commencement, on y ajoute ensuite un peu de vin pour favoriser une prompte cicatrisation. On se trouve également fort bien de l'usage des corps gras animaux ou des huiles non siccatives; ce moyen est d'un grand secours pour empêcher la réunion quand elle paraît menacer, mais il a l'inconvénient de retarder la guérison; c'est le moyen le plus ordinairement employé par les habitans des campagnes, qui pratiquent eux-mêmes cette opération avec des ciseaux droits. En général on triomphe plus facilement du mal quand la cause première n'est pas une plaie suppurante des bords des paupières. Dans ce dernier cas, il est prudent de faire des lotions et même des injections avec de l'eau mucilagineuse tiède afin de prévenir une inflammation subséquente, qui sans cela est inévitable, et en même temps l'adhérence des paupières au globe. On termine toujours le traitement par des lotions toniques de vin ou d'eau fraîche.

Le cheval, le mulet, l'âne et le bœuf, sont les animaux où j'ai rencontré le moins souvent l'union des paupières de naissance, et je l'ai toujours vue incomplète. Les moyens simples que je viens d'indiquer m'ont constamment réussi. Le jeune bœuf est de tous ces animaux celui qui y est le plus sujet; on assure même qu'il l'éprouve complète. Le mouton est l'animal chez lequel on rencontre le plus souvent l'union accidentelle à la suite de l'inflammation claveleuse. Cette cécité momentanée est facile à guérir; il n'y a même souvent que le simple accolement chassieux à détruire; on y parvient aisément à l'aide d'ablutions d'eau tiède et d'un stylet obtus. Chez le chien cette dernière variété est aussi fréquente; elle est ordinairement un des funestes effets de la maladie particulière au jeune âge de ces animaux. Le chat est dans le même cas; il est, comme le chien, sujet aux deux variétés.

Je croirais superflu de citer des observations de ces affections qui se rencontrent si ordinairement dans la pratique.

b. *Union des paupières avec le bulbe.*

Cet accident, qui est beaucoup plus grave que le précédent, est heureusement moins fréquent. Il ne reconnaît d'autres causes que l'inflammation intense et l'ulcération de la conjonctive, dont les surfaces palpébrales et oculaires se réunissent. Je l'ai observé sur le cheval, le mouton, le bœuf et le chien; il peut exister chez les autres espèces d'animaux domestiques; il résulte toujours des opérations pratiquées sur la membrane muqueuse ou sur les organes qu'elle recouvre; il est plus souvent la suite de l'amputation de l'onglet lorsqu'elle est accompagnée de lésions plus ou moins graves des régions de la conjonctive qui l'avoisinent.

Il faut le plus ordinairement attribuer la cause de ces accidens à la maladresse de l'opérateur qui ne se contente pas de couper le corps nuisible, mais qui atteint encore la face interne des paupières ou la surface du bulbe avec des instrumens aussi grossiers que la main qui agit est lourde. Le claveau laisse aussi quelquefois, après avoir fait des ravages plus ou moins grands dans les autres parties du corps, des adhérences réciproques du bulbe avec les paupières.

La gravité du mal est relative à la région où la réunion a lieu : si elle se borne au corps clignotant ou à la portion de conjonctive qui recouvre la sclérotique, l'animal peut encore y voir, puisque les rayons lumineux ne pénètrent que la cornée lucide ; cependant, lorsqu'il y a accolement des paupières à la sclérotique, l'animal est toujours privé d'une portion de l'issue ordinaire de la lumière, parce que les paupières fixées ainsi au globe ne peuvent plus dévoiler complètement la vitre par la contraction de leurs muscles. Le cas est plus grave quand l'adhérence a lieu avec la conjonctive de la cornée lucide, et le plus souvent la cécité totale en est la suite. Aucun moyen alors ne peut empêcher l'opacité ultérieure dans toutes les parties où la réunion a eu lieu. Je n'ai observé cette particularité que sur le mouton. En général les adhérences sont d'autant plus à craindre que la sécrétion des larmes est moins abondante ; c'est pour cela que les diverses parties qui sont le plus exposées à être le moins lubréfiées par ce liquide, vu leur position, y sont le plus sujettes ; aussi observe-t-on que ce genre de lésion affecte plus ordinairement la partie supérieure et interne de l'œil.

Dans tous les cas les moyens de guérison à tenter consistent dans la dissection des diverses parties unies,

(42)

à l'aide d'un bistouri à lame étroite (pl. v, fig. 27), et de pinces (pl. vii, fig. 49), en ayant la précaution de plutôt anticiper sur la conjonctive des paupières que sur celle du globe. On prévient ensuite une nouvelle adhérence par des injections répétées d'eau mucilagineuse tiéde, en promenant de temps en temps un stylet très-poli entre les deux surfaces disséquées jusqu'à parfaite guérison. Dans le cas où il y aurait complication d'autres affections, telle que le trouble de l'humeur aqueuse, une disposition à la fluction intermittente, on se donnerait de garde de continuer les émolliens trop long-temps, on les remplacerait par des eaux toniques, l'eau de sureau, l'eau de plantain, l'eau de roses, etc.

Le 23 octobre 1820, on me présenta une jument de selle de neuf ans, alezan clair, ayant un gonflement considérable de l'onglet de l'œil droit, et dont la partie inférieure de l'iris réfléchissait une nuance verte-jaunâtre. Usage des toniques répercussifs, collyre astringent avec eau de plantain et sulfate de zinc pendant dix jours; point de mieux, apparition de plusieurs petites ulcérations à la partie libre et interne de la membrane muqueuse de l'onglet. Continuation du même moyen encore pendant dix jours. Le 18 novembre, ulcères plus étendus et plus profonds, inflammation des parties circonvoisines, clignotement continuel; larmoiement; lotions émollientes alternées avec celles d'eau de roses. Diminution de l'inflammation et augmentation des ulcères sur lesquels j'appliquai de la pommade ophthalmique de M. Lebas (*Pharmacie vétérinaire;* Paris, 1816, page 136). On continua ce moyen pendant huit jours.

Le 4 décembre, point de mieux; fond des ulcères jaunâtre; carie apparente; augmentation du gonflement; cautérisation de la carie avec le cautère allongé (pl. vi, fig. 43). Le surlendemain de l'opération on fit des lotions avec de l'eau émolliente.

Le 12, ulcère élargi, carie plus profonde, gonflement très-volumineux; amputation de l'onglet. Je recommandai des lotions émollientes. Les jours suivans il survint, malgré tous ces soins, un gonflement considérable de tout l'œil. Les paupières restaient constamment fermées et chassieuses. Je les écartai et je vis une très-grande quantité d'ulcérations récentes sur la conjonctive de la sclérotique et des paupières, sans doute produites par la présence du pus qui séjournait entre les deux lames de la membrane muqueuse. Je recommandai dès lors d'écarter soigneusement les paupières trois à quatre fois le jour afin de nettoyer leur face interne avec de l'eau de sureau. Le propriétaire ne m'amena l'animal que le 24 : les soins indiqués avaient été mal administrés ou négligés; je trouvai l'union des paupières avec la partie restante de l'onglet et une petite surface de la sclérotique. Il me fut encore très-facile de séparer les diverses parties réunies, vu le peu de consistance de l'adhérence. Je fis des injections émollientes; je recommandai de les continuer jusqu'à guérison; elles furent sans doute négligées, l'union se renouvela, mais non de manière à ne pas laisser parvenir les larmes vers les points lacrymaux, comme cela avait eu lieu la première fois. J'attribuai cette circonstance à la guérison de la caroncule lacrymale qui était aussi ulcérée et très-gonflée, et à la faculté qu'ont les larmes, comme tout autre liquide, de prévenir les adhérences des diverses parties quand elles se trouvent interposées entre elles; cependant, comme il n'y avait d'intact que le point lacrymal intérieur, l'œil était toujours un peu larmoyant. Il survint par la suite un nuage à la cornée vers l'angle interne; il fut abandonné comme l'adhérence.

L'animal ne discontinua pas de travailler à la selle pendant tout le traitement, excepté les jours d'opérations et pendant les périodes d'augmentation des inflammations.

Les bœufs sont plus exposés à cette maladie, parce qu'ils sont plus souvent affectés de l'onglet. Ces adhérences ne sont jamais très-étendues. Le plus souvent on les néglige pour prévenir un plus grand mal.

L'irritation produite par des corps étrangers, comme des balles de graminées, est quelquefois suivie de ces sortes d'affections, surtout quand le corps est fixé vers l'angle temporal. J'en pourrais citer plusieurs exemples chez le bœuf.

L'adhérence partielle et quelquefois totale d'une ou de deux paupières au bulbe est assez commune chez le mouton, à la suite du claveau. Quand elle est partielle et récente, elle se détruit facilement avec un stylet. Les gens de la campagne connaissent fort bien ce moyen; ils se contentent d'un morceau de bois très-poli en forme de couteau à couper le papier; ils lavent ensuite l'œil avec de l'eau de mauve; ils réussissent souvent quand l'union est partielle.

Le chien est, comme le bœuf, très-exposé à l'onglet; aussi il n'est pas rare de rencontrer sur ces animaux des adhérences partielles des paupières avec le globe vers l'angle interne, qui sont la suite de l'amputation dont on abandonne presque toujours la guérison à la nature; elles sont aussi fort souvent causées par des blessures, des piqûres, des morsures, etc.

B. *Augmentation de volume des paupières.*

La cause de l'augmentation de volume des paupières peut être une inflammation aiguë ou une inflammation chronique, un œdème ou un emphysème.

a. *Inflammation aiguë, inflammation chronique des paupières.*

Les paupières sont souvent le siége du gonflement inflammatoire, dont les causes les plus ordinaires sont les atteintes des corps étrangers, les coups de fouet et de bâton, les chutes, le froissement des paupières sur le lit où l'on couche les animaux pour les opérer, quand on n'a pas eu la précaution d'interposer entre les yeux et la paille un morceau d'étoffe ou de linge. Les paupières deviennent aussi le siége de l'éruption cutanée connue sous le nom d'échauboulure ; le volume des tumeurs devient quelquefois tel qu'elles couvrent toute la surface des paupières, qui ne peuvent plus alors exécuter de mouvement. Il existe entre ces deux sortes de gonflemens des différences qu'il est essentiel de faire remarquer : dans le premier cas, toutes les parties composantes des paupières participent de l'inflammation ; dans le second, ce n'est que la peau et le tissu sous-cutané qui sont augmentés de volume. Ces deux variétés d'inflammation sont très-faciles à connaître par la nature de leur cause ; l'une est le produit d'une affection locale, l'autre est toujours la suite d'une affection générale ; l'une est assez tenace, l'autre n'est que passagère.

Un coup vient-il d'être porté sur les paupières, ou plutôt sur les parties circonvoisines, car les paupières sont rarement atteintes immédiatement à cause de la saillie de l'arcade orbitaire, il faut s'empresser de prévenir le gonflement à l'aide de la méthode perturbatrice : la saignée, les sangsues appliquées aux tempes, les résolutifs astringens, l'eau froide dans laquelle on aura dissous un mélange de chlorure de sodium et d'hydrochlorate d'ammoniaque, ou du sulfate acide d'alumine et de potasse, etc., etc. Si l'on est appelé après le développement de la tumeur, on favorise la résolution par des émolliens, la saignée, et on continue les topiques jusqu'à ce que la douleur et la chaleur contre nature soient dissipées, sans attendre la diminution totale du gonflement, qui ne disparaît que long-temps après l'action de la cause ; alors, on a d'abord recours aux médicamens toniques, pris parmi les spiritueux, les infusions aromatiques mélangées avec de l'eau de sureau, plus tard aux excitans, à l'eau-de-vie pure ou même à l'eau-de-vie camphrée, si la maladie est tenace. J'ai même eu l'occasion de faire usage du calorique communiqué de diverses manières ; on prévient par là d'autres affections plus graves et une difformité très-apparente.

L'ébullition des paupières n'existe jamais seule ; elle disparaît par les moyens généraux que l'on oppose à l'ébullition générale, la saignée, l'eau blanche nitrée, le séjour dans un lieu où la température de l'atmosphère est modérée.

Ces variétés de l'augmentation de volume des paupières, par suite de phlegmasies, ne sont particulières à aucune espèce. Je me contenterai de citer une observation pour chacune d'elles.

Le 28 juillet 1822, j'opérai une jument de selle, agée de huit ans, pour un chicot pénétrant dans l'articulation du premier et du second phalangien. Il se trouva, sous son œil droit, le montant d'un licol de sangle qui froissa la paupière de manière à enlever le poil : suintement instantané de sérosité, gonflement extrême de la paupière supérieure; ophthalmie peu de temps après. Lotions d'eau fraîche, immédiatement après que l'animal fut opéré. Quatre heures plus tard, gonflement encore plus intense; lotions d'eau de guimauve, saignée. Le 29, réitération de la saignée, tant à cause de l'inflammation de l'œil que pour modérer l'irritation générale. Guérison de l'ophthalmie le 6 août : on employa les derniers jours, lorsque l'œil ne fut plus douloureux, des lotions d'eau fraîche de fontaine avec un peu d'eau-de-vie, pour faire disparaître le gonflement qui existait encore.

Dans le moment même où j'écris cet article, on m'amène un âne hongre qui ne voit pas pour se conduire. Les yeux sont cachés par les paupières; elles participent d'une ébullition générale qui couvre la presque totalité de la surface cutanée. Les cavités nasales peuvent à peine laisser passer une suffisante quantité d'air pour entretenir la vie : deux légères saignées à la jugulaire, des boissons composées d'eau de son, de sulfate de magnésie et de nitrate de potasse, six litres d'eau blanche, 32 gram. (1 once) de sulfate de magnésie, et 32 gram. (1 once) de nitrate de potasse, ont fait cesser tous les symptômes dans l'espace de douze heures.

b. OEdème des paupières.

L'œdème des paupières est une cause fort ordinaire de leur gonflement, dans les chevaux qui vivent constamment dans les pâturages bas et humides. Il est aussi la suite d'un gonflement inflammatoire mal traité. Des personnes peu instruites ou sans expérience prétendent que l'eau de mauve est un remède universel contre l'augmentation de volume de quelques parties du corps que ce soit, et à toutes les époques de la durée de l'affection; elles continuent, en conséquence, les lotions émollientes jusqu'à ce qu'enfin, voyant le mal empirer, elles demandent des avis qu'elles auraient dû rechercher beaucoup plus tôt. D'autres trop négligentes, regardant comme de peu d'importance l'inflammation des paupières, en abandonnent la guérison à la nature, et ne savent pas que la nature n'a pas également réparti la force vitale dans toutes les parties de l'économie, et qu'elle a donné à chacun un arrangement particulier. Les paupières sont des organes d'une structure lâche, dont le tissu est peu vivant et qui, pour cela même, sont très-disposés à s'infiltrer. L'œdème est toujours la suite de l'affaiblissement de la force absorbante des lymphatiques, qui, au lieu de maintenir l'équilibre dans les liquides, laisse accumuler de la sérosité dans les cellules du tissu qui est destiné à recevoir la graisse.

La cause de débilité augmentant, l'accumulation augmentera, le tissu cellulaire se distendra de plus en plus et finira par perdre la presque totalité de la vie; aussi savons-nous que lorsqu'on applique le doigt sur une partie œdémateuse, l'impression y reste; le liquide chassé dans les cellules circonvoisines, n'est plus renvoyé dans celles qu'il avait quittées par la force de réaction du tissu cellulaire que la présence de la liqueur a anéantie, et ce n'est qu'après quelques minutes que cette impression disparaît, soit en raison du peu de force qui reste, soit par les causes qui donnent naissance aux lois de l'équilibre. C'est donc en cherchant à exciter la contractilité et la vie en général du tissu cellulaire, en favorisant surtout l'absorption lymphatique, que l'on doit trouver les moyens de guérir l'œdème, et de faire reparaître la sensibilité qui est presque inappréciable dans les tissus œdémateux. Les agens que l'on doit préférer sont les spiritueux, le vin aromatique, l'eau-de-vie étendue de vin ou animée avec un peu de camphre. Le feu par contact médiat ou immédiat selon la gravité de la maladie. On devra réunir à ces moyens locaux des soins hygiéniques convenables.

L'œdème des paupières attaque de préférence les vieux chevaux de charrette, les moutons affectés de la pourriture, les bœufs qui reçoivent sur les yeux des coups d'aiguillons souvent répétés.

L'œdème accompagne aussi fréquemment l'ophthalmie chronique et la fluxion intermittente, notamment quand l'accès a duré long-temps et qu'il a été intense. Il existe d'ailleurs toujours un empâtement plus ou moins sensible aux paupières des animaux lunatiques dans l'intervalle des accès.

Ces lésions des paupières sont trop ordinaires pour que j'en cite des exemples.

c. Emphysème des paupières.

L'emphysème, cette accumulation de fluide gazeux dans le tissu cellulaire, est une maladie assez commune chez les animaux domestiques ; il n'est pas rare de voir les bœufs porter sur les reins, les côtes ou le dos, de ces tumeurs de la grosseur et de la largeur de la main. Elles sont rarement stationnaires, en quelques heures elles changent de place. J'en ai plusieurs fois observé aux paupières des bœufs gras. L'état d'obésité favorise beaucoup le développement de cette maladie.

Les scarifications et les frictions sèches avec un morceau d'étoffe suffisent ordinairement pour triompher de l'emphysème.

Certaine ruse des maquignons devient encore la cause d'une sorte d'emphysème artificiel. On sait que pour faire disparaître le défaut de conformation des

4

salières trop creuses, ils insufflent de l'air dans le tissu
cellulaire sous-cutané de ces parties, et il arrive souvent que le gonflement se propage jusqu'aux paupières.
Cette fraude est facile à déceler par le simple toucher;
on entend en outre un certain bruit, une crépitation
qui ne laisse aucun doute à cet égard. Cet accident
volontaire est peu grave, il disparaît ordinairement
spontanément et souvent beaucoup trop tôt pour l'a-
vantage des marchands de chevaux.

C. *Paupières tombantes.*

Les causes morbides peuvent agir sur les paupières
de manière à les priver d'une partie de leur mouvement, et contrarier par là les vœux de la nature en
les rendant nuisibles à la vue. Cette accident peut
arriver aux deux paupières; mais il est plus ordinaire
à la supérieure, ou du moins il est plus apparent; elle
est alors dite tombante. La nature de la cause est variable; elle réside dans la paralysie des muscles, ou
dans l'inertie de ses organes à la suite de l'œdème, ou
dans une solution de continuité.

a. *Paralysie des muscles.*

La paralysie des muscles des paupières est rare; elle
est le résultat de la section, ou celui de la compression
des différens nerfs qui vont s'y diviser; elle peut être
aussi causée par d'autres lésions communes aux nerfs
de toute l'économie.

On a conseillé de lui opposer les frictions d'ammoniaque liquide mitigé et l'application du feu sur le trou
sourcillier par où passent les principaux nerfs de la
paupière supérieure. Mais rien ne constate que ces
moyens aient réussi.

b. *Atonie des paupières.*

La chute des paupières est le plus souvent causée par l'atonie ou par le défaut de contractilité des muscles, et cette inertie elle-même est toujours précédée d'empâtament ou d'infiltration dont les liquides ont baigné les fibres musculaires des paupières pendant un temps plus ou moins long.

On combat ce vice par l'usage des excitans, des frictions sèches, des lotions aromatiques et spiritueuses, par le calorique et par la lumière condensée à l'aide de loupes. Ce dernier moyen m'a réussi pour un chien de chasse qui avait été long-temps malade; on l'employa tous les jours pendant une semaine.

Dans tous les cas, après l'usage des premiers moyens, le remède le plus efficace consiste à exciser avec les ciseaux courbes (pl. v, fig. 29), une partie de la peau de la paupière supérieure en en dirigeant l'opération d'après la forme d'une côte de melon, et en se réglant pour la dimension sur l'abaissement de la paupière. On termine l'opération par la suture des deux lèvres de la plaie, qui se cicatrise par première intension. Comme le relâchement de la conjonctive et celui de la peau existent simultanément, il est facile de concevoir que la membrane muqueuse devra faire un pli après l'opération. Il est des circonstances où, chez les animaux d'un moyen âge et d'une bonne santé, ce repli disparaît spontanément, mais il en est d'autres aussi qui nécessitent son excision; elle se fait dans ce cas de la même manière que celle de la peau. L'utilité de l'opération est indiquée par le renversement de la paupière.

La paupière inférieure, d'après la disposition, est presque exempte de ces deux variétés de lésions; cependant elle devient quelquefois pendante. On s'oc-

4.

cupe ordinairement fort peu de ce léger inconvénient, parce qu'il ne porte aucun préjudice bien notable à l'exercice de la vue.

c. *Section des muscles des paupières.*

La section du muscle orbito-palpébral est immédiatement suivie de la chute de la paupière supérieure. Je parlerai de ses suites, et j'en indiquerai le traitement dans l'article suivant.

D. *Plaies des paupières.*

On peut faire dans les plaies des paupières la même distinction que dans les plaies en général. Ainsi elles peuvent être simples ou suppurantes; les paupières ne sont point à l'abri des piqûres, des contusions, des plaies d'armes à feu, de celles qui sont envenimées.

a. *Plaies simples.*

Cette variété de plaies est rarement accidentelle, elle est presque toujours la suite des opérations pratiquées sur les paupières avec des intrumens tranchans. Ces plaies, le plus souvent suivies d'une perte de substance, peuvent s'observer aux deux paupières indistinctement; cependant elles se rencontrent plus ordinairement à la supérieure : leur situation, leur dimension et leur direction sont variables; elles n'influent d'ailleurs en rien sur les moyens curatifs à employer.

Dans toutes les circonstances on doit tenter la cicatrisation par première intension, afin de hâter la cure et de prévenir une difformité qui serait la suite d'une cicatrisation vicieuse. La section du muscle orbito-palpébral est le cas le plus ordinaire; la chute de la paupière la suit de près. Cette chute persiste même si l'on n'a pas rapproché promptement les bords de la plaie que la contractilité des tissus éloigne toujours l'un de l'autre. Pour remplir le but desiré, il faut réunir les lèvres de la plaie d'une manière immédiate afin de prévenir la suppuration, après avoir enlevé les corps étrangers qui peuvent s'être interposés entre les parties séparées et nuire à la guérison. A cet effet, on se sert ou d'amplâtres agglutinans, de taffetas gommé, de diachylum gommé; ou l'on a recours à la suture. On applique les emplâtres par petites bandelettes après avoir coupé le plus ras possible le poil des parties circonvoisines. Pour opérer méthodiquement, on fixe d'abord la moitié juste de la bandelette sur une des lèvres de la plaie, vers la partie moyenne, on rapproche ensuite les bords écartés, et enfin on applique l'autre moitié de l'emplâtre ou du taffetas sur l'autre lèvre. Le plus souvent le poil en croissant détache l'emplâtre sans que l'on soit obligé de l'enlever; cependant si l'on jugeait nécessaire son décolement, il faudrait agir avec précaution afin de ne pas détruire la cicatrice récente qui réunit la division.

La suture est le moyen le plus certain pour nos animaux domestiques, où il est très-difficile de maintenir des appareils, surtout sur les paupières. Quelques vétérinaires font usage de la suture Lepelletier ou à points continus; d'autres, de la suture simple ou à points entre-coupés. La dernière est préférable dans plusieurs circonstances et surtout quand on a à redouter une inflammation. J'ai fait éprouver à cette suture, telle qu'on la pratique ordinairement, une légère modification; elle met à l'abri de tous les accidens qui succèdent à une suture trop serrée; au lieu de fixer les fils invariablement, je dispose le nœud de manière à pouvoir le défaire facilement et que l'on puisse, en même temps, agrandir l'anse du fil qui, devenant trop étroite, couperait les lèvres de la plaie. Pour pratiquer cette suture, toujours préférable quand on n'a qu'un petit nombre de points à faire, on se munit d'une aiguille courbe, demi-circulaire (pl. v, fig. 39), dont la pointe aplatie est tranchante sur les bords, et dont l'autre extrémité, également aplatie dans le même sens, est percée d'un trou allongé d'un bord de l'aiguille à l'autre : on passe dans l'instrument plusieurs brins de fils cirés, dont la réunion forme un cordon aplati; on pose l'index sur la concavité et le médius sur la convexité; on enfonce l'instrument du dehors en dedans à une distance de 4 à 5 millimètres du bord de la plaie, on le dirige dans l'intérieur des parties de manière à ce qu'il décrive une courbe dont la tangente serait une ligne droite passant par le fond de la plaie; on fait ensuite sortir la pointe de l'instrument dans la lèvre opposée, à une distance de ses bords égale à celle que l'on a observée en premier lieu. En suivant le même procédé on pratique un nombre de points de suture en rapport avec la dimension de la plaie; on fait rapprocher les lèvres et l'on noue chaque fil avec la précaution de ne pas trop serrer l'anse, qui bientôt sera remplie; enfin on fait une boucle en terminant le dernier enlacement.

Les soins subséquens consistent à entretenir la vitalité telle qu'elle doit exister dans l'état de santé, et par conséquent il conviendra d'exciter la partie s'il y avait atonie, et de réprimer l'inflammation si elle paraît avoir trop d'intensité.

Le dernier de tous les soins est de couper les fils quand la plaie sera pleine et lorsque la circulation paraîtra assez consolidée. On y parvient facilement avec des

ciseaux dont on passe une lame dans l'anse de la suture.
Les fils coupés, on les retire les uns après les autres.

S'il restait un engorgement après la cicatrisation, on ne devrait l'abandonner qu'autant que l'on jugerait assez d'énergie dans les paupières pour en opérer la résolution.

b. *Plaies suppurantes.*

Les plaies suppurantes des paupières sont la suite ou de plaies contuses, ou d'opérations qui ont nécessité l'amputation d'une large surface de la peau, comme dans le cas d'extirpation de loupes, de poireaux, etc. Les plaies contuses sont extrêmement variables, tant par leur état actuel, que par la nature des causes sans nombre qui les produisent. Avant qu'une plaie ne suppure, il se passe des phénomènes saillans. Immédiatement après qu'une plaie a été faite le sang coule avec plus ou moins d'abondance, mais il ne tarde pas à s'arrêter par suite de la constriction des capillaires qui est due à l'irritation qu'ont produite les instrumens tranchans ou les corps vulnérans en général ; plus tard la plaie se recouvre d'une concrétion de la partie fibrineuse d'une nouvelle quantité de sang qui a transsudé ; au-dessous du caillot il s'accumule les jours suivans un liquide séreux, qui devient de plus en plus consistant et qui est remplacé dans les paupières par du vrai pus, le cinquième ou le sixième jour. Quelquefois même les plaies contuses des paupières ou celles qui sont la suite d'opérations légères se recouvrent de caillots et laissent transsuder une sérosité qui se dessèche au lieu d'être remplacée par du pus. L'impression irritante de l'air, contre laquelle on doit être en garde à l'égard des plaies des autres parties du corps, est peu à appréhender ici ; le plus souvent même, quand la cause vulnérante n'a pas été intense, il est nécessaire d'avoir recours promptement aux toniques et même aux excitans pour obtenir une prompte cicatrisation et prévenir un engorgement. Le principal soin à avoir dans le traitement des plaies suppurantes est de pomper le pus, quand il est sécrété, avec des étoupes molles et de la charpie; on confie le reste de la cure à la nature, qui ne tarde pas à triompher de ces légers accidens. Il faut, comme pour toutes les plaies, chercher constamment à maintenir la force de la vie à un degré convenable par le moyen des excitans et des atoniques selon l'état du mal.

c. *Piqûres.*

Je ne parlerai pas de ces piqûres profondes qui intéressent les paupières, les salières et les parties sous-jacentes. Je me bornerai à ce qui a déjà été dit à ce sujet à l'article des maladies des cavités orbitaires. Je ne traiterai ici que des piqûres superficielles qui n'ont atteint que le tissu des paupières.

Les piqûres superficielles des paupières sont fréquentes chez le chien de chasse; on les rencontre plus rarement chez les autres espèces d'animaux domestiques. J'ai vu plusieurs chiens, au retour de la chasse, avoir les paupières extrêmement enflammées par suite de piqûres d'épines dont souvent les pointes restent dans le fond de la plaie. Le mal disparaissait ordinairement avec des lotions d'eau de mauve.

Ces sortes de piqûres ne sont pas non plus très-rares dans le mouton et le bœuf; le premier se pique le long des haics au pied desquelles il va chercher sa nourriture; le second est plus souvent atteint par des épines lorsqu'un bouvier maladroit le conduit trop près des buissons.

Le remède aux piqûres d'épines est simple; on extrait le plus exactement possible toutes les parties vulnérantes avec des pinces, ou même avec la main, quand l'extrémité obtuse de l'épine est au-dessus du niveau de la plaie; autrement on débride légèrement et l'on va chercher les restes du corps étranger avec les pinces, qui sont alors d'une utilité marquée.

Le 17 mai 1819, on vint me prévenir qu'une vache était tombée dans un fossé sur des fagots d'épines noires; il y avait deux heures que la vache se débattait avec violence. Les paupières et la cornée étaient couvertes de pointes d'épines et de piqûres. Il y avait ophthalmie intense et un gonflement considérable de l'œil gauche. Je fis faire des lotions d'eau de mauve après avoir enlevé toutes les épines que je pus apercevoir. L'animal guérit, mais il resta pendant très-longtemps de légères taies sur la vitre; elles se dissipèrent spontanément.

Les piqûres des paupières ne sont pas toujours aussi légères que celles produites par les épines. Il peut arriver que des coups de fourche ne pénètrent que les paupières sans léser les parties sous-jacentes, en raison de la direction oblique de l'instrument lorsqu'il aura frappé. La plaie qui existe alors est toujours accompagnée de dilacérations des tissus pénétrés, comme cela a lieu en général toutes les fois que les corps piquans sont d'une certaine grosseur. Les paupières sont composées de tissus si peu vivans que le pus ne s'y forme pas comme dans beaucoup d'autres parties; la plaie se réunit, pour ainsi dire, par première intension; seulement on aperçoit un léger suintement à l'orifice de la piqûre, que remplace bientôt une croûte qui couvre une bonne cicatrice.

J'ai vu un chien lévrier qui, après avoir perdu son

maître, s'était retiré dans un village où la veille on
avait poursuivi un chien enragé; on crut en voir un
autre, et le lévrier avait déjà reçu plusieurs coups de
fourches dans diverses parties du corps, lorsqu'un passant le reconnut et le réclama. Le chien avait été atteint de deux coups à l'œil gauche; l'un avait traversé deux fois la paupière supérieure dans la partie
moyenne, l'autre avait pénétré la portion d'orbite de
ces animaux qui sert de base à l'arcade orbitaire liga-
menteuse. L'animal se guérit seul; il imprégnait d'a-
bord sa patte de salive, puis la portait sur les plaies
qu'il ne pouvait lécher. Je le vis le lendemain de l'accident, il était au moment même de ma visite occupé
à panser ses blessures. Je crus que ses soins seraient
préférables à tous ceux que je pouvais indiquer. Je
conseillai de ne rien faire.

d. Contusions et plaies contuses.

1° La contusion est toujours accompagnée de solution de continuité du tissu où elle réside; elle doit
par conséquent être regardée comme une plaie interne sans ouverture de la peau, qui par son extensibilité a résisté à la cause contondante. La rupture des
vaisseaux, qui est constante puisqu'il y a plaie, est
suivie de l'extravasion du sang dans les cellules du
tissu cellulaire contus. La gravité de la contusion dépend de la forme du corps contondant, de la quantité
de mouvemens qui lui a été imprimée, de la masse et
de la vitesse dont il est doué.

Les contusions ne deviennent graves que par leur
complication; car il est impossible de concevoir une
contusion de la paupière sans que le globe soit plus
ou moins affecté.

Le traitement des contusions des paupières est le

même que celui que nous avons indiqué pour le gonflement inflammatoire produit par des coups, et qui ne
diffère de la contusion que parce qu'il n'est pas accompagné de dilacération des tissus sous-jacens. J'observerai cependant que la résolution étant beaucoup plus
lente dans le cas de contusion, il faut avoir plus
promptement recours aux résolutifs excitans, tels que
l'alcool camphré, l'alcool de lavande, etc., le feu, appliqué par contact médiat ou par rayonnement, quand
on veut prévenir un empâtement persistant.

2° Les plaies contuses qui ne diffèrent de la simple
contusion que par la solution de continuité à la peau,
réclament d'abord les mêmes soins que les contusions,
et plus tard, quand elles sont devenues en état de
suppuration, on les traite comme les plaies suppurantes.

Cependant, on doit avant tout déterminer si elles
peuvent être guéries par première intension, en les
rendant plaies simples et en les traitant ensuite comme
telles. J'ai souvent vu réussir ce procédé quand la lésion affectait les bords des paupières et que les parties
dilacérées n'avaient pas trop d'étendue : telles sont les
déchirures et les plaies par arrachement, occasionnées
par les coups de dent que se donnent réciproquement
les chevaux réunis en grand nombre. De même qu'à
l'égard des piqûres, il peut arriver qu'une plaie contuse se cicatrise par première intension. J'ai plusieurs
fois observé des coups de dents se couvrir d'un liquide
sanguinolent qui se concrétait et ne tombait que pour
découvrir une cicatrice très-bien consolidée.

e. *Plaies envenimées.*

Les paupières, comme toutes les autres parties du
corps, peuvent devenir le siége de toute espèce de

plaies envenimées, c'est-à-dire de plaies dont la cause
vulnérante porte avec elle une matière venimeuse,
comme celles qui sont faites avec un instrument tranchant ou piquant couvert d'un liquide venimeux,
comme les morsures de chiens enragés, celles de rep-
tiles venimeux, les piqûres d'insectes de ce genre. Je
me bornerai à indiquer ces lésions. Le traitement
qu'elles exigent diffère peu de celui que l'on applique
aux plaies venimeuses des autres parties du corps; cependant je recommanderai d'être très-prudent dans
l'emploi des caustiques: mal administrés, ils pourraient
occasionner des accidens. J'ai vu l'ammoniaque produire des ophthalmies intenses, pour n'avoir pas été
assez étendu. L'action du vinaigre pur est également à
éviter.

Les piqûres de frelons et d'abeilles sont les plus ordinaires; on les combat avec des lotions de vinaigre,
ou une dissolution très-étendue d'ammoniaque (1 partie d'ammoniaque liquide à 25º et 20 parties d'eau ou
d'huile). Quand le gonflement est trop intense, on fait
des lotions émollientes que l'on intercale avec l'ammoniaque ou le vinaigre. Rien ne convient mieux que
de couper la base de l'aiguillon de l'insecte qui reste
implanté dans les chairs : on peut parvenir à rencontrer la piqûre, ce qui est le plus souvent impossible;
mais si on la rencontre, on fait une légère incision et
l'on arrache l'aiguillon très-facilement avec des pinces.
On fait ensuite des lotions sur tout le gonflement avec
de l'eau vinaigrée, et le mal disparaît en quelques
heures.

La piqûre de vipère, qui n'est pas moins commune,
mais qui a rarement lieu sur les paupières mêmes, se
guérit par les mêmes moyens que les autres plaies envenimées. Au lieu d'une partie d'ammoniaque sur

vingt d'huile, comme je l'ai indiqué à l'égard des piqûres d'abeilles, on met deux parties d'ammoniaque.

On sait que les insectes venimeux attaquent plus particulièrement la tête que les autres parties du corps de l'animal, et qu'ils donnent même la préférence aux paupières et aux orifices des naseaux ; c'est sans doute par la seule raison que la peau y est moins épaisse qu'ailleurs.

Les piqûres d'insectes venimeux se guérissent par des lotions d'eau vinaigrée. Les morsures de vipères cèdent aux frictions de liniment alcalin avec l'ammoniaque.

E. *Renversement des paupières.*

Les paupières sont dites renversées toutes les fois que leurs bords, au lieu de conserver leur direction, se dévient en dehors ou en dedans.

Le renversement des paupières est assez rare chez les animaux domestiques ; il existe cependant, et plus particulièrement chez les chiens et les chats.

a. *Renversement des paupières en dehors, ou ectropion.*

Cette espèce de renversement est le moins rare ; elle a pour causes principales le gonflement de la conjonctive, les ophthalmies dartreuses, varioleuses, etc., les diverses opérations que l'on pratique pour relever la paupière supérieure, les plaies en général avec perte de substance, les ulcères dartreux, galeux, le claveau, et les cicatrisations de ces diverses lésions qui, en rendant les bords des paupières épais et peu flexibles, produisent le renversement en dehors.

Lorsque le renversement est produit par le gonflement de la conjonctive on emploie les émolliens, les scarifications dans le cas d'inflammation aiguë, et les excitans quand elle est chronique.

Dans les autres circonstances il est facile de concevoir que pour obtenir une guérison parfaite on doit rétablir la conformation naturelle en enlevant l'obstacle qui a fait dévier la paupière, ou en soustrayant à la face interne de l'organe une portion de substance qui sera en rapport avec la rétraction intérieure. Pour cela on fixe d'abord l'animal, un aide ensuite renverse la paupière avec son pouce sur l'index déjà appliqué sur la face externe ; alors celui qui opère saisit le pli qui cause le renversement avec des pinces qu'il tient de la main gauche, et sa main droite, armée de ciseaux courbes à lames minces (pl. v, fig. 3o), excise le pli ou un lambeau de la membrane, dont la dimension à enlever devra être proportionnelle au renversement. Pendant les jours qui suivent l'opération, on fait des lotions avec de l'eau de mauves, que l'on remplace par celles d'eau fraîche de fontaine, autant que possible.

b. *Renversement des paupières en dedans.*

Cette sorte de déviation est rare chez les animaux; elle peut être la suite de cicatrisation d'ulcère à la face interne du bord des paupières, ou des blessures diverses. J'en ai vu après des coups de dents portés sur le bord de la paupière supérieure et à la face interne. La désorganisation de la partie blessée ayant nécessité l'excision d'un lambeau de la conjonctive, la surface de cette membrane s'est trouvée rétrécie de manière à ce que le bord de la paupière ait éprouvé une déviation en dehors. J'ai pu observer aussi quelques légères déviations à la suite de la gale, du claveau, des dartres; mais elles n'étaient pas assez marquées pour être qualifiées de renversement.

Le renversement interne des paupières n'est pas dangereux par lui-même, mais il faut redouter la complication qui est inévitable à l'égard de la paupière supérieure : les cils qui s'implantent dans son bord, se trouvant constamment dirigés vers le globe, l'irritent sans cesse, et souvent deviennent la cause de maladies graves.

Par opposition au traitement de la première variété de déviation, toutes les fois qu'il y aura renversement des paupières en dedans, on enlèvera un lambeau de peau, en forme de côte de melon, à la face externe de la paupière, avec la précaution de calculer la portion à enlever d'après le degré de renversement, afin de ne pas produire un mal opposé à celui que l'on veut guérir. Pour opérer méthodiquement, on saisit l'animal avec un tord-nez ou des morailles, ou on le jette par terre avec des entraves, suivant qu'il est plus ou moins indocile. Celui qui opère saisit avec des pinces, ou avec l'index et le pouce de la main gauche, la partie de la peau qui recouvre le cartilage dévié, quand le renversement n'est que partiel ; et il saisit la partie moyenne de la paupière quand le renversement est total, afin que la plus grande largeur de la plaie coïncide avec la plus grande déviation du cartilage. On se sert plus particulièrement de pinces quand l'opération doit se borner à une petite excision, et l'on doit toujours préférer les doigts dans le cas contraire. La main droite, armée de ciseaux à lames minces (pl. v, fig. 3o), travaille à l'excision en coupant la base du pli à l'aide d'une seule pression. L'opération se termine par la suture, de la manière indiquée plus haut.

Le 26 février 1822, un cheval reçut un coup de dent à la paupière supérieure ; la plaie, presque verticale, d'un centimètre de longueur environ, était meurtrie. J'enlevai les parties dilacérées; je fis deux points de suture, et je recommandai les lotions émollientes, afin d'apaiser l'inflammation de la conjonctive qui augmentait toujours. On continua les lotions pendant deux jours. Le 28, l'animal se frotta et détruisit la suture. Le 29, je l'examinai; la plaie était béante et en suppuration; l'œil paraissait peu sensible; les paupières étaient écartées et peu enflammées : la conjonctive était cependant rouge et gorgée; on fit des lotions d'eau de roses, on les continua huit à dix jours. Le 16 mars, cicatrisation complète; une partie du bord de la paupière était déviée en dedans, et plusieurs cils, que le propriétaire avait coupés pour empêcher leur froissement contre la cornée, repoussaient avec vigueur; l'animal commençait à pleurer; la conjonctive était très-rouge, principalement à la partie supérieure du globe. Section d'un lambeau de peau, suivant les plis de la paupière supérieure, à une faible distance du bord, près des cils. Suture de la plaie sans autres soins. Le lendemain, le 17 mars, légère inflammation; lotions d'une décoction de fleurs de mauves mitigée avec de l'eau de sureau. Le 18, même état, même soins. Le 23, ophtalmie persistante; lotions de collyre astringent avec eau de roses et sulfate de zinc. On continua huit à dix jours. L'animal guérit, mais il lui resta une petite difformité de la paupière, qui fut toujours légèrement déviée en dehors; ce que j'attribue à une trop large incision à la peau, ou plutôt au peu d'élasticité de l'ancienne cicatrice et à la roideur qui a empêché le bord libre de s'accoler sur le globe. En général, il est moins pernicieux de faire une incision plus large que trop étroite, on évite par là la récidive d'une opération qui deviendrait indispensable.

Le 22 juillet 1821, un propriétaire m'amena une

jument qui venait de recevoir un coup de dent à l'œil
droit. La peau de la paupière inférieure avait été enlevée; la supérieure était divisée dans un direction oblique de dedans en dehors; la plaie était contuse et dilacérée; la cornée lucide était ouverte, l'humeur aqueuse
coulée; l'iris faisait hernie. Je réduisis la hernie de l'i-
ris; je fis une saignée de 5oo gram. (1 livre). Je nettoyai
les plaies encore saignantes avec de l'eau tiède d'abord,
et immédiatement après j'appliquai des compresses
d'un liquide résolutif astringent. Je recommandai les
lotions émollientes dans le cas où il surviendrait une
vive inflammation. Je ne revis l'animal qu'au mois de
mai 1822: la cornée lucide portait dans son centre un
leucome qui occupait la presque-totalité de la surface;
l'animal voyait cependant encore sur le côté, vers
l'angle interne; le globe avait diminué d'un quart de
son volume; le bord de la paupière supérieure était
renversé en dedans, dans les deux tiers de son étendue;
les cils dirigés contre le bulbe, y avaient déterminé
une inflammation devenue alors chronique. Le propriétaire, ne comptant plus sur l'œil de son animal, ne
voulut pas qu'on relevât la paupière; mon intention
était de faire disparaître le trichiasis, qui, du reste,
n'était pas très-grave, parce que les cils ne touchaient
à la conjonctive du globe que par la convexité de
leur courbure en dehors.

F. Ulcères des paupières.

Les ulcères de paupières, assez fréquens dans les
animaux, seront décrits avec les maladies de la conjonctive, qui seule en est le siége habituel.

G. Dartres.

Les paupières sont encore exposées aux dartres. Au-

5

cun des principaux animaux domestiques n'en paraît exempt; je les ai rencontrées dans le cheval, le mulet, l'âne, le bœuf, le mouton, le chien et le chat. Certaines espèces de dartres affectent préférablement telle ou telle espèce. Le cheval, le mulet, l'âne et le mouton sont plus souvent exposés aux dartres furfuracées; le bœuf, surtout à l'âge de deux à trois ans, aux dartres pustulo-croûteuses, qui disparaissent ordinairement pendant l'hiver pour se remontrer au printemps. Le chien est sujet aux dartres farineuses et vives; et le chat aux dartres squameuses.

Quelles que soient l'espèce et la variété de ces dartres, on leur oppose toujours les mêmes moyens. J'en ai constamment triomphé dans les grands animaux par l'usage d'une pommade composée de

Soufre sublimé.	2 parties.
Sulfure de potasse.	1
Hydrochlorate d'ammoniaque.	1
Axonge.	6

J'en faisais précéder l'application de lotions émollientes. On ajoute deux parties de graisse de plus quand on destine la pommade pour des petits animaux, comme le mouton, le chien et le chat.

Toutes les dartres, de quelque nature qu'elles soient, ne disparaissent pas avec une égale facilité chez les diverses espèces d'animaux; quelquefois elles résistent plus ou moins au traitement. J'ai vu des chiens de chasse et un chat qui ont été radicalement guéris par l'administration de fleur de soufre 4 grammes (1 gros), sulfure de potasse 5 décigrammes (10 grains), dans une cuillerée de graisse, continuée pendant quatre jours, et un purgatif avec sirop de nerprun 64 gram. (2 onces) délayés dans du lait. On ne doit faire prendre le purgatif que quatre à cinq jours après la dernière

administration du premier moyen. La dose doit être
diminuée de moitié pour le chat. La médecine possède
une infinité d'autres moyens antidartreux. L'efficacité
de la dissolution aqueuse de sulfure de potasse dans
laquelle on projette quelques gouttes d'acide sulfuri-
que, est bien connue; mais je pense qu'elle ne peut
être aussi avantageuse que la pommade entre les mains
des personnes qui, sans précaution, pourraient en introduire quelques gouttes entre les paupières. Les environs de Thouars possèdent une eau minérale sulfureuse qui guérit constamment les dartres, non-seulement
aux paupières, mais encore dans les diverses parties du
corps. La fontaine qui est dans le bourg de *Bilasais*
est également souvent visitée pour les maladies des
hommes; elle est surtout réputée pour la guérison de
la gale, pour les maux d'yeux anciens : les ophthalmies
chroniques, les ophthalmies dartreuses, etc. Les eaux
de Bilasais acquièrent de plus en plus de la réputation et pour les maladies des hommes et pour celles des
animaux. Je citerai quelques exemples remarquables
de guérison de dartres d'une large étendue et très-in-
vétérées à l'article ophthalmie.

H. *Gale.*

Le chien et le chat sont les animaux les plus fréquemment affectés de la gale sur les paupières ou sur
les parties environnantes. Il n'y a point de traitement
particulier pour ces organes, le grand point est d'administrer le remède avec précaution pour prévenir un
nouveau mal.

La gale des paupières ne devient dangereuse pour
l'organe de la vue que parce que les animaux galeux
cherchent constamment à se frotter ou à se gratter les

parties galeuses ; alors il peut en résulter des plaies plus ou moins étendues, des ophthalmies, etc.

Il en est bien autrement des suites d'une gale générale invétérée ou des dartres étendues qu'une méthode vicieuse a fait disparaître par des moyens répercussifs ; l'irritation habituelle et l'inflammation qui en est une suite nécessaire disparaît tout-à-coup, mais pour changer de place et se montrer sur des organes plus sensibles et plus importans. Nous entrerons dans de plus longs détails sur ce point intéressant des maladies des yeux, en étudiant les affections de la conjonctive et celles du globe.

Le traitement de la gale est en tout semblable à celui des dartres, ou du moins j'ai toujours employé avec avantage les mêmes moyens pour ces deux maladies cutanées.

I. *Verrues.*

La peau des paupières, même la membrane muqueuse qui les tapisse, deviennent aussi le siége de ces végétations contre nature qui portent le nom de verrues. Leur forme et leur étendue sont variables ; ou elles n'affectent que les parties superficielles et épidermoïdes, ou elles naissent sur une tumeur squirreuse arrondie, dure, indolente qui croît de dehors en dedans, tandis que la partie qui porte plus particulièrement le nom de tête de la verrue croît de dedans en dehors. La superficie de ces dernières productions est d'abord lisse ; elle devient ensuite rugueuse, puis se couvre en dernier lieu d'une infinité de végétations épidermoïdes qui acquièrent quelquefois la longueur d'une à deux lignes ; leur racine, c'est-à-dire la tumeur qui se développe dans le tissu cellulaire, est dure et de forme arrondie ; sa substance est homogène et composée essentiellement de vaisseaux blancs. L'ignorance dans laquelle sont les empiriques sur la disposition de ces tumeurs, qui deviennent quelquefois d'un volume énorme, même aux paupières, fait qu'ils n'en triomphent que très-rarement; parce qu'ils se contentent, comme dans le cas de verrues superficielles, de couper la partie épidermoïde et insensible, et d'appliquer ensuite un cautère potentiel, dont l'action, en raison de la quantité qu'ils emploient, n'est jamais assez énergique, et peut malgré cela devenir souvent très-dangereuse pour l'intégrité de la vue des animaux que l'on confie à leurs soins. Dans tous les cas l'excision totale est le moyen le plus sûr et le moins dangereux. On se contente pour tous soins ultérieurs de panser la partie opérée comme dans le cas de plaie avec perte de substance.

J'ai extirpé à la paupière inférieure d'une ânesse une verrue qui offrait à la surface externe de la peau une tête tuberculeuse de la grosseur d'une noisette, et dont la racine globuleuse avait au moins une dimension double. Le même animal portait aux lèvres, au poitrail, aux oreilles, sous le ventre, à la face interne des jambes, aux parties externes de la génération, dans l'épaisseur des lèvres de la vulve, des tumeurs squirreuses innombrables, dont le volume variait de la grosseur d'un fruit de l'épine noire à un œuf d'oie. J'extirpai celles qui auraient pu nuire aux fonctions les plus essentielles à la vie, mais elles ne tardèrent pas à être remplacées par de plus volumineuses. J'ai remarqué qu'il n'y avait que celles de la tête qui fussent recouvertes de végétations épidermoïdes; quelques-unes seulement étaient susceptibles de guérison complète; celle que j'enlevai à la paupière ne reparut plus; il en fut de même de plusieurs autres que j'avais extirpées à la commissure des lèvres.

Les chevaux, les mulets, les ânes sont les animaux les plus exposés à ce dernier genre d'affections.

Le 26 mars 1822, on me présenta un cheval entier de trois ans, portant sur la paupière supérieure gauche un groupe de verrues naissantes. Je décidai promptement que l'extirpation serait le moyen le plus sûr ; le propriétaire y consentit. L'animal jeté par terre, je plaçai l'index gauche à la face interne de la paupière avec le pouce, et j'incisai facilement la partie externe et les racines des verrues avec un bistouri à lame courte, large et courbée sur le plat (pl. v, fig. 31), convexe sur le tranchant, assez analogue à une feuille de sauge et ressemblant à un grattoir qui aurait été courbé sur le plat. L'animal guérit radicalement sans autres soins subséquens.

Les verrues superficielles sont encore plus ordinaires que l'espèce précédente ; elles sont extrêmement communes chez les jeunes bœufs, mais plus rares chez les vieux. Une espèce de ces verrues paraît n'être qu'appliquée sur la peau ; le plus souvent elle disparaît spontanément pendant l'hiver et ne se montre qu'au printemps. Les productions qui appartiennent à cette espèce sont désignées dans le pays sous le nom de *fics d'herbe*. Les autres verrues, quoique superficielles, sont persistantes et nécessitent l'amputation pour disparaître.

J'ai vu sur une génisse une quantité prodigieuse de ces verrues caduques. Les paupières et la presque-totalité du corps en étaient couvertes ; quelques-unes avaient la largeur d'une pièce de cinq francs ; les autres, celle d'un sou. Quatre mois après il n'en restait aucun vestige.

L. *Loupes.*

J'ignore encore si les paupières peuvent devenir le siége de plusieurs espèces de loupes, qui ne sont que des productions du tissu cellulaire; je n'ai pu observer qu'une seule fois une de celles qu'on appelle *mélicéris*, sur un chien de chasse. Elle était à la partie interne la plus élevée de la paupière supérieure. Cet animal en portait une autre de la même espèce au coude gauche; la première avait déjà acquis le volume d'une petite noisette, et la seconde celui d'une grosse noix. Quoique incertain de la nature réelle de la tumeur du sourcil, qui était fluctuante, j'en fis la ponction; il en sortit un liquide transparent et gluant. Pensant qu'il devait sa sécrétion à un kiste, j'extirpai la nouvelle membrane après l'avoir disséquée avec le petit bistouri (pl. v, fig. 31). J'opérai avec plus de confiance au coude; je disséquai la tumeur avant de la ponctuer; le liquide qu'elle contenait était plus limpide que celui de la première. Les plaies qui résultèrent de l'opération se fermèrent dans très-peu de temps, surtout celle du coude, dont la propreté, entretenue par l'animal lui-même, hâta la cicatrisation.

Je pense que dans le cas où les paupières deviendraient le lieu de développement d'autres espèces de loupes, la dissection de la tumeur et son excision seraient toujours suivies de succès.

M. *Tumeurs ciliaires.*

Je n'ai jamais eu occasion d'observer de tumeurs ciliaires; je me contenterai de rapporter ce que M. Girard, professeur et directeur de l'école d'Alfort, nous en a dit dans son cours de pathologie externe. Ces tumeurs sont produites par l'accumulation de l'humeur

sébacée dans les canaux excréteurs des follicules ciliaires ; elles croissent subitement, acquièrent quelquefois
le volume d'un pois, et finissent par gêner les mouvemens des paupières et par empêcher leur réunion. On
les rencontre le plus ordinairement à la paupière inférieure, vers l'angle nasal. Le moyen de guérison consiste à les ouvrir avec une lancette, et à les lotionner
ensuite avec un collyre astringent.

N. *Furoncles.*

Le furoncle (1) affecte quelquefois le bord des paupières ; je n'en ai jamais observé que sur le cheval et
le chien. La nature seule, en chassant la partie de tissu
étranglée par le derme qu'il traverse et qui est privée
de la vie, triomphe de ces légers accidens, qui, sans
doute, ne sont particuliers à aucune espèce d'animal.

2° *Maladies des tarses.*

Les tarses forment la base des paupières, et participent toujours aux déviations de ces parties. Il n'y a
qu'une seule maladie qui leur soit particulière, c'est la
carie : on la détruit par les caustiques, le feu, la pierre-
infernale.

3° *Maladies des cils.*

Ces organes défensifs de la vue peuvent tomber ; leur
bulbe peut être détruit ; leur direction naturelle peut
être changée, et ils peuvent se dévier en dehors ou en
dedans.

---

(1) Diffère du phlegmon en ce que celui-ci commence par la
peau pour se continuer au tissu cellulaire sous-jacent, tandis
que l'inflammation furonculaire se développe d'abord dans le
tissu lamineux et se propage au derme.

A. *Chute des cils.*

La chute des cils est assez fréquente chez les animaux, surtout chez le mouton, à la suite du claveau; le chien, le chat galeux et dartreux; ceux qui ont pendant long-temps les yeux chassieux, sont sujets à cet accident. Toutes les fois que les bulbes des poils ne sont pas détruits, les cils repoussent; ce qui n'arrive pas lorsqu'ils ont participé à l'état général de désorganisation des bords des paupières, comme, par exemple, chez le mouton claveleux.

B. *Vicieuse direction des cils.*

La vicieuse direction des cils dépend d'une déviation dans le bulbe même du poil, à la suite de plaies, de quelques ulcères, ou d'un changement de direction dans le bord des paupières.

a. On donne le nom de *trichiasis* à la déviation des cils en dedans. Cette maladie est toujours la suite d'un changement de direction du bulbe des poils, ou du renversement des bords de la paupière supérieure. On la combat dans le premier cas en cherchant à détruire le bulbe, ou en arrachant les poils qui sont dirigés contre le globe; mais lorsqu'elle est la suite du renversement, ce qui arrive ordinairement après les blessures et les morsures négligées, on relève la paupière, avec la précaution de faire l'excision de la peau très-près du bord pour redresser les cartilages, dont la déviation persisterait si la suture était faite près du sourcil.

. Je n'ai eu que deux fois l'occasion d'observer le trichiasis produit par le renversement partiel des paupières, survenu à la suite de coups de dents; mais je l'ai souvent vu après des ravages multipliés du cla-

veau, et toujours le simple arrachement des poils suffisait pour obtenir une guérison parfaite.

Le trichiasis, quelle que en soit la cause, a toujours
des suites fâcheuses quand on le laisse persister; il arrive communément, surtout lorsqu'on a la maladresse
de couper les cils déviés, que la conjonctive du globe
soit irritée par le frottement qu'ils exercent contre elle,
que la glande lacrymale soit enflammée, que la cornée
s'ulcère et se couvre de taies, ou de nuages. Pour faire
cesser ces accidens, il faut en arrêter la cause en re-
dressant les tarses.

J'ai cité plus haut deux exemples de trichiasis assez
remarquables.

b. Le renversement de la paupière a-t-il lieu en dehors, les cils sont également renversés; on opère alors
comme il a été indiqué en traitant du renversement de
paupière en dehors.

Toutes ces maladies des paupières sont beaucoup
plus communes qu'on ne pourrait le penser. Le peu de
gravité de la plupart en fait négliger l'étude. Cependant les observations sur cette matière seraient importantes pour la science; il faut chercher ces maladies
pour les rencontrer, surtout dans les campagnes, où l'on
ne croit les animaux malades que lorsqu'ils ne peuvent
plus manger ou ne plus marcher. Ce n'est qu'en ques-
tionnant souvent les propriétaires que l'on parvient à
acquérir quelque connaissance à cet égard. J'ai pu,
mieux que personne peut-être, faire des remarques
sur ces lésions auxquelles on faisait peu d'attention,
parce que j'ai été obligé par mes engagemens avec un
certain nombre de fermiers et de propriétaires, de visiter leurs bestiaux à des époques déterminées, et dont
le nombre est très-grand dans les contrées où l'on
fait des élèves. C'est cette circonstance qui m'a pro-

curé la faculté de voir un grand nombre de chevaux affectés de l'ophthalmie intermittente, ou affectés d'autres maladies d'yeux que j'ai pu suivre exactement dans leur cours.

CHAPITRE IV.

MALADIES DE LA TROISIÈME PAUPIÈRE.

On désigne en général sous le nom d'onglet ou de ptérygion toutes les maladies qui affectent la troisième paupière des animaux. Ces maladies diffèrent souvent entre elles, et semblent même n'avoir aucune analogie. Je les considérerai sous leurs divers rapports, d'après leur dénomination particulière. L'onglet est susceptible de s'enflammer, il peut être privé d'une partie de la vitalité nécessaire à sa santé; la membrane qui le recouvre, le cartilage qui en fait la base peuvent s'ulcérer; il peut encore se gonfler et prendre un accroissement tel qu'il devienne obturateur des rayons visuels en couvrant la presque-totalité de la cornée. Parcourons ces divers états.

A. *Inflammation aiguë.*

L'inflammation aiguë du corps clignotant, ou plutôt de sa membrane, n'existe jamais seule; elle est toujours accompagnée d'ophthalmie. Cette membrane d'ailleurs étant une partie de la conjonctive, cette phlegmasie elle-même constitue l'ophthalmie.

Nous ne nous occuperons ici que de l'inflammation chronique et du gonflement de la troisième paupière, nous réservant de traiter de l'inflammation aiguë à l'article Ophthalmie.

B. *Gonflement chronique.*

Lorsque la cause de l'inflammation agit plus particulièrement sur la troisième paupière à la suite de l'introduction de balles, ou d'autres corps étrangers, après des chocs ou des froissemens reçus ou éprouvés par cette partie, la substance entière de l'organe s'enflamme, se gonfle et paraît saillante dans l'angle interne. La chaleur et la rougeur, compagnes nécessaires de l'inflammation aiguë, disparaissent souvent, sans que pour cela la paupière rentre dans sa position naturelle. Il est même à remarquer que l'inflammation du corps clignotant devient chronique en très-peu de temps, à cause de la structure des parties composantes, qui sont en général peu susceptibles de réaction; les vaisseaux capillaires sanguins relâchés laissent aborder les fluides en grande quantité; les absorbans privés de leur contractilité naturelle, ne peuvent plus rétablir l'équilibre dans le mouvement des fluides; tout concourt à l'augmentation de volume et à l'affaiblissement de la vie de cet organe.

Cette maladie, et plus particulièrement chez les bœufs, est ordinairement la suite des coups d'aiguillon, des coups de sabot, des coups de corne, des végétations carcinomateuses, d'un froid humide, de brouillards épais, auxquels ces animaux sont exposés pendant les nuits du printemps et du commencement de l'automne. On les abandonne alors, en sortant du travail, souvent dans une transpiration abondante, dans des pâturages humides, où on les reprend le matin pour continuer les travaux. Leurs yeux sont baignés de larmes; les conducteurs s'en aperçoivent, mais ne s'en occupent pas; ils les conduisent tant qu'ils peuvent servir comme bœufs de travail, et ne demandent les secours de l'art que lorsqu'ils veulent les vendre. Voilà pourquoi les vétérinaires ne voient presque jamais l'onglet que lorsqu'il est parvenu à la seconde ou à la dernière période, lors du gonflement extrême ou du développement de la carie.

Les causes les plus ordinaires de cette maladie chez le cheval sont les ophthalmies répétées, devenues chroniques, celles qui sont anciennes et périodiques, les coups de fouet et de dents. Les jeunes et les vieux chevaux, et généralement ceux qui ont les yeux gras et les salières pleines, y sont les plus exposés.

Le chien est de tous les animaux domestiques le plus sujet au gonflement chronique, quoiqu'il ait la troisième paupière peu développée. Parmi les causes que l'on pourrait citer, il ne faut pas oublier la durée variée de l'affection catarrhale particulière à son jeune âge, ni les nombreuses altérations qu'ont éprouvées les divers organes de la vue pendant le cours de cette maladie. Il faut également compter les bains froids par de grandes chaleurs, et en général tout ce qui peut arrêter la transpiration et produire l'inflammation. J'ai vu beaucoup de chiens caniches avoir des onglets, et même beaucoup de chiens de chasse, quoique habitués à aller à l'eau. Mais la cause la plus ordinaire, celle qui précède toujours le gonflement du corps clignotant, c'est l'ophthalmie chronique.

Lorsque l'inflammation commence à se développer sur la membrane qui recouvre l'onglet, on lui oppose momentanément la méthode perturbatrice, les émolliens, la saignée, la diète. Si elle se propage à la substance du corps clignotant et à son tissu voisin, ce qui est très-rare, et ce qui n'arrive qu'après de fortes con-

tusions ou des piqûres profondes, on continue les
émolliens, que l'on alterne avec les répercussifs astringens, afin de prévenir l'engorgement; mais souvent il
est impossible de s'y opposer; il arrive même que l'u-
sage des émolliens devient pernicieux, parce qu'au
moment où, en raison de la rougeur de la conjonctive, on croit que l'inflammation sanguine est intense,
les vaisseaux blancs du cartilage et du tissu adipeux
environnant sont déjà gorgés de liquide. Ce liquide
blanc n'est point résorbé en totalité par les lymphatiques destinés à cet usage, parce que ces vaisseaux ne
peuvent plus entretenir l'équilibre de la circulation.
Il ne faut donc pas se laisser tromper par la rougeur
de la conjonctive qui tapisse la surface de la troisième
paupière. Dès le second ou le troisième jour après l'invasion apparente du gonflement, il faut avoir recours
aux répercussifs astringens, l'eau de roses, l'infusion
de fleurs de sureau, la décoction de feuilles de ronces, de plantain, avec sous-acétate de plomb liquide,
4 gram. (1 gros) du sel liquide, et 5 décil. (demi-litre)
de liquide astringent froid; on lotionne le plus souvent possible, et au moins quatre à cinq fois le jour,
selon l'intensité du mal. Lorsque l'inflammation est
diminuée on active l'action du collyre avec de l'alcool
vulnéraire, dont on ajoute à la quantité de collyre indiquée plus haut, 32 grammes (1 once).

L'incurie du propriétaire laisse souvent parvenir le
mal à son plus haut période; il est alors rare de réussir
avec les topiques; cependant j'ai déjà deux fois guéri un
bœuf de cette maladie à l'aide de la pommade ophthalmique de M. Lebas, légèrement modifiée, composée de

Oxide gris de zinc du commerce. . . . . . 2 grammes (36 grains).
Oxide rouge de mercure. . . . . 15 décigrammes (30 grains).
Sulfure rouge de mercure. . . . . 1 gramme (18 grains).
Axonge. . . . . 32 grammes (1 once).

On avait soin, deux fois par jour, d'oindre le bord interne des paupières avec un volume de pommade égal à la graine de vesse. On continua la même pommade pendant six jours, à quatre à cinq reprises différentes.

Lorsque, par tous les moyens que je viens d'indiquer, on n'a pas pu changer le mode vicieux d'action des vaisseaux de la partie gonflée, il ne faut pas hésiter plus long-temps : on ampute la partie du corps clignotant qui dépasse la caroncule lacrymale; on se munit, à cette fin, d'une pince à dents de souris (pl. vii, fig. 5o), et de ciseaux courbes sur plat, à lames minces et allongées (pl. v, fig. 3o). On saisit l'extrémité libre de la troisième paupière, et, exerçant dessus une légère traction en l'éloignant du globe, on glisse une branche des ciseaux vers la base, de manière que la surface convexe regarde l'angle temporal. Il importe peu, dans cette opération, de chercher à conserver ou non une partie du cartilage; j'ai constamment observé que dans le cas d'augmentation simple de volume, la carie ne se développait jamais après la section; il n'en est pas ainsi lorsque ce genre de lésion organique en a déjà détruit une partie; tout le reste a contracté une disposition morbifique analogue, ce dont il est facile de se convaincre en examinant un cartilage ulcéré : la partie cariée est d'un vert-noirâtre, et le reste est jaunâtre, au lieu de conserver une nuance blanchâtre. Il survient quelquefois après l'opération des ophthalmies rebelles et des végétations. On a plus lieu de craindre ces accidens dans un cas de gonflement simple, que lorsque la paupière est déjà en partie détruite, parce qu'alors on enlève tout l'organe dont les vestiges seuls, dans ce premier cas, sont la source des nouvelles productions. On les prévient en hâtant la cicatrisation et

en affermissant les tissus par des lotions d'eau de sureau, d'eau de roses, avec sousacétate de plomb pour
le bœuf, d'eau de roses et d'eau de plantin avec sulfate de zinc pour le cheval, et d'eau de roses ou d'eau
de sureau, ou d'eau froide seulement, pour le chien. Il
est assez probable que chacun de ces moyens pourrait être avantageux pour tous les animaux; mais je
n'avance ici que ce que j'ai vu par moi-même. Ces
soins sont quelquefois insuffisans, les végétations croissent malgré tous les moyens. Il faut alors en venir à
une seconde opération, et on la renouvelle jusqu'à parfaite cicatrisation, toujours avec la précaution d'employer les toniques ordinaires, ou même l'eau fraîche
pure dans les circonstances peu graves, quand l'o-
pération s'est bornée à retrancher quelques petites
fongosités. Si le gonflement est une suite de la fluxion
périodique, le traitement qu'il nécessite peut devenir aussi une cause occasionnelle de cette funeste
maladie, quand il existe déjà quelque prédisposition; il survient alors toujours une inflammation plus
ou moins intense, que l'on doit combattre avec
tous les soins qu'exige un accès de fluxion intermittente.

C. *Infiltration.*

L'infiltration de la troisième paupière est toujours
précédée de l'inflammation chronique des vaisseaux
blancs que nous venons de décrire, elle exige les mêmes moyens curatifs. L'inflammation ne diffère de l'infiltration que parce que les liquides blancs sont épanchés dans les cellules du tissu cellulaire. L'infiltration,
comme l'inflammation, est quelquefois suivie de la carie du cartilage. Nous indiquerons les moyens à oppo-

ser aux ulcères quand nous traiterons des affections de
la conjonctive.

D. *Carie du cartilage.*

La carie du cartilage, qui n'est autre chose qu'un
ulcère de cette partie, est le plus souvent accompagnée
d'un plus ou moins grand nombre d'ulcérations de la
conjonctive. On s'aperçoit de son existence intérieure
à une ou plusieurs taches livides blanchâtres, parsemées de quelques points noirâtres et verdâtres; plus
tard la conjonctive s'ulcère vis-à-vis la tache que la
transparence de la membrane permettait de voir; la
sanie et les débris du cartilage, trouvant une sortie,
s'échappent par suite des mouvemens multipliés du
globe de l'œil. Le contact de l'air agit à cette époque
avec toute l'influence dont il est capable; la carie fait
des ravages, détruit une partie du cartilage, dont le
reste a une nuance jaunâtre, et il a perdu la presque-
totalité de sa vitalité; on le coupe sans que l'animal
en ressente la moindre douleur; les vaisseaux rouges
qui sont assez visibles dans l'état naturel, ne sont plus
apercevables; tout annonce la mort et la destruction.
Cet état de choses est presque toujours accompagné
d'ophthalmie chronique, de rougeur très-intense;
d'autres fois l'œil est pâle, comme je l'ai observé dans
un bœuf.

Il faut chercher les causes de la carie dans la persévérance de l'irritation. La carie est souvent aussi la
suite de l'ulcération de la conjonctive de l'onglet, due
au séjour plus ou moins long, d'un corps étranger appliqué contre une des faces de l'organe, ou plutôt enchâssé dans la portion de membrane muqueuse qui le
couvre.

Le seul moyen à employer pour combattre la carie

du cartilage de la troisième paupière, est l'amputation complète du cartilage et de toutes les parties qui auraient pu participer à ce genre de lésion, soit médiatement soit immédiatement, car il peut arriver que les tissus circonvoisins s'enflamment et deviennent fongueux; si alors on les laissait persister, ils végéteraient et nécessiteraient une nouvelle opération. Les empiriques s'avisent souvent de cautériser les ulcères avec carie, ils ne font qu'aggraver le mal, que le compliquer de nouveaux accidens. Les bords de l'ulcère cautérisé s'enflamment, le fond de la carie s'agrandit, les diverses parties de l'œil sont souvent atteintes par quelques parcelles de cautère potentiel, comme cela est arrivé après l'application des acides, et de la pierre-infernale, de la poudre de Rousseau, du sulfate de cuivre. Cependant j'ai vu une fois réussir l'application du cautère actuel; à la vérité, la carie n'était que commençante, et n'avait pas encore eu le temps de faire ressentir son influence aux parties adjacentes; d'ailleurs elle s'était propagée de l'extérieur à l'intérieur, et elle n'était pas survenue, comme cela a lieu le plus souvent, à la suite d'une sorte d'abcès qui se forme dans l'intérieur du cartilage, et dont la cicatrisation ne peut jamais avoir lieu sans perte de substance. Ce n'est donc que dans de pareilles circonstances que l'on doit se borner à un moyen aussi simple, autrement on ne ferait qu'aggraver le mal; on ferait souffrir plus long-temps l'animal, sans en retirer aucun avantage.

L'usage du cautère actuel, quoique pouvant devenir un moyen utile, peut aussi être un remède très-pernicieux entre les mains de personnes inhabiles. Pour aller au-devant de tout accident, et pour opérer méthodiquement, on applique sur la surface du bulbe une feuille de papier ou un linge mouillé; on dispose ensuite un entonnoir de carton, que l'on tient de la main gauche à l'aide d'une tige en bois à laquelle il est adapté, tandis que la main droite armée du cautère le porte sur la partie ulcérée, qu'un aide tient fixée avec des pinces à dents de souris ou à rainures très-profondes.

L'ablation de l'onglet, dans le cas de carie, ne diffère du mode indiqué plus haut que parce que, dans une circonstance, il est de toute nécessité d'amputer la totalité du cartilage et des parties ulcérées, afin de prévenir de nouveaux désordres dans les parties restantes et déjà malades, tandis que dans l'autre on n'enlève du corps clignotant que ce qui peut nuire à la vision comme cause mécanique.

Les soins subséquens sont relatifs à l'état de l'animal opéré; s'il y a inflammation aiguë, on a recours aux lotions émollientes, à la diète, au repos continué pendant quelques jours, et ensuite aux collyres astringens ou simplement toniques, à l'eau fraîche avec un cinquième d'eau-de-vie, à l'eau de plantain, etc., quand l'impression de la lumière n'est plus douloureuse à l'œil. Dans ce cas, comme en général dans toutes les maladies d'yeux où il y a inflammation ou seulement apparence, on voile l'œil malade, et l'on évite, autant que possible, un travail forcé.

L'amputation de l'onglet est quelquefois suivie d'accidens graves, tels que le carcinome, comme on en a eu la preuve à l'école de Lyon, d'après le rapport de M. Barthélemy aîné qui en a entretenu ses élèves dans son cours de pathologie externe; l'ophthalmie intense, qui peut se terminer par l'infiltration de la conjonctive, comme j'en ai eu des exemples dans le bœuf; l'exophthalmie, la fistule lacrymale, l'oblitération des points lacrymaux, ou leur diminution de calibre qui

6.

devient la cause d'épiphora, et enfin le gonflement de la caroncule lacrymale.

Le 4 avril 1819 on me présenta une jument de dix à douze ans, qui pleurait depuis quinze à vingt jours : on ne savait à quoi en attribuer la cause ; chaque jour cependant on s'apercevait que l'onglet devenait de plus en plus volumineux. Je soulevai cette partie et j'aperçus les débris d'un épillet de *brome stérile*, implanté dans la face interne de l'organe. Je lavai le mal, couvert de pus et de chassie purulente, avec de l'eau tiède : déjà la conjonctive de la sclérotique et de l'onglet était détruite, et le cartilage paraissait jaunâtre dans le fond de l'ulcère. J'abattis l'animal ; je fis soulever de nouveau l'onglet avec des pinces, et j'appliquai avec toutes les précautions nécessaires un cautère actuel sur l'ulcération ; il se déclara les jours suivans une ophthalmie intense ; l'animal ne pouvait ouvrir les paupières : on me l'amena dans cet état ; je fis faire des lotions émollientes, et je recommandai de voiler l'œil : l'animal guérit sans d'autres soins.

Le 3o mai 182o, je vis une jument poulinière qui avait été frappée, depuis environ un mois, par la pointe d'un soc obtus dans le coin de l'œil. On s'était borné à laver l'œil avec de l'eau fraîche ; l'onglet croissait toujours, l'œil blanchissait ; ce fut alors qu'on se détermina à me consulter. Je nettoyai l'œil, qui était très-chassieux, avec de l'eau tiède ; je saisis ensuite l'onglet avec des pinces, pour l'examiner attentivement. J'aperçus à la face externe, à côté de la partie colorée de la membrane muqueuse, plusieurs points noirâtres et blanchâtres, et je sentis, en comprimant cette partie avec une sonde, une légère fluctuation. Jeune encore, et trop peu éclairé, je différai de porter mon jugement ; je recommandai seulement des lotions astringentes avec de l'eau de plantain et du sulfate de zinc. Le 4 juin, lorsqu'on me ramena le malade, les points noirâtres étaient remplacés par une cavité profonde d'où sortaient encore des débris cartilagineux et de la sanie. Je me déterminai aussitôt à l'extirpation ; j'examinai après l'opération l'organe amputé ; le fond de la carie était noir et sanguinolent, et le reste du cartilage jaunâtre. Je recommandai des lotions émollientes pour les premiers jours, et le collyre avec l'eau de plantain et le sulfate de zinc. Je ne revis l'animal qu'un an après ; il était parfaitement guéri.

Le 10 janvier 1819, un propriétaire me présenta un bœuf dont la troisième paupière, carcinomateuse en partie, était très-volumineuse ; il s'écoulait continuellement un liquide sanieux et puriforme de l'œil ; j'appris que le mal était venu à la suite de l'introduction d'une balle de froment qui s'était placée sous l'onglet et qui y était restée seize jours environ. Certain de la carie du cartilage, j'excisai l'onglet. Le cartilage, dont le commencement de la carie datait de deux mois, était totalement détruit ; la conjonctive du globe, qui était en contact avec la partie cariée, était ulcérée dans une large étendue. Lotions avec un collyre astringent composé d'eau de plantain et d'acétate de plomb. Le lendemain il survint une inflammation intense ; on fit des lotions émollientes, comme je l'avais indiqué en cas d'inflammation, jusqu'au moment où le bœuf ouvrit l'œil. On continua ensuite le même collyre. Le 28, l'ulcère du bulbe persistait ; on usa de la pommade ophthalmique. L'animal guérit radicalement après trois mois ; le traitement n'avait été continué que trente jours.

J'ai vu plusieurs fois des bœufs devenir borgnes par l'usage immodéré des caustiques potentiels. Ils avaient des onglets carcinomateux, fongueux, avec carie de la partie de cartilage restante. Les animaux souffrans devenaient maigres malgré tous les soins et un bon régime. Je n'ai pu décider qu'une seule fois un propriétaire à l'opération. « Mon bœuf, disait-il, n'en verra pas mieux. » J'extirpai les restes carcinomateux et cariés de l'onglet ; l'animal fit après l'opération un très-bon service, et il engraissa beaucoup au bout de quelque temps de bons soins.

L'amputation de l'onglet chez le chien n'est pas d'une assez haute importance pour que je rapporte des observations à cet égard.

Je citerai dans le cours de cet ouvrage plusieurs autres observations qui ont des rapports intimes avec les maladies de la troisième paupière, lorsque je traiterai des diverses lésions qui sont les suites accidentelles de l'amputation de l'onglet.

E. *Renversement de la troisième paupière.*

Cette maladie, que je n'ai jamais vue, est, d'après M. Barthélemy aîné, assez fréquente chez le chien, et difficile à guérir sans en venir à l'ablation de la partie déviée du corps clignotant, qui est toujours gonflé dans ce cas. On peut négliger tous soins subséquens, à moins que l'opération ne soit suivie d'hémorragie ; on l'arrête ou avec des douches ou seulement avec des lotions d'eau froide. Le bord de l'onglet dévié, en irritant l'œil, peut devenir la cause d'ophthalmies assez rebelles. Dans une pareille complication on modère d'abord l'ophthalmie et l'on opère l'ablation ensuite.

CHAPITRE V.

MALADIES DE L'APPAREIL LACRYMAL.

On divise presque toujours ces maladies : on décrit isolément celles de la glande lacrymale, du ruisseau lacrymal, de la caroncule lacrymale, et l'on réunit sous le titre de maladie des voies lacrymales seulement celles des parties qui servent à excréter l'humeur des larmes, le produit de la sécrétion de la conjonctive et celui des follicules ciliaires. Il me semble beaucoup plus naturel de rassembler toutes les lésions de cet appareil, parce que toutes ses parties sont destinées à exercer quelques fonctions qui deviendraient inutiles par l'absence de l'humeur des larmes. Ainsi nous passerons en revue dans ce chapitre les maladies de la glande lacrymale, celles du ruisseau lacrymal, de la caroncule lacrymale, des points et des conduits lacrymaux, du sac lacrymal, celles enfin du canal lacrymal.

1° *Maladies de la glande lacrymale.*

Je ne connais aucune observation qui puisse me donner des notions sur les diverses altérations de la glande lacrymale. Il n'est pas douteux qu'elle ne puisse être, comme toutes les autres parties du corps, blessée, contuse, surtout à la suite des fractures complètes de l'arcade orbitaire, fort rares à la vérité. Son inflammation, ou au moins son excitation, est indubitable, car une infinité de circonstances déterminent une sécrétion abondante de l'humeur des larmes. Combien de fois arrive-t-il que les animaux pleurent sans que les organes excréteurs soient obstrués ou oblitérés. Le larmoiement dans ce cas est donc infailliblement le résultat d'une surabondance de liquide sécrété. Souvent d'ailleurs, on fait cesser un larmoiement interne avec des lotions émollientes, dans un cas d'ophthalmie récente produite par la présence d'un corps étranger introduit sur la conjonctive; sans doute c'est parce que l'action sympathique du médicament atonique s'est fait ressentir sur la glande lacrymale de manière à diminuer son irritation, et par suite sa sécrétion morbifique.

Des recherches ultérieures pourront peut-être nous procurer l'occasion d'observer quelques affections dont cet organe peut-être le siége.

2° *Maladies du ruisseau lacrymal.*

Le ruisseau lacrymal peut être détruit par suite de la déviation des bords des paupières; il est susceptible d'être obstrué, et peut encore devenir ulcéré.

a. *Destruction du ruisseau lacrymal.*

Une grande partie des larmes, à sa sortie des canaux excréteurs de la glande, vient se rendre dans un canal qui résulte de la réunion des ourlets dressés en biseau des deux paupières. Toutes les fois que cette sorte de canal triangulaire est détruite, les larmes doivent nécessairement prendre une autre direction ; aussi voit-on l'épiphora survenir à la suite des renversemens de paupière produits par quelque cause que ce soit; il arrive alors que les larmes, après avoir lubréfié l'œil, venant se rendre sur les bords des paupières pour être conduites vers l'angle nasal, ne trouvent plus d'obstacle à leur dérivation et s'écoulent sur le chanfrein. Cet accident est très-commun chez les jeunes chiens et les jeunes chats affectés de la maladie qui leur est particulière, maladie toujours accompagnée d'un gonflement, et quelquefois d'une infiltration de la conjonctive d'où s'ensuit la déviation des bords des paupières en dehors.

b. *Obstruction du ruisseau lacrymal.*

Le ruisseau lacrymal se trouve souvent obstrué par la matière de la chassie qui, lorsqu'elle n'existe que dans une certaine étendue du canal, provoque la sortie des larmes par l'écartement des bords des paupières, qui est la suite de l'accumulation toujours croissante de la matière sécrétée. L'obstruction a lieu le plus souvent vers l'angle interne des paupières, probablement parce que tous les liquides qui cherchent à gagner les conduits lacrymaux, entraînent la chassie vers cette partie, ou même parce que cette matière puriforme puise ses élémens dans leur substance. L'obstruction du ruisseau lacrymal, qui est un accident extrêmement fréquent, est d'une très-faible importance par elle-même ; elle disparaît le plus souvent sans aucun soin ; les lotions d'eau tiède ou d'eau fraîche suffisent toujours. Il n'en est pas de même de sa cause, qui a une origine plus profonde et que nous étudierons plus tard.

c. *Ulcères du ruisseau lacrymal.*

Les parois du ruisseau lacrymal qui sont formées par la conjonctive, sont les régions de cette membrane les plus exposées à être ulcérées. Nous n'indiquerons ici aucun moyen de guérison, nous entrerons dans tous les détails dont cet objet est susceptible, à l'article Ulcération de la conjonctive.

Les parois de ce conduit sont aussi quelquefois le siége de ces petites tumeurs que les gens de la campagne nomment ardillons et qui sont de vrais furoncles.

3° *Maladies de la caroncule lacrymale.*

Cet organe, qui se trouve placé dans l'angle nasal, est susceptible d'augmenter de volume, soit par suite d'une inflammation aiguë, soit après une inflammation chronique à laquelle succède un accroissement progressif dur et indolent. La caroncule peut devenir fongueuse ; elle peut s'ulcérer ; les petits poils qui existent sur son sommet sont sujets à changer de direction et à prendre un accroissement considérable.

a. *Augmentation de volume de la caroncule.*

L'augmentation de volume de la caroncule lacrymale a reçu le nom d'enchantis, à cause de sa position. 1° Est-elle récente avec inflammation aiguë ? elle dépend en presque-totalité du gonflement de la muqueuse qui recouvre les cryptes de la caroncule ; on lui oppose alors les lotions émollientes, et le plus souvent on en confie la guérison à la nature, ou, dans le cas le plus ordinaire, lors de complication d'ophthalmie, on ne lui donne aucun soin particulier, on cherche uniquement à combattre l'ophthalmie.

2° Le gonflement indolent, qui quelquefois atteint le volume d'une noisette, et communément celui d'un pois, est lent dans sa marche ; la caroncule devient d'abord un peu rouge ; l'animal commence à pleurer ; en augmentant de volume, elle ouvre l'angle interne des paupières, comprime les points lacrymaux, gêne les mouvemens des paupières, et détermine souvent un clignotement et un larmoiement presque continuels.

(91)

Dans le principe on réprime l'accroissement à l'aide
d'astringens toniques; les collyres avec le jus de plantain, l'eau de roses, le sulfate de zinc ou l'acétate de
plomb et l'eau-de-vie, sont souvent efficaces. Si ces
moyens ne suffisent pas, on remplace les collyres par
la pommade ophthalmique mercurielle que nous avons
déjà plusieurs fois eu l'occasion de recommander dans
le cours de cet ouvrage; on l'applique sur la caroncule même avec le bout du doigt ou avec un petit tam-
pon de charpie, que l'on aura d'abord fixé au bout d'un
morceau de bois ou d'un stilet en baleine.

La tumeur de la caroncule, toujours croissante, devient sessile ou pédiculée, suivant les modifications de
la cause qui l'a produite. Dans le premier cas la presque-totalité ou la totalité même de la caroncule s'est
tuméfiée et a grossi sur tous les points en même temps;
dans le second cas au contraire la végétation (car on
peut qualifier ainsi cet accroissement) est sortie d'une
surface peu large qui tantôt est à la partie moyenne de
la caroncule, et tantôt latérale.

Le médecin éclairé n'hésitera pas à se déterminer
sur le remède, et au lieu de pratiquer le plus promptement possible l'amputation, il n'appliquera pas, comme
on le faisait autrefois, des caustiques dont on ne peut
mesurer exactement l'action toujours ou trop faible ou
trop énergique.

Pour agir avec méthode, celui qui opère fera ouvrir les paupières par un aide habile, de manière à
pouvoir apercevoir le mieux possible la conformation
de l'enchantis; s'il est pédiculé, il en fera la ligature
avec un brin de soie, en comprenant le pied dans un
nœud de saignée. Chaque jour on serrera le nœud jusqu'à la chute complète de la tumeur. N'est-il que sessile, le médecin se munira, de la main gauche, d'une

(92)

airigne ou de pinces à dents de souris (pl. v et vii,
fig. 34 et 5o), et de la main droite d'un bistouri en forme
de grattoir (pl. v, fig. 31). Il saisira la tumeur le
plus près possible de la base, et avec le bistouri, qui
lui permettra, par sa forme, de couper la caroncule
sans blesser les autres parties de l'œil, il pratiquera
avec précaution l'amputation, en ayant bien soin de
ne pas intéresser le sac lacrymal, sur lequel repose la
caroncule. Dans le cheval, cette excision peut également
ment se faire avec des ciseaux courbes, mais d'une manière moins avantageuse, en ce qu'il est impossible d'enlever exactement toutes les parties gonflées, qui, le plus
souvent, ont déjà changé de nature.

L'opération est quelquefois suivie d'une inflammation assez forte, ou d'hémorragie chez les sujets vigoureux, dans les chevaux et dans les ânes plus particulièrement. Le bœuf et la vache, chez lesquels la
circulation est moins active, n'ont pas autant à redouter l'hémorragie. Lorsqu'on craint un résultat fâcheux
de l'effusion du sang, on cautérise avec le cautère actuel entouré d'un entonnoir en carton, après avoir couvert l'œil de papier ou de linge mouillé, avec l'attention de ne pas pénétrer jusqu'au sac, accident qu'il
est d'autant plus facile de prévenir que la seule indication, dans cette circonstance, est d'arrêter l'hémorragie et non de détruire une partie nuisible. Dans
le plus grand nombre de cas, on se contente de laver
l'œil opéré avec de l'eau fraîche, et quand l'inflammation subséquente se développe avec trop d'intensité, on a recours aux émolliens; et comme le plus
ordinairement les points lacrymaux sont obstrués par
des matières puriformes, on fait des injections qui deviennent d'un grand secours pour rendre aux larmes
leur cours habituel.

Une cicatrisation solide n'est malheureusement pas toujours la suite de l'amputation, surtout quand elle a été faite avec des ciseaux : il arrive fort souvent, lorsque la tumeur était volumineuse et sessile, qu'il végète de la surface amputée des fongosités. L'usage trop long-temps continué des émolliens en est une des principales causes; les vaisseaux qui la traversent se détendent avec beaucoup plus de facilité. Si la nouvelle excroissance n'est due qu'à un simple relâchement du tissu, on la guérit avec les collyres astringens : ce moyen est insuffisant toutes les fois qu'il s'est développé une nouvelle production; il faut en venir à une seconde opération; elle se pratique ordinairement avec des ciseaux courbes, parce qu'alors l'encanthis n'est jamais aussi volumineux qu'auparavant, quand toutefois on a soin de veiller attentivement aux progrès du mal, que l'on doit réprimer ou réduire le plus promptement possible. Il peut même arriver qu'une seconde opération ne suffise pas, ce qui ne doit point décourager; il faut agir jusqu'à guérison complète, et toujours de la même manière. Comme après l'amputation de l'onglet, on cherche à prévenir les végétations par l'usage des collyres astringens, dont on fait des lotions plusieurs fois le jour.

Toutes les végétations qui surviennent après l'amputation de l'encanthis, ne sont pas toujours chroniques; quelquefois un excès de vitalité en est la seule cause. Il est facile de distinguer cette dernière variété en ce qu'elle est toujours accompagnée d'une ophthalmie aiguë, plus ou moins intense. La saignée et les émolliens sont naturellement indiqués; en effet ils font disparaître en très-peu de temps les bourgeons charnus exubérans.

Le 17 mai 1820, on m'amena une vache pour lui

ôter un fic, qu'elle avait, disait-on, dans l'œil ; ce prétendu fic était un gonflement extrême de la caroncule ; sa sommité était couverte de poils très-longs. J'opérai l'amputation avec le petit bistouri ; je fis faire des lotions de collyre astringent, avec l'eau de plantain et de l'eau végéto-minérale : la bête guérit très-promptement.

Le 9 juin 1821, on m'amena un âne qui, disait-on encore, avait un fic dans le coin de l'œil, ce qui n'était autre chose qu'un encanthis. Je pratiquai l'amputation avec le bistouri ; il survint une hémorragie ; je l'arrêtai avec des lotions de décoction d'écorce de chêne et de l'eau végéto-minérale. Le 15 on me ramena l'animal ; le propriétaire s'était aperçu que la maladie revenait : il y avait ophthalmie intense, et des végétations très-rouges croissaient avec vigueur ; je recommandai des lotions de mauves : la guérison s'opéra peu de temps après.

Le 19 juillet 1822, un propriétaire m'envoya un cheval qui pleurait depuis long-temps, et qui portait dans l'angle nasal de l'œil gauche une tumeur de la grosseur d'une bonne noisette ; c'était un encanthis sessile : je l'amputai avec le bistouri ; il survint une hémorragie assez considérable ; deux heures après l'opération le sang coulait encore. Je fixai de nouveau l'animal et je cautérisai ; aussitôt l'hémorragie s'arrêta ; mais le second jour, il survint une inflammation considérable ; lotions d'eau de mauves. Le 25 on me ramena le malade ; il pleurait abondamment, et jetait par l'œil une quantité considérable de matière puriforme ; je fis des injections avec de l'eau émolliente et je recommandai de les continuer ; quelques jours après l'escarre tomba, et elle fut remplacée par des végétations. Je les excisai avec des ciseaux par deux fois différentes ;

je fis faire des lotions avec de l'eau de plantain et du sulfate de zinc : l'animal guérit radicalement.

Les tumeurs de la caroncule s'observent dans tous les animaux; elles croissent avec beaucoup de promptitude chez le bœuf, et elles y deviennent quelquefois carcinomateuses.

Le 8 octobre 1821, je fus appelé pour visiter un bœuf, qui avait depuis long-temps mal à l'œil droit; en effet il portait sur la caroncule une tumeur pédiculée noirâtre, dont l'origine paraissait ancienne. J'en fis d'abord la ligature; elle tomba au bout de cinq jours, mais elle fut bientôt remplacée par une autre beaucoup plus volumineuse, que j'amputai quelques jours après, avec une partie de la caroncule, à l'aide du bistouri. Je fis faire des lotions d'eau de plantain d'abord, et d'eau fraîche ensuite; l'animal guérit radicalement.

Tout me portait à croire que cette production morbide était carcinomateuse, et que le bœuf était scrophuleux; déjà plusieurs fois on avait extirpé ce qu'on appelle des fics rouges au-dessous du col, vers les ganglions lymphatiques gutturaux, qui étaient encore engorgés à l'époque de l'opération de l'encanthis.

b. *Fongosités de la caroncule.*

Nous nous bornerons à ce qui vient d'être dit à l'égard des fongosités de la caroncule, qui sont presque toujours la suite d'une opération faite incomplètement, ou d'un traitement subséquent mal administré. Ces fongosités peuvent cependant se montrer dans d'autres circonstances, comme je vais en donner la preuve : elles surviennent quelquefois après des contusions de la caroncule, assez fréquentes dans les bœufs et les vaches, qui sont très-sujets aux coups de cornes.

c. Ulcères de la caroncule.

Les ulcères de cette partie n'offrent rien de particulier, si ce n'est que leur accroissement en profondeur peut être suivi de la fistule lacrymale. Ils sont rares sur la caroncule même; ils existent presque toujours au pourtour.

J'ai lu, dans des notes prises aux leçons de M. Barthélemy aîné, que les chevaux blancs devenaient sujets à une tumeur sur la caroncule absolument analogue à celles qu'ils portent autour de l'anus. J'ai eu une seule fois occasion de l'observer sur une jument blanche : la vulve et l'anus étaient entourés de ces tumeurs noirâtres dont plusieurs déjà étaient abcédées ; sa caroncule droite en offrait deux de la grosseur, chacune, d'une graine de gesse odorante, elles étaient indolentes et très-dures.

4° *Maladies des points et des conduits lacrymaux.*

Les points lacrymaux peuvent diminuer de calibre, être obstrués ou oblitérés.

a. *Diminution de calibre des points et des conduits lacrymaux.*

La diminution de calibre des points et des conduits lacrymaux est l'effet du gonflement inflammatoire, soit aigu, soit chronique, de la portion de membrane qui constitue ces parties ; elle est produite aussi par l'augmentation de volume de sa caroncule ou de celui de la troisième paupière.

b. *Obstruction des points et des conduits lacrymaux.*

L'obstruction de ces parties est le plus souvent causée par l'introduction de la matière de la chassie, et, plus rarement, par la présence de corps étrangers que les poils de la caroncule n'auront pu arrêter. Il est facile de désobstruer ces régions des voies lacrymales en faisant des injections, ou même en retirant avec les doigts la portion de chassie qui est introduite et dont l'extrémité exérieure dépasse presque toujours les orifices des conduits. De simples lotions suffisent souvent : si ces moyens ne détruisent pas l'obstruction, on se sert en dernier lieu d'un stylet.

c. *Oblitération des points et des conduits lacrymaux.*

L'oblitération est toujours le résultat d'une cicatrice à la suite de plaies ou d'ulcérations.

Dans ce cas, on doit chercher à faire une ouverture artificielle afin d'établir une nouvelle communication de la face interne des paupières au sac lacrymal, dans les animaux qui en sont pourvus. La perforation des parois du sac lacrymal doit être faite dans la partie la moins épaisse et non dans le lieu de la cicatrice. Pour opérer méthodiquement on se munit d'un bistouri à lame droite et très-étroite (pl. v, fig. 27), et d'un stylet en baleine (pl. v, fig. 40) garni de trois brins de soie. L'animal abattu, un aide, placé derrière la nuque, écarte les deux paupières en évitant de les tirer du côté de l'angle externe. Celui qui opère, muni, de la main gauche, de pinces à dents de souris, saisit l'angle interne, tend autant que possible les tégumens et toutes les parties en général qui recouvrent le sac lacrymal ; puis il plonge son bistouri dans l'angle interne de manière à ouvrir ce sac. Il dépose son bistouri, saisit le stilet et l'introduit dans le canal lacrymal afin de passer un séton qui empêche la cicatrisation du nouveau conduit lacrymal. Tous les jours

7

on remue la mèche de soie, qui est fixée par les deux
extrémités à des anneaux en cuivre très-légers, jusqu'à
ce que l'on soit certain que le conduit artificiel soit
assez large pour livrer un libre passage aux larmes.
La suppuration, qui est une suite naturelle de l'opération, se manifeste le deuxième ou le troisième jour;
elle contribue à affaisser les bords de la plaie : aussi
doit-on la favoriser par les émolliens. Le jour de l'opération on doit nettoyer l'œil, couvert en partie de
sang, avec de l'eau fraîche. Les jours suivans on la
remplace par de l'eau de mauves, dont on continue
l'emploi jusqu'à ce que les symptômes inflammatoires
soient dissipés; alors on fait des lotions avec un mélange d'eau fraîche et d'eau-de-vie, dont on augmente
la dose tous les jours; les bords de la plaie consolidés,
on supprime le séton, et les larmes prennent leur cours
habituel.

L'oblitération des points et des conduits lacrymaux
doit être très-rare, je ne l'ai rencontrée qu'une seule
fois, sur un âne auquel un maréchal avait extirpé la
troisième paupière et la caroncule lacrymale; sans
doute qu'il avait aussi lésé les points lacrymaux, puisqu'ils s'oblitérèrent. Les larmes, depuis l'opération,
coulèrent sur le larmier; elles avaient déjà produit la
chute du poil.

Le 2 août 1821, après beaucoup de prières, je parvins à décider le propriétaire de cet âne à me laisser
opérer; l'oblitération existait depuis trois semaines ou
un mois. J'exécutai le procédé comme je l'ai décrit
plus haut; après vingt jours de soins, je supprimai le
séton, et les larmes reprirent leur cours naturel.

Cette opération est plutôt curieuse qu'utile.

C'est ici le lieu de parler d'un symptôme des diverses maladies d'yeux que nous venons de décrire,

qui a fait le sujet d'un article particulier, dans la plupart des ouvrages sur l'art vétérinaire. L'excitation très-probable de la glande lacrymale, le renversement des bords des paupières, la nullité d'action des points lacrymaux, l'obstruction, l'oblitération et la diminution de calibre des conduits lacrymaux, joints aux diverses lésions du canal lacrymal, sont les causes réunies qui produisent l'épiphora, que l'on ne doit réellement regarder que comme un symptôme de ces maladies, et non comme une maladie particulière. Il ne faut pas croire qu'il faille la réunion de toutes ces causes pour que l'épiphora ait lieu, une seule suffit lorsqu'elle est assez intense ; cependant le larmoiement est toujours plus considérable quand c'est l'oblitération qui agit seule, et il l'est encore davantage quand plusieurs causes agissent ensemble, ce qui est assez fréquent à la suite des ophthalmies aiguës et chroniques, pendant le cours des maladies des jeunes chiens et des jeunes chats.

Je vis, le 18 juillet 1822, un chat de trois mois qui avait un épiphora depuis trois semaines. Les conjonctives des deux yeux, et surtout celles des paupières, étaient tellement tuméfiées, que leur partie moyenne offrait un bourrelet très-volumineux, et que le bord des paupières était dévié en dehors. Les cils et le ruisseau lacrymal étaient couverts de chassie; la caroncule lacrymale était pâle, tuméfiée et parsemée çà et là de vaisseaux rouges assez visibles; les points lacrymaux offraient un très-petit calibre, et encore étaient-ils obstrués par de la chassie, que j'arrachai facilement des conduits avec mes doigts; les larmes sécrétées ne trouvant plus d'obstacles dans les paupières, leur issue naturelle étant interceptée, coulaient à grands flots le long du nez de ce pauvre petit animal, chez qui cette affection n'était que sympathique d'un catarrhe nasal. Parvenu au second degré, la membrane nasale sécrétait en très-grande quantité de la matière, qui, en s'épaississant, obstruait le passage de l'air, de manière à rendre la respiration très-laborieuse. Les bains de vapeurs d'eau de son, un peu animés avec du vin aromatique, suffirent pour soulager le malade au bout de quelques jours.

Je pourrais citer un grand nombre d'observations de cette nature, prises chez les diverses espèces d'animaux domestiques, et surtout chez le chien; mais je crois qu'elles seraient inutiles.

5° *Maladies du sac et du canal lacrymal.*

Les liquides, après avoir franchi les points et les conduits lacrymaux, viennent se rendre dans le sac lacrymal qui leur sert de réservoir, quand ils abondent en trop grande quantité, pour les faire passer ensuite dans le canal lacrymal qui les transmet dans les narines.

Les maladies du sac lacrymal ne sont ordinairement que consécutives; elles sont presque toujours la suite des diverses lésions du canal lacrymal; c'est pour cela que nous avons jugé convenable de réunir l'histoire des maladies du sac et celles du canal dans un même article.

Le sac lacrymal peut être blessé accidentellement, ses parois peuvent s'enflammer et s'ulcérer; ce réservoir peut contenir une plus ou moins grande quantité de liquide d'après une infinité de circonstances que nous indiquerons.

a. *Plaies du sac lacrymal.*

Les plaies du sac lacrymal sont rares, cependant on

en a eu des exemples; je vais en citer un bien remarquable.

Un empirique, pour faire l'extirpation d'un onglet à
un cheval, commença par fendre l'angle interne de
l'œil, la caroncule lacrymale et le sac; il survint après
l'opération une inflammation tellement intense que le
propriétaire, désespérant de la guérison de son animal,
me l'amena le 7 juin 1820. Toutes les parties de l'œil
étaient extrêmement enflammées; larmoiement et chassie abondans. Saignée, lotions émollientes et cataplasmes anodins deux fois le jour.

Le 10, diminution des symptômes inflammatoires;
section de plusieurs lambeaux de la conjonctive et de
tissu cellulaire, qui avaient été laissés par l'instrument
de l'opérateur, sans doute mal acéré, larmoiement purulent abondant; mêmes soins.

Le 15, beaucoup de mieux; larmoiement purulent
existant toujours; lotions d'eau de mauves tiède.
J'examinai attentivement les lésions de l'angle interne,
je m'aperçus que l'incision faite à l'angle des paupières
s'était prolongée jusqu'à travers les parois du sac, dont
la plaie était obstruée par des matières purulentes. Il
existait encore du gonflement dans les diverses parties
de l'œil; je le laissai disparaître avant de tenter la
guérison du sac.

Le 24, disparition presque complète du gonflement;
il ne venait plus de pus du fond de la gaîne de l'onglet,
comme auparavant. Larmoiement toujours persistant.
Je parvenais facilement au fond du sac avec une sonde
d'argent; le canal lacrymal était probablement obstrué. Injections d'eau tiède par l'orifice des narines,
lotions d'eau de sureau.

Je ne revis l'animal que le 15 juillet; il ne lui restait
plus de tous ses maux qu'un léger larmoiement que je

ne pus faire disparaître, et qui sans doute était dû à la diminution de calibre des points et des conduits lacrymaux, et à un léger écartement de la commissure interne des paupières, qui avait persisté par suite de l'opération.

b. *Réplétion du sac lacrymal; de ses causes et de ses suites.*

La réplétion du réservoir lacrymal est fréquente; elle est toujours la suite, ou de la sécrétion abondante de la matière des follicules de Mehibomius, de celle fournie par la conjonctive, de l'obstruction, du rétrécissement, ou de l'oblitération du canal lacrymal. Quand le sac reste long-temps dans un état de plénitude extrême, les parois, les membranes muqueuses, s'enflamment, s'altèrent plus profondément dans la suite, sulcèrent, et finissent même par se trouer. Les parties qui les recouvrent subissent quelquefois le même sort, et l'on voit sortir par une ouverture contre nature une matière hétérogène, qui est le résultat du mélange de l'humeur des larmes altérée, du produit de la sécrétion des glandes folliculaires, de la membrane muqueuse des paupières et de celle qui tapisse le sac lui-même. La réplétion du sac lacrymal ne se termine pas toujours de cette manière; le plus souvent, même chez les grands animaux, le cheval, l'âne, le mulet, le bœuf (1), qui ont la peau épaisse et rude, le bœuf surtout, le liquide accumulé rétrograde, se fraie un passage à travers les conduits et les points lacrymaux, qu'il élargit et qu'il

(1) Quoique le bœuf n'ait pas de sac lacrymal, il n'en est pas moins sujet à la fistule lacrymale. Toutes les fois qu'il sera question de quelque lésion du sac lacrymal chez les diverses espèces d'animaux domestiques, il faudra se rappeler que ces lésions appartiennent, dans le bœuf, aux conduits lacrymaux, qui sont très-dilatés chez cet animal.

détruit souvent par sa propriété irritante; de telle sorte que l'ouverture de la fistule se trouve être entre la paupière et la caroncule lacrymale. Cette perforation morbide, accompagnée de l'écoulement continuel de matière puriforme, qui en est toujours la suite, constitue une nouvelle sorte de fistule lacrymale.

Parmi les causes de la réplétion du sac lacrymal, l'obstruction du canal est le cas le moins grave; elle est l'effet de l'accumulation des matières épaissies sécrétées par les follicules ciliaires et la membrane qui tapisse les divers conduits. C'est ordinairement à la suite des ophthalmies ou des catarrhes du nez que l'on observe cette variété de maladies; les jeunes chevaux, les bœufs de travail, les jeunes chiens et les chats, y sont fréquemment exposés. Le mal est toujours curable quand il est à cet état de simplicité. Les remèdes que l'on oppose aux phlegmasies des membranes muqueuses en général, suffisent souvent pour le faire disparaître. L'abbé Rosier recommande des injections détersives par l'orifice inférieur du canal lacrymal : ce moyen est très-efficace à la vérité, mais il ne doit être employé que lorsque l'obstruction est ancienne et qu'il n'y a plus à redouter les suites de l'irritation que produit le jet de la seringue; son effet n'est avantageux que pour un instant. L'obstruction du canal par des mucosités, n'existe jamais sans le gonflement de la membrane muqueuse qui le précède toujours. Ou ce gonflement est récent, il est alors inflammatoire aigu; ou il date de quelque temps, et il est passé à l'état chronique. Le premier disparaît ordinairement par des bains de vapeur qu'il faut suspendre dès que l'on s'aperçoit d'un peu de mieux, afin d'éviter le gonflement chronique qui ne tarderait pas à survenir. L'expérience journalière prouve aux personnes qui observent avec soin, que les jeunes chevaux gourmeux que l'on affaiblit trop par la diète atonique sont extrêmement sujets au second genre de gonflement : il est d'autant plus à redouter qu'il est trop souvent l'avant-coureur d'une maladie bien plus grave, de la fluxion périodique. Il est facile de distinguer ces deux périodes; dans le premier cas il y a épiphora et rougeur de la membrane nasale et de la conjonctive; dans le second au contraire la pâleur et l'épaississement de ces parties ont remplacé la rougeur; cependant l'épiphora et la chassie continuent. On n'hésite plus alors; on fait des injections à l'aide d'une seringue à canule étroite et courbée (pl. VII, fig. 46), avec de l'eau d'orge et une infusion de fleurs de rosier (1 litre d'eau d'orge, 2 décilitres d'infusion de pétales de roses ou, à défaut, de feuilles de ronces). On renouvelle ces injections deux fois par jour ou trois fois même, selon la gravité du cas. Quelques circonstances m'ont encore assuré de l'efficacité des bains de vapeurs aromatiques, préparés avec des plantes aromatiques et de l'eau. Il ne faut pas s'effrayer du larmoiement qui suit ces bains ou qui est l'effet des injections : ce léger accident est nécessaire pour que l'inflammation chronique passe à l'état aigu et finisse promptement. J'ai fait cesser un grand nombre d'épiphoras anciens par un pareil moyen. Les vapeurs d'acide acétique mises en contact avec la conjonctive et la membrane nasale, m'ont réussi quelquefois, et même dans des circonstances où les vapeurs aromatiques avaient échoué. Cette affection quoiqu'en apparence peu grave et fort simple, résiste souvent à ces moyens, surtout quand les mucosités ont séjourné pendant quelque temps dans le canal. Il ne faut même pas tarder à introduire un stylet en baleine dans le canal pour le désobstruer, après que l'on s'est assuré de l'inefficacité des injections et des bains de vapeur, qui agissent plutôt par sympathie que d'une manière immédiate.

Il est de la plus haute importance de remédier le plus promptement possible à l'épiphora résultant d'une pareille cause et qui accompagne la fluxion intermittente ; car les larmes et la chassie en contact avec le globe ne contribuent pas peu à affaiblir la vitalité du système vasculaire de la conjonctive et des membranes de l'œil même, et à devenir une cause auxiliaire de l'affection.

La membrane muqueuse du canal acquiert quelquefois une telle épaisseur, que la cavité du conduit est totalement pleine. Il est rare que les moyens simples que nous venons d'indiquer réussissent dans ce cas, notamment quand l'épaississement membraneux est le résultat d'une inflammation chronique dont l'origine date de long-temps. Il faut alors chercher à introduire un stylet et un séton, que l'on maintiendra jusqu'à ce que la membrane se soit affaissée.

Il arrive même quelquefois que les parois du canal s'accolent l'une à l'autre dans une étendue variable, de manière que la cavité se trouve détruite totalement : pour guérir le mal il est absolument nécessaire de pratiquer une nouvelle issue, soit dans la même direction que la première, soit dans une direction nouvelle. La difficulté de l'opération dépend de la longueur de la partie oblitérée. Si cette partie existe dans le trajet du canal qui se trouve entouré de parties molles, il est facile de pratiquer une nouvelle issue. Pour y parvenir on introduit par le point lacrymal supérieur, un stylet de baleine (pl. v, fig. 40) ; on l'enfonce jusqu'à ce que l'on éprouve de la résistance ; puis, avec le doigt indicateur, on percute le trajet ordinaire du canal.

Lorsque l'on est averti de la présence de l'extrémité du stylet par le tact, on pratique une contr'ouverture pour extraire l'instrument. Cet instrument entraîne avec lui un cordon composé de deux ou de trois fils de soie, selon l'espèce d'animal; ce cordon aura été préalablement introduit dans un trou oblong qui, comme celui de la tête d'une aiguille à coudre, offre latéralement deux rainures destinées à loger le fil, afin que le stylet puisse franchir librement tous les trajets que la pointe a déjà parcourus.

Le 5 août 1822, on m'amena un âne de 8 à 9 ans; il jetait de l'œil droit une grande quantité de matière puriforme qui refluait du sac lacrymal, et qui avait déjà excorié l'angle interne de l'œil. Je fis pendant plusieurs jours des injections par l'orifice inférieur du canal, qui n'eurent aucun succès notable. Je me décidai, le 12, à passer un séton à l'aide du stylet en baleine; l'animal couché, je présentai l'extrémité du stylet à l'orifice du conduit lacrymal supérieur; je l'enfonçai avec précaution jusqu'au fond du réservoir: là j'éprouvai de la résistance, que j'eus cependant peu de peine à vaincre; le stylet suivit le trajet du canal et parvint avec facilité jusqu'à l'orifice inférieur. Je laissai le séton vingt-cinq jours. Les larmes reprirent leur cours, mais non pas d'une manière complète; l'animal resta chassieux malgré les lotions d'eau fraîche et les injections, qui alors parvenaient facilement jusqu'à l'œil.

Le 25 janvier 1819, je vis une jument que l'on avait déjà traitée comme morveuse; elle jetait abondamment des deux narines et pleurait de l'œil gauche. Un empirique avait cru voir dans l'orifice inférieur du canal lacrymal de ce côté, un chancre; il le cautérisa avec un fer rouge. Douze à treize jours après l'opération, l'escarre, qui était très-épaisse, tomba; le canal, atteint par le cautère dans une étendue d'environ deux lignes, s'oblitéra. Avant d'entreprendre la guérison du catarrhe pulmonaire chronique, qui était la seule cause du jetage, je rétablis la communication du conduit excréteur des larmes avec les narines : j'introduisis par le point lacrymal supérieur le stylet de baleine, je parvins sans difficulté jusqu'à la distance d'environ deux centimètres de l'orifice oblitéré. Par l'introduction de l'index gauche je sentis l'extrémité du stylet que je fis sortir en faisant une contr'ouverture avec des ciseaux courbes à la portion de la paroi du canal que l'extrémité du stylet rendait saillante. Je laissai le séton quinze jours : l'épiphora guérit, ainsi que le catarrhe pulmonaire.

Il peut arriver aussi que le canal ne soit oblitéré que dans une faible partie de son trajet osseux, ce qu'il est d'ailleurs très-facile de déterminer en introduisant successivement par les deux orifices un stylet. On tente alors la perforation de la portion oblitérée. Si la résistance de la baleine est insuffisante pour vaincre l'obstacle que lui oppose souvent une fongosité survenue à la suite d'un coup porté sur la direction du canal osseux, on remplace le stylet de baleine par un fil d'argent ou de cuivre. On termine l'opération en passant la mèche d'un séton, comme on l'a déjà indiqué, à l'aide d'un stylet de baleine. Ce moyen que je conseille sans m'en être servi avec avantage peut cependant réussir. Je l'ai employé sur un bœuf affecté d'un suros ; mais le séton n'a pas été plus tôt enlevé que le canal s'est oblitéré de nouveau.

L'ulcération de la membrane du canal peut exister, précéder les lésions des parties osseuses et devenir encore une cause de la réplétion du sac lacrymal et, par suite, de la fistule lacrymale. Je n'en ai pas d'exemple à citer, mais M. *Girard* nous l'a indiquée comme telle dans son cours de pathologie externe. D'après ce célèbre vétérinaire, cette ulcération est causée par le séjour des larmes dans les conduits excréteurs, et peut être suivie de la carie des os, de leur perforation, et de la carie des racines des dents mêmes. J'ai observé ce dernier accident sur un cheval, mais la cause de la fistule, ou plutôt du regorgement des liquides accumulés dans le sac lacrymal par les conduits lacrymaux ulcérés, tenait uniquement à l'oblitération du canal produite par le gonflement de l'os.

Les tumeurs osseuses peuvent donc devenir la cause de l'oblitération du canal lacrymal, et par conséquent de la fistule lacrymale. Des coups portés sur le trajet de ce canal déterminent facilement le gonflement des lames de l'os et des cloisons sous-jacentes; les parois du canal osseux s'épaississent, la cavité diminue de capacité, et bientôt le conduit n'existe plus. Si cet état de choses était stable on pourrait encore tenter l'introduction d'un stylet, et c'est même ce que l'on doit faire avant de laisser croître le mal jusqu'à son dernier période, c'est-à-dire jusqu'à la dégénérescence complète du canal, parce qu'alors il existe encore quelques vestiges du conduit qui peut guider l'opérateur. Cette précaution à la vérité deviendrait inutile dans beaucoup de circonstances. Chez le bœuf, par exemple, où les tumeurs osseuses de la face acquièrent, en très-peu de temps, un volume considérable, à quoi servirait une pareille opération? à faire naître quelques nouveaux accidens. Il serait préférable dans de pareils cas d'extirper les tumeurs et d'établir une communication du canal avec les fosses nasales, comme je l'ai plusieurs fois pratiqué, à la vérité sans succès, mais peut-être parce que j'ai négligé d'introduire un canal artificiel, une canule qui aurait établi un libre cours entre la portion restante du canal et les fosses nasales. Cette opération, pratiquée chez les animaux, n'offre de l'intérêt que parce qu'elle est curieuse. Malgré tous les soins imaginables la nouvelle route se fermait, le canal se remplissait promptement de fongosités, la fistule se renouvelait. Cette sorte d'oblitération est toujours funeste; elle devient souvent la cause de nouveaux accidens produits par l'accumulation des liquides dans la portion restante du canal et dans les conduits, comme de la carie, des ulcérations de la membrane muqueuse, du développement de nouvelles exostoses à côté de l'emplacement de celles que l'on vient d'extirper, etc. Ce qu'il y a de moins incertain dans ce cas, c'est d'ouvrir le conduit lacrymal dans sa partie la plus déclive; on cherche ensuite, à l'aide d'un cautère actuel, à enflammer les membranes muqueuses de l'orifice supérieur du canal, de manière à oblitérer la cavité. On entretient ensuite la fistule artificielle au moyen d'un séton, qu'on laisse jusqu'à ce que les bords de la fistule soient bien consolidés, et surtout que l'oblitération du canal soit complète. La fistule artificielle est loin d'être aussi préjudiciable que l'accumulation des liquides purulens dans le canal oblitéré; elle prévient un grand nombre d'accidens, parmi lesquels je citerai la rétrogradation des fluides accumulés dans le sac ou dans les conduits, par les points lacrymaux qui auraient pu s'ulcérer; l'inflammation et l'ulcération de la membrane du réservoir ou des conduits, la désorganisation de leurs parois, la carie des os, etc., etc. Enfin elle empêche que le globe soit constamment baigné par une masse de liquide d'une nature hétérogène et irritante, qui ne pourrait qu'altérer sa santé et même celle de ses parties conservatrices, comme on en a des exemples.

Le 27 mai 1819, je vis dans une ferme un mulet de trois semaines qui avait la jambe gauche totalement enflammée par suite d'une percussion exercée par sa mère pendant qu'il était couché entre ses jambes. Je recommandai de faire des lotions émollientes.

Le 2 juin, l'inflammation avait presque totalement disparu, mais il restait encore un gonflement adhérent à l'os du canon. Tout en examinant marcher le petit animal, je m'aperçus d'une déviation notable à droite des parties inférieures de la tête, et d'un gonflement assez considérable sur le trajet du canal lacrymal gauche. Déjà l'animal commencait à pleurer : frictions d'onguent mercuriel mitigé avec de l'axonge, pendant six jours. Le 18 juin, diminution de l'os du métacarpe ; stabilité de l'exostose de la mâchoire ; gonflement du sac lacrymal ; épiphora.

Je n'eus occasion de revoir ce mulet qu'au mois de mai 1820, lorsque je fus visiter les animaux de la ferme ; il restait encore des vestiges des deux exostoses ; la mâchoire était redressée ; un larmoiement abondant continuait ; il y avait ulcération visible des points lacrymaux et de la conjonctive de la commissure des paupières. J'essayai en vain d'introduire un stylet dans le canal lacrymal ; il y avait oblitération. J'appliquai le feu par contact médiat sur les deux tumeurs. Au mois de mai 1821, le larmoiement persistait encore. Dans l'intervalle de l'année qui venait de s'écouler, le mulet avait plusieurs fois eu l'œil rouge et trouble, d'après le rapport du propriétaire. Les paupières étaient déjà tuméfiées ; le bulbe avait diminué sensiblement de volume. Je recommandai les lotions d'eau fraîche très-souvent réitérées ; je plaçai un cautère à la base et à la face postérieure de l'oreille ; enfin j'ouvris le sac lacrymal, je cautérisai l'extrémité supérieure du canal, et je passai un séton, pour établir la communication de la face intérieure de la conjonctive avec la face extérieure, par les points lacrymaux, dont chacune donnait passage à un fil de lin de la grosseur d'une broche à tricoter. La mèche du séton tomba au bout de 25 jours, mais la fistule artificielle du réservoir lacrymal persista au moins six mois. L'œil ne se troubla plus. Le cautère tomba spontanément. Les exostoses n'étaient pas totalement dissipées. L'animal fut vendu dans cet état.

D'après tout ce qui vient d'être dit , il n'est guère possible de procurer une route artificielle qui puisse persister après l'extirpation des exostoses ou la destruction de la carie. D'ailleurs l'oblitération ne peutelle pas être causée par les diverses productions morbides qui entourent les parties cariées des os, comme le prouve l'observation douzième ? A la vérité, chez cet animal, les larmes prirent une nouvelle route ; le larmoiement disparut lorsque la carie eut cessé ses ravages, mais aussi après la chute d'une dent molaire, probablement que le canal est venu s'ouvrir dans l'alvéole de cette dent. Il ne faut pas conclure pour cela qu'il soit possible de faire persister une issue artificielle, à moins que toutes les parties interposées entre le canal et les narines soient détruites ; car il est très-probable que si la carie n'eût pas produit la destruction des lames osseuses, et celle de l'alvéole même, les larmes ne se seraient pas frayé une issue par un conduit que l'on aurait pratiqué du canal aux narines à l'aide d'instrumens perforans. Cette issue, dans quelques jours, aurait été oblitérée par le développement de fongosités ou d'exostoses. C'est du moins ce que j'ai observé dans plusieurs animaux.

M. Barthélemy aîné, dont je me féliciterai toujours d'avoir été l'élève, met au nombre des causes de l'oblitération du canal lacrymal les polypes et les fractures. Dans le premier cas il conseille l'extirpation quand elle est possible ; et dans le second la réduction de la fracture, c'est-à-dire le replacement naturel des parties fracturées.

Le même professeur conseille encore, dans le cas d'oblitération complète du canal lacrymal, de frayer un passage artificiel aux larmes dans les narines, en traversant l'os lacrymal à sa partie inférieure et le canal osseux qui rampe dans le grand sus-maxillaire, à l'aide d'une vrille ou d'un trépan : l'opération n'est pas difficile, mais les suites doivent en être plus chanceuses. J'ai pratiqué de pareilles perforations dans le bœuf ; j'ai toujours échoué ; l'ouverture se refermait dans très-peu de temps : il faudrait, comme je l'ai dit plus haut, pouvoir maintenir un corps étranger creux, une canule, par exemple, qui empêchât l'issue de s'oblitérer. La chose est encore possible, mais je pense qu'il est d'une difficulté insurmontable de faire servir cette canule à l'écoulement des larmes ; elle ne serait pas plus tôt introduite, que des boursoufflemens, des végétations, viendraient la déplacer ou obstruer ses ouvertures. Il est donc plus prudent, selon moi, de renoncer à ce procédé, qui est d'ailleurs beaucoup plus nuisible qu'utile. Les bœufs sur lesquels j'ai essayé cette sorte d'opération, même sans l'introduction de la canule, qui aurait encore aggravé le mal, sont restés long-temps malades ; un d'eux même n'a pas guéri radicalement ; ses cornets sont devenus si volumineux qu'il ne pouvait respirer que d'une narine. Le propriétaire a été contraint de le vendre pour la boucherie dans un état de maigreur, tandis que probablement il l'aurait engraissé si je me fusse borné à la simple extirpation de l'exostose. Je préfère l'opération de la fistule lacrymale artificielle à la perforation du canal aux narines, parce qu'elle va au-devant de tous les accidens qui suivent l'oblitération du canal, autant que pourrait le faire la perforation.

c. *Inflammation de la membrane muqueuse du sac et du canal lacrymal.*

L'inflammation aiguë et chronique de la membrane muqueuse du sac et du canal lacrymal n'offre rien de particulier. Nous en avons traité assez longuement dans l'article précédent pour que nous puissions nous dispenser d'y revenir.

d. *Ulcération du sac lacrymal, et de ses suites. (Fistule lacrymale.)*

La membrane interne du sac lacrymal est, comme celle du canal, susceptible de s'ulcérer par la compression et l'irritation produite par les liquides dont il est distendu. Cette sorte de lésion s'observe surtout chez les chiens qu'un entier abandon a laissé ronger par les dartres ou par la gale ; chez les chevaux morveux et farcineux, dans lesquels la membrane du canal lacrymal a participé de l'affection de la muqueuse du nez. Les liquides qui, dans le principe, refluent du sac lacrymal et coulent le long des larmiers, corrodent cette partie, usent l'angle interne des paupières et amincissent, par cette faculté destructive, les parois du sac. La compression exercée par les liquides internes se continuant toujours, l'ulcération de la membrane muqueuse a lieu, le sac se rompt et laisse écouler un liquide sanieux blanchâtre et grumeleux. Si l'on abandonne l'animal dans un tel état, l'écoulement persiste,

8

(114)

les yeux deviennent chassieux, l'ouverture du sac s'agrandit, les bords de la plaie se tuméfient et se durcissent. Cette série de symptômes constitue une vraie fistule lacrymale; car il en existe une autre, qui consiste dans l'ulcération de la paroi du sac correspondant aux conduits lacrymaux; c'est la plus ordinaire chez les grands animaux. Cette fistule n'est le plus souvent que les points et les conduits lacrymaux élargis et ulcérés. Ces deux variétés reconnaissent les mêmes causes.

Pour faire d'une manière complète l'histoire de la fistule lacrymale, nous serions obligés de répéter ce que nous avons déjà dit à l'article Réplétion du sac : nous ne rappellerons ici que les maladies du canal, comme causes seulement, sans entrer dans de nouveaux détails.

Toutes les fois qu'il y a fistule, on doit soupçonner, avec plus ou moins de probabilité, un état morbide général de la membrane du sac, ou de celle des conduits. Chez le bœuf, ou elle est épaissie, ou elle est ulcérée dans plusieurs points, ou elle est fongueuse. C'est pour cela qu'il ne suffit pas toujours de donner un libre cours aux larmes, en détruisant l'obstacle qui existe dans le canal, pour guérir la fistule ; il faut encore remédier le sac lui-même. C'est à quoi il est le plus souvent impossible de parvenir sans l'ouvrir dans une assez grande étendue. En général, quand on aura une fistule à combattre, on tentera l'introduction du stylet simplement, et les injections d'usage, comme moyens désobstruans; et dans le cas de non réussite ou de complications graves évidentes, on en viendra à l'opération de la fistule lacrymale, afin de pouvoir appliquer immédiatement des médicamens sur les parois du sac ou des conduits.

La fistule existe-t-elle sans lésion grave du sac, on se contente de détruire l'obstacle qui intercepte le cours des larmes, au moyen du stylet et des injections. Si le larmoiement récidive on aura lieu de soupçonner un mal plus grave, un épaississement de la membrane muqueuse ; on renouvelle alors les injections, on les rend stimulantes, détersives ; on lotionne fréquemment l'angle interne avec des collyres astringens. La cause de la fistule est-elle une sécrétion abondante des mucus des follicules de Méhibomius et de la conjonctive, on cherche à la détruire par des moyens que nous indiquerons. Enfin la fistule sans perforation du sac résiste-t-elle à ces moyens simples, ou existe-t-il une vraie fistule, on se détermine le plus tôt possible à ouvrir le sac pour remédier aux lésions de la membrane, dont les plus ordinaires sont l'épaississement chronique, les fongosités et les ulcérations. Le feu, la pierre infernale, et les divers caustiques sont les moyens que l'on a à sa disposition pour changer l'état morbide, en excitant ou en détruisant même certaines parties du sac qui nuisent à l'exercice libre de ses fonctions.

L'opération de la fistule lacrymale se pratique rarement chez les animaux ; ce n'est pas parce qu'il y a peu de cas qui l'exigeraient, mais bien parce que les vétérinaires en rencontrent rarement. Nous allons en décrire le procédé, tel que nous l'avons mis en pratique : nous supposerons le cas maladif le plus simple ; une fistule *interne* (c'est ainsi que l'on peut désigner la variété qui a son siége dans la paroi du sac qui correspond aux conduits lacrymaux), avec ulcères et épaississement de la membrane muqueuse, dont la cause première a été la sécrétion purulente des follicules ciliaires, et de la conjonctive : les instrumens nécessaires sont : un bistouri à lame étroite, un stylet en baleine

enduit de suif, de la grosseur d'environ un ré de vio-
lon, obtus à une de ses extrémités et garni de l'autre
d'un cordon composé de deux à trois brins de soie,
fixés de manière que le stylet ne soit pas plus volumineux à cette extrémité qu'à son milieu; j'ai déjà indiqué cette disposition. L'animal jeté par terre (je
suppose que c'est un cheval), on dispose la tête de
manière que le nez soit plus élevé que la nuque ; un
aide, placé derrière les oreilles, ferme les paupières et
les tire vers l'angle temporal, en exerçant une compression de dedans en dehors , de manière que la peau
de l'angle nasal soit très-tendue; l'opérateur, armé du
bistouri de la main droite, contribue autant que possible à tendre la peau qu'il doit exciser avec le pouce
et l'index de la main gauche, et tenant le bistouri
comme une plume à écrire, il l'enfonce immédiatement
au-dessous de la peau qui recouvre le tendon du muscle orbiculaire des paupières qui s'attache au tubercule
lacrymal; il pénètre dans le soc, et, faisant exécuter un
mouvement de flexion à ses doigts, qui maintiennent le
bistouri, il fait une incision d'un centimètre environ,
dans la direction d'une ligne qui avec le tendon forme-
rait un angle de quarante-cinq à cinquante degrés, ligne qui se trouve verticale quand l'animal est levé; il
arrive ainsi à l'orifice supérieur du canal osseux; il saisit
ensuite le stylet qu'il introduit dans le canal jusqu'à ce
qu'il sorte par la narine, puis le tirant, il passe la
mèche du séton dont on fixe l'extrémité supérieure à
un anneau de fil de fer d'un centimètre de diamètre
environ, et l'extrémité inférieure à un anneau semblable, mais coupé dans une partie de sa circonférence.
La solution de continuité est destinée à laisser passer la
mèche du séton, que l'on entortille autour du fil de
fer qui forme l'anneau, jusqu'à ce que la longueur des

brins de soie ou de fil n'ait plus que celle du canal; on termine par fixer la mèche à l'anneau, en rapprochant ses deux bouts, de manière à ce que les fils ne puissent passer. Veut-on allonger le séton, on ouvre l'anneau et on détortille les fils. (*Voyez* pl. 11, fig. 9 et 10.)

Le mode opératoire est le même pour tous les animaux; seulement on proportionne l'ouverture du sac et la grosseur du stylet à la taille de l'animal; on ouvre les conduits lacrymaux chez le bœuf.

Les soins subséquens se bornent à des injections, à des lotions d'eau fraîche ou de collyre astringent, qui sont des auxiliaires des moyens principaux que nous avons indiqués. En général il faut toujours détruire l'affection qui est la cause première du mal. On supprime le séton dès que l'on pense que le canal lacrymal est désobstrué et que la cause présumée a cessé.

Je n'ai jamais vu de vraie fistule dans les grands animaux domestiques, mais ils ne sont pas exempts de la fistule interne; le bœuf surtout et l'âne : le chien est peut-être le seul animal qui soit sujet à la première de ces maladies.

Le procédé que je viens d'indiquer est susceptible de quelques modifications suivant la cause productrice de la fistule.

Lorsque l'on présume qu'elle est occasionnée par l'oblitération, par un gonflement fongueux de la membrane du canal, on pratique l'opération de la même manière que dans le cas d'une simple obstruction ; seulement il peut arriver que la baleine ne soit pas assez résistante; on se sert alors d'un fil de laiton pour vaincre l'obstacle.

Si l'oblitération provient d'un gonflement de l'os, on peut encore tenter l'opération dans le principe du mal en essayant de franchir l'obstacle, qui peut être alors borné à un court trajet, ou qui même ne remplit pas totalement la cavité du canal; j'en citerai un exemple.

Le 13 juillet 1822 on me consulta pour une mule de trois ans qui portait sur le trajet du canal lacrymal gauche une tumeur osseuse d'une origine récente. La mule pleurait abondamment de l'œil du même côté; déjà les points lacrymaux étaient ulcérés ; l'œil tous les matins était extrêmement sale. Un catarrhe nasal compliquait l'accident; les ganglions lymphatiques sous-linguaux étaient engorgés et très-volumineux. La tumeur osseuse était chaude, on en ignorait la cause certaine; mais je pensais que la bête avait reçu un coup de pied, quoiqu'il n'en fût resté aucun indice. Je passai d'abord un séton au poitrail de la bête, et je cherchai ensuite à déterminer quelle était la nature de l'obstacle à l'écoulement des larmes. J'introduisis un stylet de baleine par l'orifice inférieur du canal; je rencontrai vers le milieu du trajet un peu de résistance. Je retirai mon instrument et je l'introduisis de nouveau par l'orifice supérieur : je parvins avec très-peu de difficulté jusque dans les narines; je passai deux brins de soie dans la fenêtre du stylet, puis je le tirai par la narine. Je recommandai de faire mouvoir les fils deux à trois fois le jour, et de laver l'œil avec de l'eau fraîche. On onctionna une fois le jour la tumeur avec de l'onguent de laurier pendant une semaine, et ensuite avec de l'onguent mercuriel étendu dans six fois son poids d'axonge. La tumeur disparut après deux mois de soins; le larmoiement dura aussi long-temps. Je ne prétends pas avoir guéri la cause de la fistule, mais je suis persuadé que j'ai prévenu une oblitération inévitable, vu la durée de la tumeur osseuse qui existait déjà depuis un mois. Je pense aussi que la présence des brins de soie aurait été insuffisante pour empêcher l'oblitération, si la tumeur osseuse, au lieu de se dissiper, eût augmenté de volume. Si l'oblitération devient complète et étendue, il faut se contenter de pratiquer une ouverture artificielle aux larmes en ouvrant la partie inférieure du sac lacrymal, ou avec un bistouri, ou avec un cautère, qui a le double avantage d'ouvrir le sac et de favoriser l'oblitération de l'orifice supérieur du canal. Si l'ouverture simple ne suffit pas, on passe une mèche de séton de quatre fils cirés, qui traverse les conduits lacrymaux, à l'aide d'une aiguille ronde et courbe, un peu obtuse à sa pointe (pl. v, fig. 39). Le frottement continuel du corps étranger ne tarde pas à durcir les bords de la plaie et à favoriser la formation d'une issue artificielle, qui est entretenue par le passage continuel des larmes. J'ai pratiqué plusieurs fois cette opération sur des bœufs auxquels j'avais extirpé des tumeurs osseuses sur la face. Je vais en rapporter un exemple assez remarquable.

Le 23 février 1822, on m'appela pour visiter un veau de deux ans qui portait depuis six mois une exostose très-volumineuse sur le trajet du canal lacrymal gauche. Il pleurait depuis un mois et demi ou deux mois. Déjà la caroncule et la troisième paupière augmentaient de volume, et l'angle interne de l'œil était excorié. J'enlevai la tumeur osseuse, et le canal lacrymal fut détruit. Pour prévenir les suites fâcheuses qui auraient pu résulter de l'accumulation des matières sécrétées dans la portion du canal qui restait, je pratiquai, comme je l'ai dit ailleurs, une fistule artificielle qui servit par la suite de canal excréteur aux larmes. L'orifice supérieur du canal s'oblitéra complé-

tement, même avant la cicatrisation de la partie inférieure du canal simple, qui avait été coupé lors de
l'opération. J'attribue même à cette circonstance la
prompte oblitération de l'orifice supérieur, qui ne fut
pas empêchée par la présence des liquides qui auraient
été renfermés dans la cavité du canal. On vendit l'animal; l'acheteur ne s'aperçut en aucune manière de
l'ouverture artificielle, que le propriétaire avait le soin
de nettoyer exactement et souvent.

La carie complique quelquefois la fistule lacrymale;
elle peut affecter tous les os qui se trouvent sur le trajet du canal. Elle est le plus ordinairement la suite de
contusions; elle survient aussi souvent après l'ablation
mal conduite des carcinomes dans les bœufs. Le remède le plus efficace est de détruire la partie lésée par
tous les moyens connus en médecine; le plus sûr est
l'usage du cautère actuel.

Les animaux opérés de la fistule, et particulièrement
le chien, cherchent constamment à se frotter les yeux.
Le bœuf est l'animal le plus docile à cet égard; il est
même rare qu'il cherche à se débarrasser du séton que
son état aura exigé.

Les chevaux, et les animaux du même genre, veulent
des précautions particulières. Pour empêcher qu'ils
ne se frottent on les attache à un anneau fixé au plafond de l'écurie, au moyen d'un licol de chien, dont
la longe part de la partie du collier qui passe au-dessus de la crinière. De cette manière l'animal ne peut se
frotter contre un corps étranger, pourvu toutefois encore que l'on ait eu le soin de placer l'anneau au milieu du plafond et que la longe ne soit pas assez longue
pour lui permettre d'atteindre les murs environnans.
La nuit on lâche la longe, mais seulement pour qu'il

puisse se coucher facilement. Aucun moyen ne peut maintenir le chien, si ce n'est la fixation d'une manière immuable des quatre membres. Mais peut-on retenir un animal ainsi attaché pendant un ou deux mois? On est forcé d'abandonner l'opération aux divers accidens qui peuvent survenir. Tous les bandages sont insuffisans.

J'avais chez moi un jeune chien de chasse de huit mois qui fut égratigné par un chat dans l'angle interne gauche; pendant que la cicatrisation de la légère blessure s'achevait, le jeune chien fut atteint de la maladie; les yeux devinrent chassieux et larmoyans, les narines se remplirent de mucus épais. Après quinze jours de soins, un abcès s'ouvrit vers l'angle interne et laissa écouler de la matière analogue à celle qui inondait le bulbe. J'introduisis une sonde pour déterminer exactement la direction du foyer, et je reconnus une fistule. La diminution sensible de la matière purulente à la face interne des paupières ne me laissait aucun doute sur l'existence de cette maladie. L'animal m'appartenait, je n'avais pas à combattre une indécision, ni un refus, comme cela arrive souvent lorsque les vétérinaires proposent des opérations qui sont inconnues aux propriétaires. J'agrandis l'ouverture de la fistule; je fis des injections avec du vin tiède, et j'introduisis un petit stylet de balcine dans le canal, puis un séton que je fixai supérieurement et inférieurement à des anneaux, comme je l'ai indiqué. Je recouvris le tout d'un bandage oblique que j'essayai de maintenir avec une sorte de licol; mais mon chien ne le garda que quelques heures, et le troisième jour il enleva le séton. Il guérit malgré tous ces accidens; la fistule se referma; cependant il eut toujours l'œil larmoyant.

Il n'est guère possible de réussir si l'on n'a pas sous les yeux les sujets malades pendant les premiers jours qui suivent l'opération; les vétérinaires doivent à cet égard prendre toute les précautions nécessaires.

DEUXIÈME DIVISION.

MALADIES DES PARTIES ESSENTIELLES.

CHAPITRE PREMIER.

DES MALADIES DE LA CONJONCTIVE.

D'APRÈS la disposition de la conjonctive, les affections de cette membrane devraient être traitées isolément, parce qu'une de ces parties tapisse la face interne des paupières et n'est pas indispensable pour l'exercice de la vue, et que l'autre couvre la surface antérieure du globe et devient partie essentielle dans toute l'étendue de la cornée lucide ; mais comme les affections de la conjonctive ne se compliquent que trop souvent de celles de quelques parties du globe, nous nous sommes décidés à décrire, dans ce chapitre, les diverses lésions dont elle peut être le siége. La plupart d'entre elles sont communes à toutes les régions de la membrane, telles que l'ophthalmie, les ulcérations, l'infiltration, les fongosités, les varices, tandis que d'autres sont particulières à la région qui recouvre le globe de l'œil, comme les nuages, les leucomes, etc., et qu'il y en a enfin qui sont communes à la conjonctive et à la cornée ou à la sclérotique ; ce sont le staphylôme, certains ulcères, les diverses plaies, la fluxion intermittente, l'ophthalmie générale, le carcinome, l'exophthalmie, l'hydrophthalmie. Il existe

aussi des lésions de la conjonctive auxquelles participent les parties accessoires, mais elles ne sont pas aussi
importantes à connaître, ses affections le sont davantage. Elles dérivent la plupart des causes de la cécité,
elles précèdent ou accompagnent presque sans excep-
tion tous les cas graves. Cette membrane peut s'enflammer de diverses manières, s'infiltrer, s'ulcérer, se
perforer, s'obscurir dans les régions où elle donne
passage aux rayons lumineux; elle peut devenir la
source d'une sécrétion puriforme; elle n'est pas plus
exempte des diverses espèces de plaies que les autres
parties du corps; souvent aussi il s'élève de la surface
des fongosités de diverses formes, etc., etc.

A. *Inflammation de la conjonctive.* (*Ophthalmie externe.*)

L'ophthalmie est dans la pathologie de l'œil ce que
la conjonctive est dans son anatomie; elle forme, comme
le dit M. le professeur Richerand dans sa *Nosographie
chirurgicale,* entre l'œil et les parties adjacentes une
liaison pathologique analogue à l'union anatomique
qu'établit la conjonctive. Cette maladie est celle qui
s'observe le plus souvent chez les animaux; elle précède ou accompagne presque toutes les maladies des
yeux; les exemples du contraire sont fort rares.

L'inflammation de la conjonctive existe souvent simultanément avec celle du bulbe de l'œil; c'est ce qui
a le plus ordinairement lieu dans le cas d'ophthalmie
intermittente, ou à la suite de contusions intenses, de
piqûres, etc. Comme les lésions les plus graves qui en
résultent appartiennent au bulbe lui-même, nous ré-
serverons cette sorte d'ophthalmie, que nous nom-
merons *interne,* pour être décrite à l'article des maladies du bulbe.

Avant d'entrer dans aucun détail il est de toute

nécessité, pour établir la base d'un traitement méthodique, de faire deux grandes divisions, lesquelles in-
diqueront deux périodes très-distinctes de la même maladie; et chacune d'elles exigera des soins particuliers :
nous distinguerons donc dans l'ophthalmie, 1° ce premier état qui est désigné sous la dénomination d'*aigu*,
caractérisé par tous les symptômes de l'inflammation
sanguine, la chaleur, la rougeur, et la douleur; 2° le
second état, qui succède toujours au premier, et que
l'on appelle *chronique*, est indiqué par la dilatation
des vaisseaux sanguins qui reçoivent le liquide qui les
abreuve, sans pouvoir réagir sur ce fluide de manière
à se débarrasser de sa surabondance; la rougeur trom-
peuse qui persiste n'est plus accompagnée de chaleur
ni de douleurs aussi intenses. Ces deux derniers symptômes deviennent quelquefois nuls, et sont remplacés
par une augmentation du volume de la membrane,
dont tous les vaisseaux s'engorgent plutôt qu'ils ne
s'enflamment. Il n'y a qu'un œil exercé qui puisse distinguer la véritable ligne de démarcation de ces deux
périodes de la même maladie; des symptômes trom-
peurs en imposent, on prend l'apparence pour la réalité.
Rien n'est plus ordinaire que de voir succéder à une
ophthalmie aiguë une inflammation chronique; l'expérience démontre même qu'il n'est guère d'inflammations
aiguës de la conjonctive, quelque bien qu'elles aient
été traitées, qui ne laissent de traces de rougeur sans
douleur, en un mot des vestiges d'inflammation chronique. Ce fait bien remarquable dépend de la surabondance du sang qui, en abreuvant le tissu cellulaire de
la conjonctive avec trop d'affluence, en distend les vaisseaux outre mesure, et quelquefois même en occasionne
la rupture. Cet effet est beaucoup plus sensible dans la
conjonctive que dans toutes les autres parties du corps;

cette membrane est excessivement extensible; ses vaisseaux à parois minces perdent promptement leur faculté de réaction. On conçoit, d'après cela, que plus on tardera à donner des soins à une ophthalmie chronique et plus elle sera difficile à faire disparaître; l'atonie s'accroîtra toujours. Les liquides arrivant continuellement, et l'équilibre de la circulation étant rompu, la membrane s'engorgera, s'épaissira et finira même par s'infiltrer; alors elle changera de nuance, la couleur du sang disparaîtra, et sera remplacée par une teinte pâle et livide, et quelquefois jaunâtre.

Cette connaissance des diverses périodes de l'ophthalmie exige l'examen le plus scrupuleux, et ce n'est qu'à force de voir que l'on acquiert le moyen de mesurer justement le degré de l'affection.

Non-seulement les deux espèces d'ophthalmie exigent des médicamens opposés, mais encore les diverses nuances de chaque espèce demandent des soins particuliers; la médication atonique triomphe de l'une, tandis que c'est dans les médicamens excitans en général, et les toniques en particulier, que l'on trouve les moyens de combattre l'autre avec efficacité. Il est donc impossible de statuer d'une manière précise sur la dose des diverses substances à employer pour la confection des remèdes ophthalmiques, et de prononcer sur la durée du traitement; tout est relatif à l'état actuel de la maladie; cependant nous tâcherons de poser des limites, à la vérité variables, mais du moins approximatives, fondées sur des principes généraux que le médecin modifiera à son gré, et selon la diversité infinie de circonstances qui accompagnent les maladies optiques.

La division naturelle en ophthalmie aiguë et en ophthalmie chronique est applicable à toutes les variétés, et le traitement fondamental est toujours le même pour toutes les espèces, à quelques modifications près. Je terminerai ici ces considérations générales, pour m'étendre davantage sur chaque espèce et sur chaque variété.

L'ophthalmie idiopathique est ou aiguë ou chronique, selon l'époque plus où moins éloignée de l'action de la cause. Elle n'existe pas toujours avec la même gravité; tantôt elle est légère, tantôt modérée, et dans d'autres circonstances elle devient intense. L'ophthalmie aiguë précède le plus souvent l'ophthalmie chronique; cependant l'ophthalmie chronique commence quelquefois la série des accidens qui surviennent à la conjonctive.

Nous étudierons d'abord l'ophthalmie dans son plus grand état de simplicité; nous la supposerons récente et produite par une cause occasionnelle, agissant sur un animal sain d'ailleurs.

Le 26 juillet 1822, un cheval ayant fort chaud fut conduit dans une écurie froide, exposé à un courant d'air qui se dirigeait du nord au midi. Douze heures après les paupières de l'œil malade restèrent entr'ouvertes et légèrement tuméfiées. Je considérai l'animal plus attentivement; je relevai la paupière supérieure, et je m'aperçus d'une rougeur notable; les vaisseaux qui rampaient sur la sclérotique étaient rouges; la température de l'œil était plus élevée qu'à l'ordinaire. Je fis aussitôt cesser la cause; je recommandai des lotions d'eau de mauves souvent répétées; huit à douze heures après le mal n'était plus sensible.

Le plus souvent même la nature triomphe seule de ces accidens éphémères. Je pourrais citer un grand nombre d'observations qui prouveraient que la plupart des ophthalmies légères chez les animaux sains disparaissent spontanément.

Les bœufs, qui, pendant les fortes chaleurs de l'été, sont exposés des journées entières à l'ardeur du soleil et à une poussière irritante, ont fréquemment la conjonctive enflammée, pleurent et n'ouvrent que faiblement les yeux. Les propriétaires regardent cette légère affection comme si peu importante, qu'ils n'y apportent jamais de soin; il en résulte des larmoiemens et des ophthalmies chroniques qu'il est difficile de détruire.

L'influence des courans d'air dans les écuries est très-pernicieuse; elle devient souvent une cause de rechute pour l'animal qui a déjà été affecté d'ophthalmie intermittente. L'architecture rurale et les soins des domestiques peuvent seuls prévenir cet accident. L'architecture indique le lieu où l'on doit percer les ouvertures des habitations; les domestiques doivent savoir dans quelles circonstances il faut les tenir ouvertes ou fermées, selon l'état de l'atmosphère et la direction des vents; les propriétaires doivent veiller à ce point important de leur administration; ils doivent bien se pénétrer de ce principe fondamental, qu'il ne faut jamais exposer les yeux des animaux à des changemens brusques de température, surtout du chaud sec au froid humide.

Le 15 juin 1822, une branche d'arbre atteignit légèrement l'œil de ma jument; immédiatement après les paupières se fermèrent, les pleurs coulèrent, la conjonctive devint rouge; un peu plus tard, les larmes abondèrent et inondèrent les larmiers; l'inflammation céda à des lotions d'eau de mauves continuées pendant deux jours. Je fis ensuite faire pendant quatre autres jours des lotions d'eau fraîche. L'animal guérit radicalement quoiqu'ayant déjà éprouvé plusieurs accès d'ophthalmie périodique à cet œil.

Mais malheureusement l'affection n'est pas toujours aussi légère.

Un cheval de huit ans, bien sain, abandonné dans un pâturage à toutes les vicissitudes de l'atmosphère, après avoir eu les yeux exposés à une assez grande chaleur pendant toute une journée du mois de septembre 1821, se trouva toute la nuit sous le vent glacial du nord. Le lendemain dans la matinée, les deux yeux se tuméfièrent; les paupières s'ouvraient et se fermaient alternativement; des flots de larmes limpides inondaient les larmiers; la conjonctive devint rouge et épaisse; la surface de la sclérotique offrait des vaisseaux gorgés; les uns très-déliés étaient disposés en réseaux et semblaient réunir les autres beaucoup plus gros. Je donnai des conseils que l'on ne suivit point; on ne fit même aucune attention à la cause du mal; elle dura trois jours encore; et lorsqu'on m'amena le cheval, il avait les paupières très-épaisses; elles pouvaient à peine s'entr'ouvrir; la conjonctive était extrêmement rouge et gonflée, les points lacrymaux étaient rétrécis par suite du gonflement, et l'épiphora avait augmenté. Je recommandai des lotions émollientes, des cataplasmes de même nature, une écurie d'une température modérée, des alimens peu nourrissans et de l'eau blanchie avec de la farine d'orge. Les symptômes d'irritation disparurent trois jours après, mais cependant les paupières restaient un peu tuméfiées; quoique l'œil s'ouvrît à l'air libre, la conjonctive était encore rouge, la cornée un peu obscure. On fit des lotions pendant quatre jours consécutifs, avec de l'eau de sureau un peu dégourdie; puis avec de l'eau fraîche. Il ne resta aucun vestige d'ophthalmie.

Les violences extérieures, les coups de fouets dirigés sur l'œil, les coups de bâtons, d'aiguillons, les di-

(130)

verses blessures des paupières, etc., donnent souvent lieu à ces sortes d'ophthalmies, qui sont intermédiaires, sous le rapport de la gravité, entre celles du premier et du troisième degré.

Un cheval de trait de huit ans, sain d'ailleurs, reçut, le 3 avril 1821, un coup de fouet qui ne laissa après lui aucune lésion physique sur le globe; immédiatement après il y eut rougeur à la conjonctive, larmoiement, et les principaux vaisseaux se remplirent de sang surabondamment. Dix heures plus tard, les paupières s'enflammèrent; tantôt elles restaient éloignées, tantôt elles se rapprochaient, ce qui arrivait toujours quand on exposait les yeux au soleil, ou lorsqu'on cherchait à en explorer l'état. Larmoiement plus considérable le lendemain; le réseau vasculaire ténu, qui restait presque intact, se gorgea, augmenta de volume, et remplit bientôt le vide qui existait entre les principales branches vasculaires; la conjonctive devint par là très-épaisse. Appelé immédiatement après que l'inflammation fut parvenue à son plus haut degré, le 4 au soir, je saignai l'animal à la jugulaire. Je fis faire des lotions avec de l'eau de mauves, et l'on couvrit l'œil avec un linge fin; on évita de faire travailler l'animal au trait et à la selle; on le mit à la diète, on renouvela les lotions quatre fois le jour. Le 5 avril, point de mieux; cornée obscurcie. Le 6, un peu de diminution; les paupières s'affaissèrent légèrement, le larmoiement devint moins abondant. Le 7, continuation du mieux. Le 8, toujours du mieux, mais la rougeur de la conjonctive persistait, et il y avait encore un peu de sensibilité; toujours les larmes coulaient sur les larmiers, mais beaucoup moins abondamment que les premiers jours. Lotions d'eau de mauves et d'eau de sureau, parties égales. Le 9, beaucoup de

(131)

mieux; cessation presque complète du larmoiement;
inflammation de la conjonctive beaucoup moins forte;
cependant la membrane était encore rouge et épaisse;
lotions d'eau de sureau pure. Le 10, du mieux, encore
de la rougeur, mais sans douleur; lotions d'eau de
plantain. Le 11, du mieux; relâchement dans la conjonctive et dans la paupière supérieure; lotions d'eau
de plantain et de feuilles de ronces avec un peu d'eau-
de-vie (une cuillerée sur une verrée d'eau de plantain)
que l'on continua encore deux jours. Travail modéré.
Guérison complète sans récidive.

Je pourrais rapporter ici un grand nombre de semblables accidens, qui tous ont été suivis d'une guérison complète par l'emploi de pareils moyens; et s'ils
ont été quelquefois infructueux, c'est parce que les personnes chargées d'administrer les soins n'auront pas saisi
l'époque certaine à laquelle il fallait varier les médicamens. Ce second degré de l'ophthalmie idiopathique
offre une foule de nuances, selon la nature de sa cause,
d'après son intensité et l'idiosyncrasie de l'animal qui
en est affecté. J'en citerai quelques exemples qui suffi-
ront pour donner une idée des variétés de l'ophthalmie
aiguë au second degré.

Le 10 juin 1822, un bœuf reçut un coup d'aiguillon
de travers sur l'œil. Aussitôt après l'accident, larmoiement, rougeur de la conjonctive des paupières, notamment de la portion qui se trouve à la face interne
de la supérieure, et de celle qui est au-dessus de la
cornée lucide. Le lendemain, gonflement des paupières,
surtout de la supérieure, rougeur foncée de la conjonctive; lotions d'eau de mauves. Le 12, diminution
presque complète des symptômes inflammatoires, mais
rougeur constante et gonflement de la conjonctive;
lotions d'eau de sureau tiède. Le 13, mieux sensible,

rougeur de la conjonctive sans douleur; lotions d'eau de fontaine et d'eau-de-vie (une cuillerée d'eau-de-vie à 22°, sur une verrée d'eau), que l'on continua trois jours; guérison complète.

Les bœufs, dans les contrées où j'ai plus particulièrement exercé mon art, sont souvent affectés d'ophthalmies qui ont pour causes de semblables traitemens, et dont on abandonne presque toujours la guérison à la nature : aussi arrive-t-il qu'un grand nombre de ces animaux en conservent des affections plus ou moins fâcheuses; les uns ont les paupières tuméfiées; chez les autres, l'onglet augmente de volume; beaucoup pleurent à des époques périodiques.

En général, j'ai remarqué combien il est important, particulièrement pour le bœuf, de recourir promptement aux toniques dans le cas d'ophthalmie chronique; l'on prévient par là les divers accidens qui sont des suites de la chronicité. Cette période suit de près l'invasion d'une inflammation aiguë chez cet animal.

Les chevaux, les mulets, les bœufs, qui couchent une partie de l'année dans les pâturages, sont fréquemment sujets à l'ophthalmie aiguë d'une intensité moyenne. Cette cause rend l'ophthalmie très-variable, et dans ses symptômes et dans sa marche, ce qui nécessite la plus scrupuleuse attention dans l'administration des remèdes; il faut les mettre constamment en rapport avec l'individu de maladie, et l'individu animal. Quelquefois, dans un même troupeau exposé aux mêmes influences morbides, il y a des animaux qui, quoiqu'ayant la conjonctive rouge, ne pleurent pas et ne paraissent aucunement souffrir; d'autres au contraire qui aussitôt qu'ils sont exposés à la lumière ferment les paupières et pleurent abondamment : dans les premiers

la cessation de la cause suffit souvent pour faire disparaître le mal, que les atoniques pourraient même aggraver ; tandis que dans les seconds il résiste souvent aux
moyens curatifs qui réussissent presque toujours dans
le cas d'ophthalmie aiguë.

Le 2 mai 1822, on m'amena une jument poulinière
de dix ans, pleine de onze mois ; elle couchait dehors
depuis quinze jours. Dans cet intervalle un temps froid
avait succédé à une température modérée ; tous les matins il s'élevait des marais qui avoisinent le pâturage
des brouillards épais et froids ; les deux yeux étaient
tuméfiés et larmoyans ; leur sensibilité n'était pas très-
exquise, cependant l'animal se retirait avec force quand
je voulais explorer sa vue. La conjonctive était rouge
et gonflée dans toute son étendue, particulièrement
dans la région qui avoisinait l'onglet de l'œil droit,
de sorte que cet organe paraissait gonflé ; c'était le troisième jour de l'invasion apparente de la maladie. Quatre fois le jour on fit des lotions avec parties égales
d'eau de mauves et d'infusion de fleurs de sureau ; séjour à l'écurie. Deux jours après, le 5 mai au matin,
on me ramena la malade ; douleur presque totalement
disparue, mais l'onglet droit avait acquis de l'augmentation : lotions d'eau de roses avec sousacétate de
plomb liquide (eau de roses 5 hectog., ou une livre,
sousacétate de plomb liquide 4 grammes, ou un gros)
trois fois le jour. On continua les mêmes soins pendant six jours ; disparition presque totale du gonflement de l'onglet et de la rougeur qui avait persisté,
dont il existait encore quelques vestiges vers l'angle
interne de l'œil droit. On termina les soins par des lotions d'eau fraîche, qui furent faites plusieurs fois dans
la journée pendant quinze jours. Guérison complète
sans récidive.

Le 24 juin 1820, un meunier m'amena un mulet qui avait reçu un coup de fouet quinze jours auparavant; il en était guéri, à une taie près qu'il portait au centre de la cornée. Aussitôt qu'il s'aperçut du mieux, il mit son animal coucher dehors par des vents froids et humides pour la saison, sur le bord d'une rivière marécageuse; les pleurs survinrent aussitôt, et le mulet ferma l'œil malade. Rougeur intense de la conjonctive, douleur et chaleur, tuméfaction des paupières, clignotement continuel. Lotions d'eau de son de froment et de guimauves six fois le jour; on voila l'œil malade; séjour à l'écurie (1). Continuation des mêmes moyens pendant deux autres jours. Le 27, du mieux, mais il existait encore un peu de douleur : lotions d'eau de guimauve et d'eau de plantain pendant six jours. Le 5, rougeur; léger gonflement des paupières et taie persistante. Lotions de collyre tonique astringent d'eau de roses, d'infusion de feuilles de ronces et de sulfate de zinc (8 grammes ou 2 gros de sel sur 5 décilitres ou demi-litre de liquide). Six jours après, le 11 juillet, disparition presque totale de l'engorgement sanguin; mais toujours le gonflement de la conjonctive et la taie persistaient. Usage de la pommade ophthalmique de M. Lebas, dont on introduisit une quantité égale à un grain de froment entre les ourlets des paupières. Continuation de la pommade pendant douze jours. Les premières onctions déterminèrent une rougeur assez

---

(1) Pour garantir les yeux du contact de l'air, j'adapte tout simplement un linge fin, triangulaire, à un licol de sangle ou de cuir ; un angle est fixé à la réunion du frontal au montant ; l'autre à la même réunion, mais du côté opposé ; enfin, le troisième aux deux tiers inférieurs environ du montant qui correspond au côté malade.

intense de la conjonctive, qui disparut par la suite avec la taie.

Le 1er octobre 1820, je vis un chien de quatre ans qui avait deux ophthalmies aiguës. La veille du jour où on me l'amena, après avoir chassé fort long-temps, il s'était jeté à l'eau pour aller chercher une pièce de gibier, et avait plongé plusieurs fois pour l'atteindre : yeux larmoyans, paupières tuméfiées très-légèrement, conjonctives très-rouges; douleur, chaleur intenses. En outre l'animal avait décidément un congestion sanguine aux poumons; il battait des flancs, les avait très-relevés, et la rougeur était extrême à la membrane nasale. Quatre fois le jour, lotions d'eau de graine de lin sur les yeux; la diète, du laitage : il mangeait encore avec appétit. Le 3, dégoût, rougeur des yeux continuant avec douleur et chaleur; mêmes soins pour les yeux; bains de vapeurs atoniques sur la membrane du nez et des branches. Du babeurre et du pain pour nourriture. Il mangeait encore un peu. Le 9, disparition de la douleur et de la chaleur aux yeux; mais la rougeur intense de la conjonctive devient violacée. Lotions, cinq fois le jour, d'eau fraîche acidulée avec du vinaigre; vapeurs de vinaigre dirigées sur les yeux. Vers le soir l'animal devint chassieux et pleura. Diminution de la pleuro-pneumonie; un peu d'appétit; de la soupe au lait. Le 12, mieux; rougeur violacée de la conjonctive, chassie; lotions de collyre astringent avec eau de sureau et acétate de plomb (5 décilit. ou demilitre d'eau de sureau, 4 gram. ou 1 gros de sousacétate), deux fois le jour, et lotions d'eau fraîche répétées quatre fois dans l'intervalle. Continuation des mêmes moyens pendant 8 jours; mieux, mais toujours la conjonctive était gonflée. Lotions d'eau de fontaine jusqu'à guérison.

L'ophthalmie qui est causée par le trichiasis est

rare ; elle est aiguë dans son principe ; on la combat par les moyens ordinaires, après en avoir fait cesser la cause. J'observerai à cet égard qu'il est important de prendre en considération l'irritation continuelle exercée par les cils, qui, lorsqu'elle existe depuis longtemps, nécessite, le plus tôt possible, les astringens. *Voyez* plus haut.

La présence de balles de graminées qui se sont introduites à la face interne des paupières est une cause fréquente de l'ophthalmie aiguë idiopathique, d'une gravité moyenne, pourvu toutefois que cette cause disparaisse promptement. Dans le cas contraire le mal ne tarde pas à devenir plus intense.

Le 7 janvier 1822, je vis une jument de huit à neuf ans qui pleurait depuis deux jours ; les paupières étaient tuméfiées, la conjonctive rouge et épaisse, la cornée lucide obscure ; le frottement avec le doigt était douloureux vers l'angle externe ; un examen plus attentif me fit découvrir à la partie inférieure et interne de la paupière inférieure, vers l'angle temporal, le sommet d'un épillet de brome stérile implanté dans la conjonctive. Je le retirai facilement avec des pinces. Immédiatement après l'opération, larmoiement plus considérable ; chaleur, douleur fort intenses. Lotions avec eau de mauves et de graine de lin, quatre fois le jour ; séjour à l'écurie. L'œil fut mis à l'abri du contact de l'air. Le 8, mieux sensible, diminution de tous les symptômes inflammatoires, mais toujours de la douleur. Le 9, 10, 11, continuation des mêmes moyens. Le 12, presque plus d'inflammation, mais toujours rougeur et épaississement de la conjonctive, surtout aux environs de la partie qui avait été lésée par le corps étranger. Lotions d'eau fraîche continuées quatre à cinq jours. Il restait encore un léger obscurcissement de la cornée; le gonflement de la conjonctive n'avait pas entièrement disparu. Application du collyre préparé avec eau de roses et sulfate de zinc, continuée huit jours. Guérison radicale.

Les bœufs sont surtout exposés à de semblables accidens à l'époque où, dans presque tous les pays, on les nourrit avec les balles et les parcelles d'épis que l'on recueille sur l'aire, après avoir enlevé la paille avec des fourches. Les conducteurs de ces animaux ont soin de les enlever quand ils les découvrent; mais il n'arrive que trop souvent que le corps étranger se trouve dans les sinus profonds de la cavité de la conjonctive, et l'on croit que la cause du mal a disparu, quand elle existe encore. Il s'ensuit alors des accidens plus ou moins graves : une ophthalmie intense succède d'abord à une ophthalmie modérée, le corps étranger se couvre d'une fausse membrane; un abcès, des ulcères surviennent, quelquefois même la perte de la vue. Chez ces animaux, doués en général d'un tempérament lymphatique, qui ont les mouvemens lents, l'expérience prouve que, le second ou le troisième jour après que la cause a cessé, il faut avoir recours aux toniques astringens, et ne pas se laisser tromper par la résistance que l'on éprouve de leur part quand on veut examiner leurs yeux; ce qui pourrait faire penser qu'il y a encore beaucoup de douleur. On prévient par ce moyen une foule d'accidens subséquens : le gonflement de l'onglet, les nuages de la cornée, les taies, etc. Je me suis toujours bien trouvé de l'usage d'un collyre que je fais préparer avec :

Feuilles de plantain.	demi-poignée.
Jeunes pousses de ronces.	demi-poignée.
Ecorce de chêne pulvérisée.	16 grammes (demi-once).
Sel de cuisine (chlorure de sodium impur). .	4 (1 gros).
Eau commune.	1 litre.

On fait une décoction des trois premières substances, on passe à travers un linge, et on ajoute le chlorure; on fait des lotions trois, quatre, cinq fois le jour, selon l'intensité du mal et sa ténacité; on peut faire varier les proportions jusqu'à 8 grammes (2 gros) de sel.

Les accidens de cette gravité ne sont pas rares à rencontrer, mais il est difficile de les suivre exactement : le plus souvent le médecin ne voit l'animal qu'une seule fois; c'est lorsque le corps étranger est apparent et que le propriétaire ne peut l'extraire lui-même, ou quand la cause du mal est ignorée.

Les deux premiers degrés de l'ophthalmie aiguë idiopathique sont donc souvent curables, et ne sont que très-rarement suivis d'accidens persistans quand ils sont combattus par des moyens appropriés. Lorsqu'elle est négligée, la seconde période est le plus souvent remplacée par une ophthalmie chronique, mais qui ne résiste pas plus que l'affection qui l'a précédée aux moyens simples que la médecine connaît aujourd'hui, moyens dont l'action doit toujours être calculée d'après l'état particulier du mal et la cause qui l'a produit. L'expérience journalière prouve que l'ophthalmie causée par l'influence irritante d'un brouillard passe beaucoup plus promptement à l'état chronique lorsqu'elle est combattue par la saignée, et qu'elle exige des moyens irritans bien plutôt que celle qui aurait été occasionnée par quelques coups, quand bien même on aurait également eu recours à la saignée, dans ce dernier cas, pour la faire cesser.

Lorsque la cause de l'ophthalmie est peu intense et persistante, la rougeur et le gonflement de la conjonctive ne sont accompagnés que d'une légère douleur, et quand l'on s'aperçoit de l'existence de la maladie, elle est déjà chronique.

Les jeunes poulains et les vieux chevaux qui paissent dans les marais, le long des rivières marécageuses, sur le bord des étangs; qui sont conduits au pâturage de très-grand matin, par les brouillards humides et froids, ou qu'on abandonne même pendant un, deux ou trois mois, jour et nuit, dans l'herbe toujours humide, sont très-sujets à l'ophthalmie chronique. Les vapeurs aqueuses baignent continuellement la surface de la conjonctive, relâchent son tissu; les fluides s'y accumulent, les vaïsseaux se distendent, elle devient rouge; les larmes coulent, non par suite d'irritation, mais bien parce que les points et les conduits lacrymaux sont obstrués et souvent rétrécis par suite du gonflement de la membrane muqueuse; celle du canal subit le même sort. Ces sortes d'ophthalmies, pourvu que les animaux soient sains, ne sont pas plus graves que celles qui succèdent à une inflammation éminemment aiguë, quand on en fait cesser la cause instantanément et que les secours sont bien administrés; mais cela arrive rarement. Les animaux abandonnés long-temps à eux-mêmes ne sont presque jamais visités qu'avec l'intention de s'assurer de leur nombre, et nullement pour constater leur état de santé ou de maladie; ils restent exposés à la même influence morbide pendant des mois entiers; tantôt la maladie cesse spontanément, puis elle se montre de nouveau à des époques plus ou moins rapprochées; elle devient intermittente ou périodique; elle se propage aux parties internes de l'œil, et se termine souvent par la cécité. Les habitans des bords de la Dive (rivière très-marécageuse) m'ont fait observer que lorsque leurs bestiaux pleuraient depuis long-temps et qu'ils avaient les yeux gras, ils les guérissaient facilement en les changeant de pacage; preuve bien évidente que la cause de l'affection tenait à l'impression

morbide de l'air de ces régions humides. Nous entrerons dans de plus longs détails à cet égard à l'article
Fluxion intermittente.

Quelle que soit la cause, quand on s'aperçoit de la
tuméfaction, ou plutôt de l'œdème des paupières, du
larmoiement, de la rougeur pâle et quelquefois violacée de la conjonctive, de son épaississement ou de
son infiltration sans chaleur ni douleur intenses, il
faut d'abord, et pendant les premiers jours, recourir
aux toniques astringens, à l'eau fraîche pure, à la décoction de feuilles de plantain, de feuilles de ronces,
de tan, de racines de bistorte, de tormentille; et ensuite aux collyres d'eau de roses, d'eau de plantain avec
le sulfate de zinc, ou l'acétate de plomb liquide, ou le
sulfate de fer vert, ou le sulfate d'alumine et de potasse
et d'ammoniaque : tous ces agens doivent varier dans
leurs proportions, selon l'âge, la constitution de l'animal, l'état actuel du mal ; on en fait des lotions deux
ou trois fois le jour. On emploie ordinairement les sels
dans la proportion de 2 grammes (demi-gros) sur
5 hectogrammes (1 livre) d'eau distillée, ou de décoction astringente. On seconde leurs effets par une bonne
nourriture prise à l'écurie, par un pansement de la
main bien régulier, et par des frictions sèches sur les
paupières. On insuffle aussi des substances irritantes
dans les narines, afin d'exciter par sympathie la conjonctive. Les errhins les plus usités sont les poudres de
graines de poivre, de résine d'euphorbe, de feuilles de
tabac, de racine d'ellébore.

Quand l'affection chronique, qui est d'abord peu
grave, est négligée et qu'elle date de quelques semaines; dans ce cas, même lorsqu'il n'y a pas eu de
récidive, l'œdème des paupières est très-sensible, la
conjonctive est infiltrée, et souvent elle forme des

bourrelets à la face interne des paupières ; l'œil devient obscur dans toutes ses parties, et la surface blanche de la conjonctive, d'un pâle sale et jaunâtre, est parsemée de vaisseaux gorgés de sang pâle ou violacé ; souvent la substance entière de la troisième paupière se gonfle, ou simplement sa membrane muqueuse : alors on a encore recours aux collyres toniques astringens ; mais on augmente la dose des sels et des principes astringens végétaux quand on unit ces deux genres de substances. Ainsi on prépare un collyre ou avec tan 32 grammes (1 once), feuilles de ronces une poignée, que l'on fera bouillir dans 500 grammes (1 livre) d'eau ; on passera le tout, et on y ajoutera 4 grammes (1 gros) de sel de cuisine : ou avec eau de roses distillée, 500 grammes (1 livre), et 4 grammes (1 gros) de sel que nous avons indiqué plus haut. Echoue-t-on après un traitement de quinze jours, trois semaines, un mois même, on use, en dernier lieu, du calorique, que l'on communique aux paupières à l'aide d'un fer rouge, ou par contact médiat, ou par rayonnement, ou par insolation. On y joint toujours l'emploi de la pommade ophthalmique, composée d'oxide rouge de mercure (deutoxide de mercure), de sulfure de mercure, de cérat ou d'axonge, dans des proportions variées. Le plus ordinairement, les quantités relatives sont de :

Oxide de mercure.. . . . . 5 décigrammes (10 grains).
Sulfure de mercure. . . . . 2,5 décigrammes (5 grains).
Cérat. . . . . 16 grammes (demi-once).

Pulvérisez l'oxide et le sulfure, et mêlez exactement avec le cérat.

Pour appliquer les collyres et la pommade, on ouvre les paupières, on y laisse tomber le liquide sur la surface de la conjonctive, et l'on onctue avec le doigt, que l'on a d'abord chargé de pommade, le biseau des paupières, où l'on introduit à la fois la grosseur d'un grain de froment; on rapproche les paupières, et l'on frotte légèrement leurs bords à la face externe avec le bout de l'index, afin de répartir également la pommade.

Le mode d'application des médicamens sur la conjonctive est d'un grand intérêt à connaître : les anciens ont commis des fautes graves à cet égard; ils recommandaient, dans le cas d'ophthalmie aiguë, l'introduction de graisse, de beurre, d'huile, sur la surface de la conjonctive, dans l'intention de faire cesser les symptômes inflammatoires. Ils basaient sans doute leur traitement sur l'analogie qu'ils supposaient entre les autres parties de l'organisation et la conjonctive. L'expérience aurait cependant dû les convaincre de leur erreur; car il est bien prouvé maintenant que, quelle que soit la nature des corps mous ou solides que l'on met en contact avec cette membrane, ils l'irritent. C'est précisément d'après ce principe de fait que, pour obtenir un effet plus grand des agens toniques et excitans, on les applique, par contact immédiat, sur l'organe lui-même.

Pour appliquer le feu par contact médiat, on se munit d'une peau de cochon dégraissée à la face interne, et d'un cautère confectionné exprès pour ce genre d'opération. C'est un morceau d'acier cylindroïde, bombé légèrement dans son milieu, percé dans son axe d'un trou par où passe une tige de fer proportionnée à son diamètre, et dont les deux extrémités se trouvent fixées à deux branches résultant de la division d'une tige de fer qui porte un manche en corne ou en bois (pl. VI, fig. 42). On applique la peau de cochon sur la partie que l'on veut échauffer, et l'on promène à la surface le cautère chauffé au rouge cerise,

(143)

pendant un temps qu'il est imposssible de déterminer
exactement : il varie selon l'état de la partie; le *maxi-*
mum peut cependant être fixé à cinq minutes, et le *mi-*
nimum à trois. Je suppose alors que le vétérinaire ait
deux cautères et qu'il ne cesse de les promener très
légèrement. Lorsque la peau devient trop chaude, ou
que la graisse coule entre les paupières, on la renouvelle. Le meilleur moyen, au reste, est de mesurer
l'intensité de la chaleur en glissant les doigts au-dessous de la peau de cochon, qui peut être plus ou moins
épaisse et plus ou moins grasse. On doit retirer le cautère dès que la chaleur est telle que la main ne puisse
plus la supporter.

Veut-on appliquer le feu par rayonnement, on fait
chauffer un cautère creux, qui a la forme et un peu
plus de la dimension de l'œil (pl. VI, fig. 41), afin
que toutes les parties soient échauffées dans le même
temps et avec la même intensité, étant à une égale
distance du foyer. La durée de l'opération est encore
variable, comme dans le cas précédent. La chaleur se
mesure de même avec la main, que l'on applique momentanément sur l'œil malade, afin de déterminer la
distance convenable du cautère.

L'insolation, moyen très-facile à appliquer, m'a
réussi plusieurs fois; je l'ai employée pour fortifier
l'œil d'une jument que j'ai montée. A cet effet, on con-
centre les rayons solaires avec un verre biconvexe;
on disperse ensuite la chaleur à son gré. Ce moyen
n'est praticable que lorsqu'il fait du soleil; il exige de
la patience. Je suis resté plusieurs fois plus d'une demi-
heure auprès d'un animal pour le lui administrer.

L'ophthalmie chronique résiste rarement à tous ces
moyens. J'insiste beaucoup à recommander leur usage
jusqu'à guérison complète, parce que si on les néglige

un seul instant, le mal peut faire des progrès et devenir la source de maladies plus graves, de nuages, de
la fluxion périodique, de l'onglet, etc., etc.

Le 4 septembre 1821, un propriétaire voisin d'un
étang me consulta pour une jument poulinière de sept
ans, gris sale, qui pleurait depuis quelques jours des
deux yeux, et notamment du gauche. Cette bête restait au champ jour et nuit. Le temps, à cette époque,
était pluvieux, et souvent des brouillards succédaient
aux pluies. Tuméfaction des paupières sans chaleur,
conjonctive rouge pâle, mais injectée, épaissie ; larmoiement léger continuel, chassie ; suppression de la
cause ; séjour à l'écurie, du foin et de la paille ; lotions
d'eau fraîche avec un peu de vin (deux cuillerées sur
une verrée d'eau de fontaine); continuation des mêmes
moyens pendant huit jours : guérison sans récidive. Le
propriétaire, d'après mon avis, ne conduisit dans la
suite sa jument au pâturage que par le beau temps, et
il s'en trouva bien.

Le 22 juillet 1822, un habitant d'une contrée humide et boisée vint me consulter pour une jument de
cinq ans, qui avait, disait-il, des douleurs aux yeux.
Elle pleurait particulièrement du côté gauche depuis
quatre jours ; paupières engorgées et œdématiées, conjonctive engorgée et injectée de sang rouge pâle. Cette
bête couchait dehors depuis huit jours dans des prés
bas très-humides, couverts de brouillards tous les matins. Lotions d'une décoction de feuilles de plantain et
de pousses de ronces, avec eau végéto-minérale, continuées pendant six jours; séjour à l'écurie. Le 30 juillet, beaucoup de mieux ; œil ouvert, mais la conjonctive était encore engorgée ; même collyre, auquel on
ajouta un peu d'eau-de-vie : guérison complète.

Le 6 février 1822, on m'amena une jument; elle allait tous les jours au champ de très-bonne heure, dans des marais; elle n'avait cessé de pleurer depuis quinze jours : paupières œdématiées et très-épaisses, sans chaleur marquée; conjonctive engorgée, veines et artères remplies de sang violacé, cornée lucide obscure et blanchâtre; troisième paupière augmentée de volume, bulbe un peu proéminent, larmoiement assez considérable aux deux yeux, chassie, vue incertaine : collyre astringent, avec les décoctions précitées et le sulfate de zinc, pendant cinq jours. Le 13, un peu de mieux; le larmoiement continuait encore, et la conjonctive était infiltrée et d'un blanc jaunâtre, parsemée de gros vaisseaux sanguins; collyre excitant, avec décoction de tan, sulfate de zinc et eau-de-vie de lavande en très-faible quantité, pendant cinq jours. Le 20, il restait encore de la tuméfaction dans les diverses parties de l'œil, et un peu de trouble dans la transparence de l'humeur aqueuse et de la cornée; continuation des derniers moyens pendant six jours. On acheva la guérison avec de l'eau fraîche de fontaine.

Le 19 octobre 1820, je vis un cheval de quinze à seize ans qui gardait depuis quatre à cinq mois un mal de pied. Ce pauvre animal passait les jours et les nuits dans un pâturage depuis cette époque; il pleurait à peu près depuis quatre mois, mais très-légèrement. Les paupières étaient œdématiées, et la conjonctive, très-épaisse, offrait des bourrelets internes qui faisaient légèrement dévier les paupières en dehors; la caroncule lacrymale et la troisième paupière étaient tuméfiées, les conduits lacrymaux sans doute rétrécis; la bête était dans un état de débilité extrême. Séjour à l'écurie, pansement méthodique après l'opération du clou de rue pénétrant dans l'articulation du petit sélamoïde, qui était déjà détruit; lotions des yeux avec de la décoction de tan et un peu de sousacétate de plomb liquide, pendant douze jours. Larmoiement toujours le même ; peu de mieux en général ; bains de vapeurs d'ammoniaque une seule fois. Le 8 novembre, pas d'amélioration sensible, surtout à l'œil gauche, dont la troisième paupière était tuméfiée et très-apparente. Pommade ophthalmique pendant quinze jours. Le 2 décembre, diminution de l'engorgement de la conjonctive, cornée moins obscure, larmoiement beaucoup moins abondant ; la chassie habituelle avait disparu ; application du feu par contact médiat. Le 1er janvier, l'animal était beaucoup mieux, et même pour ainsi dire guéri de son ophthalmie chronique ; car il ne restait aucun vestige apparent des symptômes, seulement l'œil gauche était plus petit que le droit. Le pied malade guérit également ; cependant l'animal resta boiteux, en raison de la destruction d'une partie des tendons fléchisseurs ; il n'en travailla pas moins au labour.

Je pourrais citer un grand nombre de faits analogues, observés sur des animaux que je ne voyais qu'une, deux ou trois fois, pour qui tous les soins étaient négligés ou mal administrés, et qui cependant étaient ordinairement guéris. J'ai appliqué souvent le feu par rayonnement contre les ophthalmies chroniques provenant, d'après de très-grandes probabilités, de l'influence fâcheuse d'une constitution atmosphérique humide et froide ; car il ne faut pas croire que toutes les ophthalmies qui affectent les animaux domestiques, par suite de l'action morbifique des météores, soient toujours peu intenses dès leur origine ; nous avons d'ailleurs déjà cité des exemples du contraire ; mais nous ferons remarquer encore une fois qu'elles ont une grande tendance à devenir chroniques chez les sujets faibles, les jeunes et les vieux animaux. Le cheval y est

beaucoup plus exposé que l'âne, le mulet et le bœuf;
les chevaux des charbonniers, entre autres, qui couchent constamment dehors; les mulets des meuniers,
qui habitent près des rivières marécageuses; les bœufs
maigres de travail, exposés pendant les nuits à l'humidité froide. Il semble que la nature ait constitué ces
animaux de manière à les rendre moins sensibles à cette
cause. En effet, toutes les espèces de ce genre recher-
chent le sol bas et humide; le cheval, le mulet et l'âne,
au contraire, cherchent les lieux modérément élevés
et plats.

Toutes les ophthalmies chroniques ne se guérissent
pas par les simples toniques : on a encore souvent recours aux sétons, aux exutoires de toutes espèces, surtout quand l'animal a quelque disposition aux rechutes,
en raison de quelques troubles dans les fonctions d'autres organes, comme dans le cas de gourme, de répercussion de gale, de dartres, etc. On se garde d'employer ce moyen quand il n'y a qu'atonie des diverses
parties de l'œil, et non afflux de liquides provenant
de la masse entière des liquides de l'économie, par
suite d'une irritation passagère. En rendant à l'œil sa
vitalité, on évite dans ce cas sa propension morbifique,
sans établir de point de dérivation. Si l'on se conten-
tait, comme on le fait trop souvent, de l'usage des topiques peu actifs et peu continués, combinés avec un
exutoire, le mal disparaîtrait, mais non d'une manière
durable : l'œil resterait faible et serait sujet à récidive
après la suppression de l'exutoire, qui, dans cette circonstance, ne fait que déplacer la maladie sans la détruire : à chaque instant elle peut revenir attaquer l'œil,
encore disposé à recevoir l'impulsion de la plus légère
cause; aussi voit-on, dans le cas de fluxion intermittente, de légers symptômes se manifester encore quand

10.

on ne s'est contenté que d'un exutoire et de quelques
faibles topiques. Ces accès périodiques sont nuls pour
beaucoup de personnes ; cependant il est de fait qu'ils
existent, malgré leur peu d'intensité, et qu'ils ne laissent pas d'affaiblir de plus en plus l'organe de la vue et
de le rendre plus susceptible d'être impressionné par de
légères causes. L'action de ces causes se fera ressentir
pendant l'existence de l'exutoire même, et à plus forte
raison quand il aura été supprimé. Il sera donc urgent de
vivifier à la fois l'œil, et de déplacer la direction de
l'afflux des liquides, en établissant un point d'irritation aux parties circonvoisines. Je m'écarte de mon sujet ; je traiterai plus au long des moyens à employer
dans les rechutes à l'article Ophthalmie intermittente.

L'ophthalmie idiopathique aiguë se montre quelquefois avec des symptômes inflammatoires très-intenses,
dans l'espace de quelques heures ou de plusieurs jours,
selon les circonstances. La conjonctive devient le siége
d'une inflammation parvenue à son plus haut période ;
la rougeur, la chaleur et les douleurs sont extrêmes ; les
paupières, enflammées consécutivement ou précédemment, ne s'ouvrent plus que convulsivement ; les larmes
coulent à grands flots, où la conjonctive est sèche ; l'impression de la lumière est intolérable ; l'inflammation se
propage de la membrane muqueuse aux parties internes ;
la cornée s'obscurcit et laisse apercevoir dans sa substance des vaisseaux rouges ; les follicules de Méhibomius deviennent malades ; leur sécrétion est ou diminuée ou augmentée, ou pervertie même ; celles de la
conjonctive s'affectent aussi et de la même manière ;
l'humeur sécrétée s'accumule sur le bord des paupières, ou est entraînée dans les voies lacrymales qu'elle
obstrue, et devient la cause d'un écoulement purulent.
Cette série de phénomènes a diverses terminaisons ; ou

la résolution, qui en est la terminaison la plus ordinaire, succède aux symptômes de l'inflammation aiguë ;
ou l'ophthalmie devient chronique ; ou les vaisseaux de
l'intérieur des chambres sécrètent une matière albumineuse qui se précipite dans la partie inférieure de ces
cavités ; ou enfin il reste, après la dissipation de l'inflammation aiguë, des taies, des nuages, des abcès, des
ulcères, des onglets, des fistules lacrymales, et trop
souvent une diminution générale de vitalité dans toutes
les parties de l'œil, qui le rend sujet à une nouvelle
ophthalmie, et par suite incapable de servir d'instrument à la vue. Les liquides abondent dans l'œil comme
dans toutes les parties sensibles de l'organisme animal
lorsqu'il est stimulé ou irrité, le sang remplit ses
vaisseaux, et par suite ceux des parties environnantes, et cela, toutes choses égales d'ailleurs, dans un
rapport directement proportionné à l'intensité de la
cause ; mais la première condition que nous venons
d'établir, la similitude dans l'état antérieur de l'œil
du sujet malade, n'existe jamais ; l'intensité de la maladie devient par là dépendante d'un concours nombreux de circonstances : l'œil pouvait être sain ou malade, la vie pouvait être affaiblie ou être déjà dans un
certain état d'excitation ; l'animal était vigoureux,
énergique ou lent ; les liquides lymphatiques surabon-
daient, ou le contraire existait ; ou il était nourri abondamment, ou il était privé de son nécessaire, etc., etc.

Les causes de cette troisième variété d'ophthalmie
aiguë idiopathique sont extrêmement variées et nombreuses : les plus ordinaires sont les coups, les piqûres, la présence de corps étrangers, les balles et les
épillets de graminées, les graviers, les éclats de bois,
les médicamens inventés par le charlatanisme et par
l'ignorance, les corps irritans par leur nature, la chaux,

la potasse, l'ammoniaque, les acides, les médicamens ophthalmiques trop énergiques, les variations brusques de l'atmosphère, etc. L'ophthalmie intense est inséparable de toutes les blessures graves de l'œil.

L'inflammation développée, elle parcourt ses périodes avec plus ou moins de promptitude ; l'état d'excitation est d'une durée extrêmement variable et qu'il est même impossible de déterminer ; d'ailleurs la chose est peu importante, mais il est indispensable de connaître quels sont les signes à l'aide desquels on peut s'assurer de sa disparition, parce que, à cette époque, comme dans le cas d'ophthalmies aiguës légères et modérées, les moyens curatifs doivent varier et être remplacés par d'autres.

C'est surtout dans cette circonstance qu'il faut être en garde contre les fausses apparences d'une excitation extrême ; les vaisseaux sanguins, qui ont été distendus outre mesure par l'abord impétueux des liquides, reviennent lentement dans leur premier état, et quoique l'organe qu'ils composent ne soit plus irrité, il paraît encore rouge, par suite de la présence d'une grande quantité de sang qui reste presque immobile dans les cavités qui sont destinées à le contenir, plutôt que de circuler avec la vitesse qui lui est naturelle. Ce relâchement dans les vaisseaux persiste long-temps quand on n'y remédie pas, et va toujours croissant quand on le favorise par des moyens contr'indiqués. Les nerfs destinés à la nutrition de la partie ou à la vision sont influencés de la même manière ; baignés par des liquides peu nutritifs et peu stimulans, ils perdent de leur faculté sensitive ; la conjonctive devient flasque, son tissu laisse abonder les liquides aqueux ; les vaisseaux absorbans, privés de leur énergie naturelle, cessent en partie leur fonction ; le tissu s'infiltre, la vue s'affaiblit : de là la plupart des accidens subséquens.

L'ophthalmie est-elle interne ? les envelóppes du globe de l'œil vivent sous les mêmes lois, et sont enflammées de la même manière par les causes morbides qui frappent la conjonctive ; leurs vaisseaux se flétrissent, la nutrition ne s'exécute plus dans de justes rapports ; tantôt l'exhalation est surabondante, tantôt c'est l'absorption ; d'autres fois, ces fonctions sont perverties. Il se développe de nouvelles productions, l'hypopion, l'empyème, le carcinome ; ou les organes qui existent déjà changent de contexture, de disposition, et donnent naissance aux nuages, aux taies, à la cataracte, au glaucome, ou ils sont détruits (la carie, des ulcéres) ; d'autres fois enfin, les nerfs auxquels la nature a confié le soin de transmettre au cerveau l'impression des images des objets peints dans le fond de l'œil, deviennent d'une sensibilité extrême ou d'une insensibilité complète.

L'inflammation aiguë intense de la conjonctive est indiquée, comme dans tous les autres organes, par le gonflement, la rougeur, la chaleur et la douleur. Le gonflement devient quelquefois si grand, qu'il se forme autour de la cornée un bourrelet volumineux que l'on désigne sous le nom de *chémosis*, et dont l'existence est due à la différence de densité entre le tissu cellulaire qui réunit la conjonctive à la sclérotique, et celui que l'on soupçonne lier la même membrane à la cornée ; car la conjonctive n'a encore jamais pu être séparée de la cornée. L'animal ne peut supporter la lumière ; il existe un larmoiement continuel, ou la conjonctive est sèche. Les yeux deviennent chassieux, par suite de la sécrétion plus abondante des follicules de Méhibomius et de celles de la conjonctive ; la pupille est rétrécie, etc. Il suffit qu'un des trois symptômes que nous

avons indiqués d'abord, savoir : la rougeur, la chaleur et la douleur, disparaisse, pour que l'ophthalmie
soit chronique et passe à la seconde période; mais il
arrive toujours que deux de ces phénomènes se suivent
de très-près, la chaleur contre nature et la douleur excessive. Lorsqu'ils n'existent plus, l'animal ouvre les
paupières plus librement, l'impression de l'air et de la
lumière n'est plus douloureuse; le larmoiement devient
moins abondant quand il a d'abord été copieux, ou il
commence à avoir lieu quand, en premier lieu, la conjonctive était sèche. La rougeur du fond de l'œil, si
elle existait, est remplacée par une teinte obscure,
nébuleuse, ou un hypopion; l'humeur aqueuse est
trouble, la cornée obscure est injectée quelquefois; on
touche les paupières de l'animal avec facilité; il ne
craint plus l'approche de l'homme comme auparavant,
il commence à distinguer les objets. C'est à cette époque précise qu'il convient de changer le traitement, et
de le remplacer par un autre intermédiaire entre l'a-
tonique et l'excitant.

Nous supposerons toujours l'animal sain dans l'indication du traitement, nous réservant pour un article
particulier l'indication des soins qui conviennent dans
le cas de complication.

En général, on va au-devant de l'inflammation quand
on est appelé à temps. Lorsque la cause de l'ophthalmie
est une contusion, on a recours à l'eau fraîche, à la
dissolution d'alun, de sel de cuisine et d'hydrochlorate d'ammoniaque, à la glace, à la saignée. On re-
nonce à tous ces moyens dès que les signes inflammatoires se manifestent, si ce n'est à la saignée, que l'on
pratique encore quand l'ophthalmie est décidément
aiguë. La quantité de sang que l'on retire doit être en
rapport avec la force de l'animal. On ouvre la veine

jugulaire du côté où existe l'ophthalmie. Les sangsues conviennent dans un grand nombre de circonstances, notamment quand la saignée du cou n'a pas été faite dans les douze heures après l'invasion de la maladie, ou si elle n'a pas été suivie, après le même temps, de diminution des symptômes inflammatoires. On en applique un nombre relatif à l'état du malade, sept, huit, neuf, dix, vingt. Ce moyen, généralement peu employé dans la médecine vétérinaire, acquerra sûrement de la faveur lorsqu'on l'aura essayé. Pour appliquer les sangsues, soit aux tempes, soit au-dessus des salières (ce sont les régions où il convient de les placer dans le cas d'ophthalmie), je me sers d'un tube de fer-blanc de 3 centimètres de diamètre environ, et 9 de hauteur (*voyez* pl. vi, fig. 45), troué sur toute la surface, afin que l'air qui entoure les sangsues soit renouvelé, et que le liquide de la transpiration insensible ne les empêche pas de prendre. Ce tube est garni d'un piston qui est juste de la dimension de la cavité. On retire le piston pour introduire un certain nombre de sangsues; puis, appliquant une extrémité du tube sur la peau, et le piston mobile fermant l'autre extrémité, en poussant ce piston on contraint les sangsues à s'approcher. Quand elles sont fixées, on agit de la même manière pour les autres. Si les chevaux ont le poil fin, on peut se dispenser de le raser, et même j'ai vu des sangsues prendre sur une peau garnie de poils beaucoup mieux que lorsqu'elle en était dénuée. Les habitans des campagnes savent depuis long-temps que les sangsues sont d'un grand secours pour plusieurs maladies; mais ils en abusent souvent : aussitôt qu'un animal est malade, ils le conduisent dans un marais ou dans un étang pour le faire piquer par ces animaux. J'ai vu souvent des engorgemens inflammatoires aux jambes, des toux sèches, des boîteries rhumatismales, des ophthalmies aiguës, disparaître par ce moyen appliqué aux jambes. Il n'est pas nécessaire, quand on est près d'un lieu où il y a des sangsues, de faire de grands préparatifs ; il suffit de conduire l'animal près du bord de l'étang ou du marais ; ses jambes ne tardent pas à être couvertes de ces parasites. Je tiens d'une personne digne de foi que des sangsues s'étaient accumulées en un si grand nombre sur un cheval, qu'il mourut par défaillance. Dans l'usage des sangsues, il ne faut pas suivre l'exemple des personnes qui recommandent, pour telle ou telle maladie, de conduire dans les lieux qu'habitent ces animaux pendant un espace de temps déterminé ; il est bien plus méthodique et plus prudent de proportionner leur nombre à la gravité du mal.

Lorsque l'individu est d'un tempérament faible et que l'on a à craindre l'atonie, l'artério-phlébotomie à la queue m'a souvent réussi dans le cas d'ophthalmie aiguë ; il est facile de tirer par ce moyen autant de sang qu'on le désire. Cette quantité doit toujours être les deux tiers à peu près de celle qu'on aurait fait sortir de la jugulaire. On pratique cette opération en retranchant une partie de la queue, l'on arrête l'hémorragie à l'aide d'un fer rouge.

L'expérience prouve que la réussite de la saignée dépend beaucoup du moment où elle est employée et de la quantité de sang qu'on retire. A la suite d'un coup, par exemple, on ne court jamais de risques à devancer l'inflammation par une ample saignée à la jugulaire, tandis qu'il y en a quand elle s'est établie lentement ; si elle a été tumultueuse, il est beaucoup plus prudent d'appliquer les sangsues, pour procurer une évacuation modérée et lente. La saignée à la queue est surtout indiquée dans le cas où l'ophthalmie date de quelques jours et lorsqu'elle est produite par une intempérie de saison, et, en général, dans toutes les occasions où l'inflammation a été plusieurs jours à parvenir à son plus haut période d'accroissement; la saignée de la jugulaire, au contraire, doit être préférée dans le cas d'accidens, de chutes, de contusions, de présence de corps étrangers très-irritans, de plaies du bulbe ou des paupières. On la renouvelle même si la maladie continue à faire des progrès et menace de devenir aiguë; on évite par là des accidens graves, et entr'autres cette extrême inflammation qu'on appelle chémosis, assez commune chez les chevaux après l'opération de l'onglet dont les soins subséquens ont été mal dirigés, après les chutes, comme j'en ai eu un exemple; après des coups de fourche, de cornes, etc.; après l'opération de la cataracte, quand l'aiguille a ouvert un vaisseau d'un certain calibre.

Le chémosis, cette inflammation extrême de la conjonctive de la sclérotique, forme, comme nous l'avons déjà indiqué, un bourrelet considérable, qui entoure une plus ou moins grande étendue de la circonférence de la cornée. Ce phénomène, qui tient à ce que le tissu cellulaire, qui réunit la conjonctive au bulbe, est d'autant plus serré et plus dense qu'on le considère plus près du centre de cet organe, ne se guérit pas toujours par les saignées seules, qui ne suffisent pas pour éviter une terminaison qui souvent est malheureuse quand le mal est confié à la nature, le meilleur moyen d'en triompher, celui qui est en usage dans la médecine humaine, à laquelle nous devons nos progrès et nos lumières dans la connaissance des maladies des animaux domestiques, est l'excision d'une partie du bourrelet avec des ciseaux courbes à lames minces (pl. v, fig. 30);

il s'écoule instantanément une assez grande quantité de sang pour prévenir tout événement fâcheux. On agit, du reste, comme dans le cas d'une inflammation intense parvenue à son dernier degré : il faut cependant observer que, dans le cas où les suites de la maladie exigeraient un traitement excitant ou même tonique, il serait imprudent d'appliquer des collyres astringens ou excitans sur la plaie suppurante, si elle était dans un état de vitalité favorable à la cicatrisation ; on se contente de laver l'œil avec de l'eau dégourdie, afin de nettoyer les parties salies par la chassie et la suppuration. Il est toujours assez tôt d'animer la plaie quand elle languit.

Les saignées doivent, dans toutes les circonstances, être secondées par des topiques appropriés, de l'eau de mauve, de guimauve, de graines de lin, de son de froment ; des cataplasmes avec de la farine de graines de lin, de la mie de pain, arrosés avec quelques gouttes de laudanum ou de la décoction de tête de pavot ; quand les douleurs sont trop fortes, des cataplasmes de têtes de pétales de coquelicot, unies à des feuilles de mauve bouillies ; du blanc d'œuf, du cérat pour empêcher les paupières de se coller ; la diète sévère, et de l'eau blanchie avec de la farine d'orge pour boisson : et si l'animal était d'un tempérament très-irritable, on administrerait, comme je l'ai fait plusieurs fois à des chevaux de selle et à des chiens de chasse, des laxatifs, du sulfate de magnésie, du sulfate de soude dans du jus de pruneaux, (23 grammes de sel purgatif dans un litre de jus pour le cheval ; 8 grammes, pour le chien, dans deux verres de jus). On se contente de supprimer les alimens secs au bœuf, quand toutefois on le peut ; dans le cas contraire, on lui retranche une partie de son foin, et on lui donne plus de paille. On ne nourrit le chien que de substances végétales, de soupe aux choux. Le babeurre est encore un bon aliment à donner dans le cas d'inflammations aiguës.

Lorsque l'inflammation est intense et qu'elle s'est propagée aux parties internes, il se forme dans la chambre antérieure de l'œil un amas de matière blanchâtre ou jaunâtre, qui varie de densité, de quantité et de nuance, selon les circonstances. J'ai observé que dans toutes les occasions où la cause de l'inflammation avait été un état premier de maladie, ou une influence de l'atmosphère, comme dans le cas de fluxion périodique, le dépôt était formé par une matière albumineuse, de consistance visqueuse, qui transsude de tous les points de la surface interne de la paroi des chambres aqueuses de l'œil, et qui se précipite ensuite dans la partie la plus inclinée de ces cavités ; alors elle est réunie en masse jaune-sale, et elle semble être recouverte extérieurement par des vaisseaux rouges très-distincts, qui se vident en même temps que le dépôt se dissipe. Quand, au contraire, l'ophthalmie est la suite d'une forte violence extérieure, de coups, de piqûres, il arrive encore qu'il se forme un amas dans les chambres aqueuses ; mais cet amas est ordinairement beaucoup plus abondant que le précédent ; la consistance et la nature en sont différentes ; il a tous les caractères de pus. Ce liquide diffère encore de l'autre par les suites de son accumulation. Dans le premier cas, l'absorption le fait ordinairement disparaître, parce que la cause de la sécrétion cesse assez facilement, et que l'on peut favoriser l'absorption ; tandis que dans l'autre circonstance, sa quantité étant plus abondante et sa nature différente, son absorption est rare ; elle serait d'ailleurs contre nature et préjudiciable. Je comparerais volontiers ces deux espèces de dépôt aux suites trop ordinaires des inflammations de la plèvre, avec sécrétion, ou d'une matière albumineuse que les absorbans pompent facilement, ou d'une matière purulente qui constitue l'empyème de la poitrine, et qui, par sa nature, n'est absorbée que pour causer des ravages toujours fâcheux. C'est pour cela qu'il faut toujours chercher à précipiter l'évacuation du liquide sécrété, en lui pratiquant une issue convenable. La matière albumineuse de l'hypopion est en quelque sorte le produit modifié d'une sécrétion naturelle, tandis que la matière puriforme qui constitue la seconde espèce de dépôt, est le produit d'une sécrétion nouvelle. Je traiterai plus au long de cette terminaison de l'ophthalmie, dans un article particulier.

Si, pendant l'usage des moyens antiphlogistiques, l'inflammation cède, mais qu'elle soit lente à se dissiper, il ne faut pas balancer à appliquer un séton ou un cautère à l'encolure, sous la surface cutanée qui recouvre les nerfs trachelo-souscutanés, sur les parties latérales de l'atloïde, non pour procurer une évacuation, mais afin de déplacer la douleur et l'irritation qui existent dans l'œil malade. (*Duobus doloribus simul obortis, vehementior obscurat alterum.* Hipp.)

Le durillon qui persiste souvent après la suppression du séton, est extrêmement désavantageux pour la vente des animaux ; le commerce y perd beaucoup. Un animal avec des traces de séton est rebuté et n'a de prix qu'autant que l'acheteur le connaît d'avance. On a cherché les moyens de remédier à cet inconvénient, et l'on y est parvenu : on introduit dans le tissu cellulaire souscutané, par une ouverture verticale pratiquée à la base des oreilles sur le passage de la bride ou du collier, une rondelle de fer-blanc bordée de plomb, de 3 centimètres (1 pouce) de diamètre, portant à la cir-

conférence une échancrure d'un centimètre de profondeur. A la vérité on ne peut guère mettre de bride à
l'animal que lorsque la cicatrisation est complète; on
est alors obligé de se servir d'un collier de chien. Si
l'on redoute cet inconvénient, on peut placer le cautère plus postérieurement avec les mêmes précautions;
mais, comme il est impossible d'éviter la chute des
poils sur lesquels coule le pus, malgré tous les soins
de propreté, on est alors contraint d'attendre, pour la
vente, qu'ils soient repoussés, puisque la bride ne cache pas la partie dépilée. Quelque soin que l'on ait
pris, il est rare qu'après la guérison du cautère la surface de la peau, sous laquelle il a été passé, soit très-
unie quand on s'est uniquement borné à enlever le
morceau de fer-blanc ou de plomb, en incisant la peau
qui le recouvre; il subsiste toujours un gonflement indolent du derme très-apparent, quoique bien moins
sensible que lorsque l'on a passé un séton. On fait disparaître ce gonflement en excisant circulairement la
portion centrale; les bords s'amincissent ensuite en
recouvrant la plaie. En dernier résultat, il n'existe
qu'une légère cicatrice, qu'un très-petit nombre de
personnes pourront reconnaître pour être la suite d'un
cautère, surtout quand le médecin aura eu le soin de
placer l'exutoire sous le passage du licol ou de la
bride.

Le second moyen consiste à passer un séton à travers la base de la crinière, le plus près possible du
passage de la têtière de la bride. Je me sers souvent
d'un morceau de cuir tanné pour mèche; ce corps résiste beaucoup plus long-temps. Dans ce cas la cicatrice est presque invisible. Il arrive seulement, comme
dans le cas précédent, que le pus détermine la chute de
quelques poils quand l'exutoire a long-temps existé. Le

séton se fait avec une aiguille aplatie, très-tranchante, que l'on introduit par une incision transversale pratiquée avec un bistouri droit.

Si, comme cela arrive quelquefois, l'établissement d'un point d'irritation devenait très-urgent, on ferait le trou du séton avec un fer incandescent. J'ai même obtenu de très-bons résultats de simples boutons de feu, assez profonds, appliqués près de la nuque.

Le premier, le second ou le troisième jour de l'application de l'exutoire, la dérivation est manifeste ; l'inflammation de la conjonctive diminue ; le fond de l'œil, dans le cas d'ophthalmie intense, devient beaucoup moins rouge, quoique étant encore obscur ; le larmoiement diminue quand il a été très-abondant, ou il commence lorsque la conjonctive était sèche ; en un mot, les symptômes inflammatoires qui avaient résisté aux premières tentatives se dissipent rapidement.

Comme dans toutes les espèces d'ophthalmies, lorsque les symptômes de l'inflammation aiguë n'existent plus, quel que soit le moyen que l'on ait employé, on détruit l'état morbide persistant par les toniques, et les excitans, si le besoin l'exige. L'eau de fontaine pure suffit souvent avec les sétons : dans le cas contraire, comme en général les affections graves des yeux ne veulent pas une médecine expectante, et qu'il faut sans cesse veiller et agir, on a très-promptement recours aux collyres astringens, aux décoctions variées de tan, de plantain, de pousses de ronces, de bistorte, de tormentille, aux eaux distillées de roses, de plantain, avec les substances métalliques astringentes, le sulfate de zinc, le sulfate de fer, le sulfate de cuivre, le sousacétate de plomb, à l'eau de boule de Mars ou de Nanci. On utilise aussi les dissolutions d'hydrochlorate d'ammoniaque ou de chlorure de sodium, de carbonate d'ammoniaque, de sulfate acide d'alumine et de potasse. Plus tard, si tous ces moyens sont sans succès, soit que la maladie ait été négligée, soit que l'on n'ait pu triompher de son intensité; s'il existe des gonflemens chroniques, de la rougeur pâle, des taches nébuleuses, un obscurcissement de la cornée, une injection de gros vaisseaux de cette vitre, un relâchement des paupières et de la conjonctive, un larmoiement, une sécrétion chronique morbide des follicules de Méhibomius et de la face interne des paupières, de la chassie, un écoulement purulent et floconneux qui corrode la peau des paupières, un gonflement de la paupière nasale, des ulcères anciens aux bords des paupières, auprès des points lacrymaux; si l'humeur aqueuse est trouble, si l'iris est peu contractile, si le cristallin commence à devenir opaque dans quelques points, si l'humeur vitrée n'est pas très-transparente et qu'elle réfléchisse une nuance jaunâtre et verdâtre; si la vue est incertaine, si l'animal est héméralope, si enfin le globe est plus petit qu'avant l'invasion de la maladie, on recourt promptement à la pommade ophthalmique mercurielle, dont nous avons déjà indiqué plusieurs fois la composition; on l'active quand l'animal est faible, et lorsque la maladie est ancienne, en augmentant les proportions de l'oxide de mercure; on y ajoute quelquefois de l'oxide de zinc gris du commerce. On anime les exutoires avec des oxides de mercure et des cantharides incorporés dans l'axonge; on administre un, deux ou plusieurs purgatifs drastiques: l'aloès et le jalap au cheval, dans du jus de pruneaux; le ricin, le jalap et l'aloès, au bœuf; le jalap, le chlorure de mercure au *minimum*, au chien; on fait vomir ce dernier avec l'émétique; les sels purgatifs conviennent beaucoup aux chevaux de selle fins et délicats qui sont affectés d'ophthalmie chronique, ainsi qu'aux chiens de dame que la chassie incommode depuis long-temps. Je réserve les détails sur l'administration de ces soins pour l'article où je parlerai plus particulièrement de chaque terminaison funeste de l'ophthalmie, que je considérerai comme autant de maladies différentes.

Il est d'une importance très-grande, il est même indispensable de faire coïncider le traitement avec la nature de la cause du mal et l'état actuel de l'animal; par conséquent on doit, avant tout, recueillir tous les signes antécédens, constater le plus scrupuleusement possible l'état présent de l'inflammation; on administre ensuite les secours appropriés à la circonstance. Je citerai ici quelques exemples des principales modifications de traitement dont on doit faire usage dans la pratique, relativement à la diversité des causes et des complications qui se rencontrent fréquemment chez les animaux, et surtout chez le chien.

Le 12 juillet 1821, je vis un cheval noir, de 7 ans, qui avait reçu un coup de vent : larmoiement intense des deux yeux, depuis deux jours, notamment de l'œil droit; les paupières, légèrement épaissies, s'ouvraient et se fermaient sans cesse; chaleur, rougeur intenses, et épaississement de la conjonctive; cornée obscure. Lotions d'eau de guimauve tiède pendant quatre jours, à cinq fois différentes; séjour à l'écurie. Le 17, mieux, mais rougeur accompagnée de très-peu de douleur; tuméfaction des paupières; larmoiement léger : lotions d'eau fraîche et d'eau de sureau pendant deux jours, puis lotions de collyre astringent avec eau de roses et sulfate de zinc. Le 24 juillet, guérison; travail à la selle.

Ce moyen simple m'a réussi très-souvent; j'ai cependant été quelquefois contraint d'activer le collyre avec de l'eau-de-vie, de l'alcool vulnéraire.

Le 10 d'août 1820, on conduisit chez moi une jument de trait gris-sanguin, âgée de dix à onze ans. Elle pleurait depuis quinze jours. J'appris du propriétaire que depuis cette époque elle avait couché dehors, et que le jour où la maladie s'était montrée elle avait marché depuis le matin jusqu'au soir contre un vent rapide et froid. Paupières tuméfiées, conjonctives rouges et engorgées, mais peu de douleur; larmoiement assez abondant; chassie à l'angle interne des deux yeux; paupières nasales tuméfiées : lotions, quatre fois le jour, d'un collyre composé de sousacétate de plomb 4 grammes (1 gros), eau de plantain 5 décilitres (½ litre), alcool vulnéraire 4 grammes (1 gros), continuées huit jours. Le 20, mieux; les bourrelets assez volumineux de la conjonctive à la face interne des paupières étaient diminués : lotions du même collyre, mais auquel on ajouta 6 décigrammes (12 grains) de camphre. Après huit jours de semblables soins, larmoiement nul, paupières légèrement tuméfiées et lâches; chassie : lotions d'eau fraîche jusqu'à guérison.

Quand ces moyens sont insuffisans, lorsque les animaux ont été négligés, et que la cause a persisté long-temps, les paupières deviennent œdémateuses, la conjonctive et la troisième paupière s'infiltrent, le ruisseau lacrymal se trouve déformé; accidens assez ordinaires chez les vieux chevaux et les jumens poulinières qui vivent constamment dans des pâturages baignés par des brouillards épais : on seconde ces remèdes par des agens plus actifs; on emploie avec avantage le carbonate d'amoniaque dissous dans de l'eau de plantain, et le feu quand l'usage du collyre n'a pas été suivi de réussite.

11.

Le 22 juillet 1821, on me présenta une jument gris sale, hors d'âge, de 15 à 16 ans, qui avait pâturé depuis plusieurs années dans un terrain humide. J'appris du propriétaire qu'il y avait quelques jours que cette bête pleurait du côté gauche. Il en attribuait la cause à une branche d'arbre. Il y avait rougeur et chaleur, mais à un très-faible degré. Les paupières étaient grosses et tombantes, la caroncule lacrymale et le corps clignotant volumineux. Lotions d'infusion de fleurs de sureau employée froide sur l'œil droit, et tiède sur le gauche. Après huit jours de soin, l'inflammation disparut, mais le gonflement et le larmoiement continuaient, ainsi que la chassie. Usage, pendant huit jours, d'une dissolution composée de carbonate d'ammoniaque 8 grammes (2 gros), infusion de feuilles de plantain 5 décigram. (2 grains), alcool 16 gram. (demionce). Paupières toujours tombantes et œdématiées, léger larmoiement. Application, sur le bord des paupières, de la pommade ophthalmique, une fois le jour : une légère rougeur se manifesta 15 jours plus tard ; toujours tuméfaction : application du feu par contact médiat, à l'aide du procédé indiqué ; augmentation de volume des paupières ; diminution successive. Vente de l'animal.

La pratique procure à chaque instant l'occasion d'employer de pareils moyens dans des circonstances analogues. La plupart des vieux animaux qui couchent dehors, et qui ne deviennent pas lunatiques, sont affectés d'ophthalmies chroniques continues. Je ne puis trop recommander les moyens que je viens d'indiquer ; ils sont aussi énergiques que peu coûteux. J'ai quelquefois employé l'eau céleste, ou collyre céleste de M. Lebas, sur des ânes et des bœufs qui pleuraient depuis long-temps.

(165)

Le 25 juillet 1822 on m'appela pour visiter un bœuf affecté d'une pneumonie intense; il pleurait des deux yeux, notamment du gauche, dont l'angle interne était corrodé et presque détruit par l'écoulement continuel des larmes; les conduits lacrymaux étaient vides. L'animal guéri de sa flegmasie de poitrine, les yeux furent lotionnés deux fois le jour avec le collyre céleste : sulfate de cuivre 15 décigram. (7 grains), eau de roses distillée 5 décilitres (demi-litre), quelques gouttes d'ammoniaque liquide. Continuation pendant quinze jours, une cuillerée à la fois en lotions; usage de l'eau fraîche plus tard. Les larmes reprirent leurs cours; l'onglet, qui commençait à se gonfler, rentra dans sa gaîne.

Le 14 février 1822, je vis un âne de 5 à 6 ans dont les deux yeux étaient fermés, dont les paupières étaient extrêmement enflammées; douleur et chaleur intenses, conjonctive très-rouge, vaisseaux gorgés d'un sang rouge vif, humeur aqueuse rougeâtre, cornée obscure; léger chémosis du côté droit; cécité complète. Le 12, cet âne avait labouré toute la journée, exposé à une pluie qui frappait ses yeux toutes les fois qu'il marchait contre le nord, et le vent était extrêmement froid. Le 13 au matin larmoiement : on employa les lotions d'eau froide, moyen employé par les gens de la campagne pour tous les maux d'yeux. Le 14 au matin, lorsqu'on m'amena l'animal, je fis une saignée de 2 kilogrammes (4 livres); lotions avec de la décoction de guimauve; application de cataplasmes avec de la farine de graine de lin, renouvelés tous les matins pendant trois jours. Le 17, l'âne éprouvait un mieux sensible; disparition partielle de la rougeur de l'humeur aqueuse, qui toujours était trouble des deux côtés; apparence de flocons nébuleux blanchâtres dans l'œil droit; in-

fluence des rayons solaires insupportable; lotions émollientes avec un tiers d'eau de sureau; séjour à l'écurie.
Le 19, mieux encore, mais toujours trouble très-marqué de l'humeur aqueuse; flocons beaucoup plus con-
sidérables du côté le plus malade; dissipation d'une
grande partie de la douleur : deux cautères à l'encolure; lotions d'eau de sûreau tiède, pendant trois jours.
Le 20, beaucoup de mieux; hypopion albumineux,
vaisseaux sanguins le recouvrant, très-apparens. L'animal voyait alors à se conduire, faiblement à la vérité. Lotions d'eau de sureau dégourdie. Le 26, beaucoup de mieux; hypopion en grande partie dissipé,
mais l'ophthalmie et le larmoiement chassieux persistaient. Lotions d'infusion de feuille de ronces, de plantain et d'écorce de chêne, cinq à six fois le jour. Le 1er
mars, yeux toujours obscurs, la conjonctive un peu
engorgée; la caroncule lacrymale gonflée; larmoiement
continuel : lotions avec collyre d'eau de roses et sulfate de zinc. Le 9 mars, encore trouble de la cornée,
légers nuages; hypopion dissipé : usage du collyre céleste, quelques gouttes à la face interne des paupières.
L'âne guérit, mais incomplètement : le propriétaire,
ennuyé de voir la vue trouble à son âne, s'avisa de lui
souffler de la coquille de limaçon piléc dans les yeux :
les premiers symptômes inflammatoires reparurent avec
beaucoup plus d'intensité, et il me ramena le malade.
Heureusement les cautères n'étaient pas supprimés;
une saignée de 1,5 hectogrammes (3 livres) des lotions et des cataplasmes émolliens, les mêmes moyens
que j'avais primitivement employés, tout fut mis en
usage. Les paupières restèrent tuméfiées, les yeux troubles et inégaux. Le 20 mars, je vis le malade, je le
trouvai dans le même état; je proposai le feu, on ne
voulut pas y consentir : c'était le seul moyen curatif.

(167)

La maladie se renouvela quelques semaines plus tard.

Le 28 avril 1821, on me présenta une jument noire-jayet, de cinq ans; les deux yeux étaient larmoyans, le gauche beaucoup plus enflammé que le droit. L'animal avait été exposé à un courant d'air froid pendant plusieurs nuits de suite dans une écurie dont la croisée était restée ouverte. L'humeur aqueuse était légèrement trouble; plusieurs vaisseaux sanguins de la cornée étaient très-apparens; douleur et chaleur aux paupières et à la conjonctive. Saignée de 2 kilo (4 livres) à jeun; la diète, l'eau blanche acidulée avec du vinaigre; lotions d'eau de graines de lin et de mauves pendant trois jours. Je recommandai l'eau fraîche quand l'animal ne paraîtrait plus souffrir, et l'eau végéto-minérale plus tard, si les paupières devenaient tuméfiées. L'animal guérit parfaitement.

Le 2 janvier 1819 je vis une jument bai-cerise, de cinq ans, qui pleurait depuis deux jours sans que l'on en connût la cause; cependant, par le grand nombre de questions que je fis au propriétaire, je parvins à la découvrir. La bête avait couché pendant deux nuits dans une écurie dont une partie du mur s'était écroulée et avait laissé un libre cours à un vent froid et humide. Yeux larmoyans, paupières légèrement enflammées, conjonctive rouge, gorgée; humeur aqueuse trouble; impression douloureuse à la lumière; caroncule lacrymale droite augmentée de volume : lotions émollientes, diète, eau blanche, séjour dans une écurie d'une température modérée. Le 5, point de mieux sensible; au contraire, douleur et chaleur plus intenses; vaisseaux sanguins extrêmement gorgés. Le propriétaire m'avoua qu'il avait fait travailler son animal la veille, le 4, pendant deux heures au plus. Saignée à la queue; lotions émollientes et séjour à l'écurie. Le 9, mieux sensible, trouble très-prononcé de l'humeur aqueuse; mais l'animal ne voyait point du côté droit. Séton à la nuque; lotions avec de l'eau de roses et du jus de plantain (eau de roses 5 décilit. ou demi-litre, jus de plantain 2 centilitres ou 2 cuillerées). Le 14, mieux; trouble de l'humeur aqueuse totalement disparu; conjonctive encore engorgée. Lotions de collyre astringent avec eau de roses et sulfate de zinc. Guérison.

Le 14 juillet 1821, on me fit appeler pour visiter les yeux d'une jument noire mal-teint, âgée de 7 ans, qui couchait habituellement dehors, exposée aux brouillards et à la pluie : œil gauche larmoyant, paupières gonflées; conjonctive rouge, chaleur et douleur; l'humeur aqueuse trouble : lotions émollientes pendant deux jours; séjour à l'écurie. Le 17, on fit travailler la bête à la charrette. Le 18, les symptômes inflammatoires reparurent avec plus d'intensité; la douleur devint plus grande; l'humeur aqueuse réfléchissait une teinte rougeâtre : saignée à la queue, lotions émollientes sur l'œil; séjour à l'écurie. Le 22, mieux sensible, cependant trouble de l'humeur aqueuse, engorgement des paupières et de la conjonctive, larmoiement peu abondant, léger nuage sur la cornée. Séton à la nuque; lotions avec eau de fontaine et carbonate d'ammoniaque. On ne me ramena l'animal que le 24 août : l'ophthalmie, faute de soins, s'était renouvelée après la suppression du séton, et l'œil, abandonné à la nature avant sa parfaite guérison, avait conservé une disposition à une nouvelle ophthalmie, dont le travail et l'influence des pâturages qui agissait le jour et la nuit furent les causes. Epiphora considérable, rougeur et gonflement de la conjonctive, tuméfaction des paupières, trouble blanchâtre de l'humeur aqueuse : séton à la nuque, application à la face interne des paupiè-

(169)

res, d'un collyre d'eau de plantain et de sousacétate de plomb; on augmenta les jours suivans les proportions de ce dernier agent. Le 29, trouble affaibli, nuage très-étendu et irrégulier à la partie inférieure de la cornée; paupières tuméfiées; lotions et intromission du collyre céleste de M. Lebas. Le 8 septembre mieux, nuage moins apparent; paupières et conjonctive très-épaisses, larmoiement : application du feu par rayonnement, et continuation de l'eau céleste. Je revis la malade six mois après; sa guérison était complète. Le séton a été enlevé au mois d'octobre 1821. Je multiplierais trop les exemples si je citais toutes les observations que j'ai pu faire sur l'ophthalmie dont il faut attribuer la cause à l'influence irritante de l'atmosphère.

Quoique les médecins recommandent de sortir les animaux des habitations quand on y dégage des gaz irritans pour assainir l'air par des fumigations, on ne prend par toujours à cet égard les précautions convenables, et l'on expose les yeux des animaux aux vapeurs de chlore, d'acide sulfureux ou d'acide nitreux, etc. Les ophthalmies que cause cette incurie sont peu dangereuses, quoique intenses.

Les piqûres d'épines aux paupières ou sur le bulbe lui-même, l'introduction de gravier, de poussière à la face interne des paupières, deviennent souvent la cause d'ophthalmies.

J'ai vu souvent des bœufs et des chevaux labourant l'été dans des terres légères, pleurer abondamment par suite de l'introduction de la poussière sur la conjonctive, qui devenait dans quelques instans rouge et très-sensible. Je ferai observer ici, en passant, que cette cause provoque souvent des accès dans les animaux lunatiques. Les habitans des campagnes se con-

tentent de laver les yeux avec de l'eau fraîche ; l'eau
tiède convient beaucoup mieux, et s'ils obtiennent
quelques bons résultats de la première, c'est parce
qu'elle a, comme l'eau tiède, la propriété de nettoyer
l'œil ; mais il faut préférer l'eau tiède, parce qu'elle
agit dans toutes les circonstances comme agent atonique, et qu'elle dissipe l'inflammation qui existe déjà.
Je ne conseille pas l'emploi de ce moyen à l'égard des
chevaux affectés d'ophthalmie périodique ; l'eau fraîche
serait alors bien préférable, parce que, antérieurement
à l'accident, il y avait déjà relâchement.

Les premiers jours de juin 1821, je visitai une jument de trait qui pleurait depuis trois jours : paupières un peu engorgées et chaudes ; larmoiement
considérable. Un examen attentif me fit apercevoir
à la face interne de la paupière inférieure un gravier siliceux, enchâssé déjà dans la conjonctive ; il
était recouvert par une couche de matière muqueuse
épaissie, simulant une fausse membrane. J'extirpai le
corps étranger avec des pinces. Lotions émollientes
pendant quatre jours ; disparition des symptômes inflammatoires ; lotions d'eau fraîche, guérison. Le lieu
où le gravier avait séjourné a suppuré pendant huit
jours. Je vis l'animal 12 à 15 jours après ; il ne restait
aucun vestige du mal. J'ai déjà rapporté plusieurs
exemples d'ophthalmies produites par l'introduction de
balles de graminées ; en voici quelques autres assez remarquables.

Le 30 mars 1821, je fus appelé pour donner des
soins à un bœuf qui pleurait depuis huit jours, malgré
les lotions d'eau fraîche, d'eau de mauves et d'autres remèdes aussi peu convenables. Paupières tuméfiées, œil
larmoyant, conjonctive très-épaisse ; chassie purulente
et abondante. Le plus léger examen me fit apercevoir,

dans la région supérieure et intérieure du globe de l'œil, une balle de froment enchâssée entre deux membranes dans sa plus grande étendue, et il paraît qu'auparavant elle était totalement recouverte, et que la force qui détermine toujours les corps étrangers à sortir, avait contribué à produire l'ulcération de cette partie de l'enveloppe, et même d'une surface assez étendue de la conjonctive vers les points ciliaires, d'où était résultée la sécrétion abondante de l'humeur des follicules de Méhibomius et de la conjonctive elle-même. Après avoir fixé l'animal, un aide releva la paupière supérieure avec le crochet (pl. VII, fig. 47). J'abaissai l'inférieure avec le pouce gauche, et je saisis de la main droite, avec des pinces (pl. VII, fig. 49), la partie dénudée de la balle, que j'enlevai. Lotions d'eau de guimauve pendant trois jours. Les vaisseaux, depuis long-temps distendus, restèrent gorgés et variqueux, mais la douleur disparut. Lotions d'eau fraîche et de sulfate de zinc. Le 8 avril, un peu de mieux, mais toujours chassie puriforme très-abondante ; ulcère à la conjonctive. Usage du collyre astringent indiqué page 137, pendant quatre jours, puis de la pommade ophthalmique pendant huit. Le malade guérit radicalement ; il ne lui resta qu'une cicatrice très-légère.

Au commencement de mai 1822, le 7 ou le 8, un vigneron m'amena son âne pour lui enlever une prétendue taie qu'il portait, disait-il, sur la prunelle, depuis huit jours. Larmoiement, paupières demi-fermées, nuage sur la cornée lucide qui la recouvrait presque entièrement, ophthalmie chronique intense, onglet tuméfié. J'aperçus, à la première inspection, une balle d'avoine recouverte d'une fausse membrane qui renfermait et le corps étranger et du pus ; j'ouvris l'abcès avec un petit instrument que j'ai imaginé à cet effet. Il consiste en une petite lame (pl. v, fig. 32) en forme de lancette, bornée, à la distance d'une demi-ligne de la pointe, par un bourrelet d'acier qui empêche, dans le cas d'un mouvement imprévu de la part de l'animal, de blesser le corps de la cornée. J'enlevai ensuite la balle avec les pinces. Lotions d'eau de sureau tiède pendant quatre jours. Le 13, ulcère à la cornée; l'animal ne voyait point de cet œil; engorgement considérable de la conjonctive, larmoiement de l'autre œil : séton à la nuque, lotions de collyre astringent, avec sulfate de zinc et eau de roses pendant six jours: mieux. Le 22, ulcère persistant; usage de la pommade pendant huit jours. Je ne revis cet âne qu'au mois d'août; il était guéri, mais privé en partie de la vue; il y avait à la fois leucoma, taie et nuage sur la cornée. Je conseillai de continuer la pommade pendant trois semaines ou un mois. Je ne pus suivre plus long-temps ce fait intéressant; le propriétaire vendit son âne au loin.

Les balles s'introduisent souvent entre la troisième paupière et le bulbe; il est alors plus difficile de les découvrir. Il s'ensuit même quelquefois la carie de cartilage de l'onglet : l'observation page 85 en est un exemple remarquable. Je vais y joindre quelques autres faits analogues.

Le 15 mars 1819, un cultivateur me fit appeler pour visiter un bœuf borgne. En effet, la cornée lucide était opaque et blanchâtre, l'onglet extrêmement gonflé; la conjonctive, très-rouge, offrait des bourrelets très-marqués; larmoiement purulent considérable, paupières tuméfiées. Je soulevai la troisième paupière, et j'aperçus aussitôt la cause de tant de ravages. J'enlevai la balle qui se trouvait entre les replis de la conjonctive; mais je ne pus faire disparaître aussi promptement l'ulcère qui était résulté de la présence du corps étranger. Tous les jours, pendant une semaine, on fit des injections avec du collyre astringent d'eau de roses et de fleurs de sureau. Le volume de l'onglet diminua un peu pendant la durée de ce traitement; la chassie purulente continuait toujours. Injections de collyre d'acétate de plomb, de décoction de feuilles de plantain et de pousses de ronces pendant douze jours. Le propriétaire, ennuyé de tous ces soins, abandonna son bœuf à la nature; elle triompha du peu de mal qui restait encore. La cornée lucide fut toujours obscurcie par un leucoma léger; l'onglet resta toujours volumineux. Je ne pus décider le propriétaire à continuer les soins. J'aurais désiré employer la pommade ophthalmique et des collyres plus énergiques.

Les contusions ne deviennent que trop souvent la cause de l'ophthalmie intense.

Le 29 juin 1822, on me fit visiter une jument de collier qui venait de recevoir un coup de fouet dont l'extrémité de la corde avait pénétré jusque sur la conjonctive de la cornée. Larmoiement, inflammation intense de la conjonctive, légère plaie à cette membrane. Lotions d'eau tiède seulement, saignée au cou. Le 2 juillet, inflammation plus intense; larmoiement, chassie purulente; lotions émollientes. Le 6, mieux très-apparent, sécrétion presque insensible de la cornée. Lotions d'eau de sureau jusqu'à guérison; elle fut prompte. Il ne resta pas la plus légère apparence de cicatrice.

Les coups d'aiguillon, chez les bœufs, deviennent très-souvent la cause d'ophthalmie. J'en ai cité un exemple dans l'observation page 131.

Les chutes, qui sont si fréquentes chez les chevaux qui vont le traquenart, et chez tous ceux qui sont ar-

qués ou brassicourts, sont souvent suivies de contusion sur les paupières, et conséquemment d'ophthalmie.

Le 16 juin 1822, un propriétaire m'envoya une jument bai-brune, arquée, ayant les deux sourcils écor-
chés, les paupières supérieures très-tuméfiées, les conjonctives rouges et sèches. Lotions émollientes pendant
cinq jours. Le 20, mieux sensible, gonflement persistant, douleur peu vive. Lotions d'eau fraîche, guérison.

Le 3 août 1822, je fus voir une jument qui toute la
nuit avait eu la colique ; elle était contuse sur beaucoup de points, notamment à l'œil gauche. La peau de
la paupière supérieure était nue et sanglante ; la conjonctive, extrêmement rouge et gonflée, offrait des bourrelets de la grosseur d'un tuyau de plume à écrire, à la
face interne de la paupière supérieure. Je pratiquai une
saignée de 2 kilo (4 livres) à la jugulaire, et je recommandai les lotions de mauves. Le lendemain, l'inflammation était dissipée en grande partie ; il n'existait
plus qu'un relâchement des paupières, qui disparut
dans peu de jours à l'aide de l'eau fraîche.

Au mois de juillet 1822, je fus appelé pour donner
des soins à un chien qui avait été égratigné par un
chat quelques heures avant mon arrivée. La paupière
inférieure et le bulbe avaient été atteints. Dans l'espace de trois à quatre heures, une ophthalmie très-intense se déclara. Je fis faire des lotions émollientes cinq
à six fois le jour. Le propriétaire, qui tenait beaucoup
à son animal, me fit rappeler cinq jours après. La douleur et le gonflement étaient encore très-prononcés ;
larmoiement puriforme abondant : lotions d'eau de
guimauve avec un peu d'eau de sureau, huit fois le
jour. Je recommandai de remplacer les émolliens par
l'eau fraîche et un peu d'eau-de-vie, lorsque la dou-

leur aurait disparu : le traitement fut suivi avec exactitude. Le chien ne guérit que vingt-quatre à vingt-
cinq jours après l'accident, encore l'œil était-il tous les
matins très-chassieux. Je donnai un petit pot de pommade ophthalmique qui acheva la guérison. Il ne resta
aucun vestige de cicatrice.

Il est impossible de faire des opérations sur les diverses parties des organes des yeux, sans qu'une ophthalmie plus ou moins intense n'en soit suivie. Cette
inflammation accidentelle est généralement peu grave,
quand l'opérateur a agi avec dextérité, et surtout dans
des circonstances convenables ; car quelles fautes ne
commettent pas les empiriques, qui, pour se décider
à une opération, ne voient que le mal à emporter, sans
prendre en considération l'état actuel de l'œil, qui
souvent doit retarder l'époque de cette opération ! J'ai
déjà cité plusieurs faits relatifs à ces suites fâcheuses ;
j'en rapporterai d'autres plus tard, en traitant des maladies qui nécessitent des opérations.

Je terminerai cet article par quelques faits assez remarquables, dont il faut attribuer la cause aux remèdes
prescrits par le charlatanisme le plus dégoûtant et l'i-
gnorance la plus complète. Cependant il faut convenir que la plupart des remèdes recommandés par les
empiriques peuvent devenir de quelque utilité à certaines époques de la maladie ; mais ils sont presque
toujours employés trop tôt ou trop tard, et le plus
souvent mal administrés. J'ai toujours vu prescrire
par ces prétendus guérisseurs, les mêmes médicamens
pour toutes les maladies d'yeux, ou des remèdes différens pour la même maladie. Ainsi, quand un animal a
mal aux yeux, il faut se servir de la coquille d'huître,
de limaçon, de la morelle, de l'herbe d'éclaire, de la
pierre de vitriol, de l'alun, du sucre, du sel ammoniac

de la pierre divine, de la suie, et de tant d'autres moyens semblables. Ne peut-on se procurer qu'une de ces substances, on l'oppose ou à une ophthalmie aiguë ou à une ophthalmie chronique, comme à une taie, à un onglet, à un leucoma, à un épiphora, à une cataracte, à un accès de fluxion intermittente, etc., etc.

Le 30 juin 1821, on m'amena un âne qui avait perdu la vue depuis quelques jours; en effet, il avait deux ophthalmies intenses internes; l'iris, l'humeur aqueuse, la cornée étaient rouges comme le sang lui-même; la douleur était excessive. Depuis six jours un empirique barbare et ignorant soufflait dans les yeux de ce pauvre animal de la poudre de coquille de limaçon grossièrement pulvérisée et mélangée avec de l'alun calciné; aussi était-il impossible d'en approcher. Saignée à la veine superficielle du thorax, 2 livres; dix sangsues à chaque tempe; lotions et cataplasmes émolliens avec laudanum, continués quatre jours. Le cinq juillet, mieux sensible, mais larmoiement puriforme abondant; humeurs aqueuses et vitrées troubles; flocons blanchâtre dans la chambre antérieure gauche; lotions d'eau fraîche; deux cautères à l'encolure. Le 8, beaucoup de mieux, paupières écartées, deux hypopions albumineux très-volumineux, offrant à leur partie antérieure des vaisseaux rouges très-apparens; lotions d'eau fraîche et de jus de plantain. Le 12, disparition presque totale de l'inflammation générale; humeur aqueuse très-trouble; collyre astringent avec eau de plantain et décoction d'écorce de chêne. Le 20, dissipation des hypopions, fond des yeux jaune-verdâtre, humeur aqueuse éclaircie, conjonctive gonflée et rouge, yeux ayant diminué de volume en général, plus enfoncés que de coutume. Le propriétaire manifesta le désir de supprimer les sétons, disant que son animal était guéri; je m'y refusai; il ne fut pas plus tôt arrivé chez lui qu'il les enleva. Il se repentit plus tard de son imprudence; les deux ophthalmies reparurent huit jours après. Il revint me trouver; j'appliquai de nouveau deux cautères, je fis faire, deux jours de suite seulement, des lotions mitigées d'eau de mauves avec de l'eau de sureau. Les yeux reprirent, au bout de six jours, l'état qui avait précédé la suppression des cautères; mais l'œil gauche ne tarda pas à laisser apercevoir dans son fond une teinte verdâtre, sa pupille devint immobile, le cristallin commença à blanchir dans son centre; l'animal finit par perdre cet œil, tandis que l'autre continua à s'éclaircir. On ne supprima les exutoires que deux mois après leur application. L'œil était presque perdu, son volume avait diminué de beaucoup; je hâtai sa perte complète en recommandant au propriétaire de l'irriter de temps en temps avec de la poudre de coquille de limaçon. Je réussis par ce moyen à conserver l'œil droit, qui devint très-clairvoyant.

Le 12 février 1820, on me consulta pour une jument de cinq ans, gris clair pommelé, aveugle depuis quatre jours. J'appris que lorsque la première fois on s'aperçut de la maladie des yeux, ces organes n'étaient que troubles, et que la bête pleurait fortement. Un maréchal prétendit qu'il fallait faire manger la taie qui couvrait la vue, avec du vitriol soufflé dans l'intérieur de l'œil, à l'aide d'un tuyau de plume. Le propriétaire suivit ce funeste conseil. Il était impossible d'approcher de ce pauvre animal, qui croyait toujours être auprès de ses bourreaux. Je parvins cependant à l'examiner avec assez de soin pour constater qu'il y avait, comme dans le cas précédent, ophthalmie interne extrêmement intense. Saignée à la jugulaire (parce que l'application

de la poudre irritante ne datait que de quatre jours),
lotions et cataplasmes émolliens, que nous parvînmes
difficilement à appliquer. Le 14, déjà du mieux ; douleur toujours très-grande. Saignée à la jugulaire opposée, amputation de la queue, continuation des émolliens jusqu'au 20. Inflammation beaucoup diminuée.
Lotions d'eau froide ; deux cautères à l'encolure. Le 24,
mieux ; trouble de l'humeur aqueuse, et deux hypopions qui paraissaient déjà depuis plusieurs jours ; ils
remplissaient la presque-totalité de la chambre antérieure. Lotions d'eau fraîche avec quelques gouttes d'a-
cétate de plomb liquide. Le 29, diminution des hypopions ; continuation du collyre rendu plus astringent.
Le 6 mars, fond des yeux couleur vert-bouteille, iris
brisée, dont plusieurs lambeaux flottaient dans l'humeur aqueuse, surtout du côté droit ; cristallin réfléchissant une nuance jaune-verdâtre très-foncée. L'animal devint aveugle ; les deux yeux s'atrophièrent en
partie, malgré tous les soins. Le propriétaire, à la vérité, fit travailler sa jument trop tôt. Je pense qu'on
aurait pu lui conserver un œil, en sacrifiant l'autre. Il
existe maintenant deux glaucomes très-apparens et des
commencemens de cataractes membraneuses ; le globe
est très-petit, et diminue tous les jours.

Le 17 octobre 1822, je fus appelé dans une ferme
pour visiter une vache paralysée des quatre membres.
On me fit voir dans la même ferme un bœuf de trois
ans, qui souffrait tellement d'une mauvaise administration des topiques excitans sur un de ses yeux, qu'il
maigrissait à vue d'œil, tandis qu'auparavant il gagnait
tous les jours. On avait prétendu par ces moyens lui
enlever une taie récente survenue à la suite d'un coup
de branche d'arbre. Je fis cesser l'insufflation d'*os de
sèche* que l'on renouvelait deux fois le jour, et j'or-

(179)

donnai qu'on lui lavât l'œil, extrêmement enflammé,
avec de l'eau de mauve. Déjà la conjonctive du centre
de la cornée était très-épaisse et avait végété; il s'élevait de cette partie un bouton charnu de la grosseur
d'une graine de vesce; autour de lui existait un leucoma
qui couvrait la presque-totalité de la cornée, et qui
résultait de l'excoriation multipliée de la conjonctive
par le corps étranger.

Les empiriques, avec de pareils moyens, réussissent
quelquefois à faire disparaître les nuages, les taies, les
onglets : là se bornent leurs succès, qui ne balancent
jamais les inconvéniens et les accidens qui les suivent.
L'expérience m'a prouvé que les empiriques multi-
pliaient à l'infini la cécité dans les animaux, par les
moyens vicieux qu'ils adoptent dans l'administration
des médicamens. Dans les campagnes, c'est presque
toujours à eux que l'on s'adresse pour les lésions optiques, parce que le propriétaire est sûr que son animal
ne mourra pas d'un mal d'yeux, qu'il court toujours
au meilleur marché, et conséquemment chez le premier
empirique qui se trouve sur le lieu. Ce n'est qu'en cherchant à traiter des maladies optiques que j'ai pu m'en
occuper, que j'ai pu en guérir un grand nombre, et
prouver enfin l'inefficacité de tous les prétendus spéci-
fiques des maux d'yeux.

L'ophthalmie, abandonnée à elle-même, est ordinairement suivie d'une foule d'accidens qui deviennent
les sources d'une infinité de maladies. Il est donc extrêmement important de détruire entièrement le mal avant
de s'être assuré d'une guérison parfaite. C'est le moyen
le plus infaillible contre la cécité, qui peut être l'effet
d'anciennes maladies; c'est l'unique remède pour prévenir l'ophthalmie intermittente. A la vérité, il est de
rigueur, pour la réalité de mon principe, que l'œil

12.

malade redevienne ce qu'il était auparavant, et par conséquent qu'il n'ait aucune disposition particulière à contracter une nouvelle ophthalmie par une influence légère. La médecine vétérinaire a mille moyens aujourd'hui pour triompher de toutes espèces d'ophthalmies récentes, lorsqu'elles ne sont pas constitutionnelles, dont les effets ne se bornent qu'à un trouble dans les fonctions vitales, et non dans une perversion de ces mêmes propriétés ; mais il ne suffit pas qu'une maladie soit bien décrite et que le traitement indiqué dans les meilleurs ouvrages ait eu de nombreux succès, pour que l'homme qui possède le mieux ces excellens documens puisse guérir radicalement ; il est encore indispensable qu'il soit pourvu d'assez d'intelligence et d'une disposition particulière qui n'est que trop rare, pour pouvoir saisir les nuances si variées de l'état de la maladie et approprier le remède au mal. Il est impossible à un écrivain de tracer la juste limite des phases sans nombre qu'offre une maladie dans son cours. Pour acquérir ce tact il faut voir des malades et surtout des maladies, les voir souvent, observer et agir quand il est nécessaire. On ne guérit radicalement une ophthalmie quelconque qu'en préservant le malade de toute propension à la cécité. Il n'existe guère de cause de cécité qui ne soit précédée ou accompagnée d'une ophthalmie.

L'ophthalmie aiguë intense peut affecter, dans quelques circonstances, un certain nombre d'animaux à la fois, dans une même contrée, à la suite d'une même cause, et devenir par conséquent enzootique. Outre ce caractère particulier d'attaquer à la fois un certain nombre d'animaux, elle a d'autres nuances que saisit facilement un œil observateur : sa marche est différente, et elle se termine trop souvent d'une manière très-fatale si l'on n'a pas saisi toutes ses nuances. Comme elle est toujours l'effet d'une influence atmosphérique morbifique, et qu'il est difficile de soustraire tous les animaux affectés à cette action générale, il faut attendre tout de la nature, et combattre cependant cette influence et ses effets.

Il n'est pas au pouvoir de l'homme de détruire instantanément la cause d'une maladie qui a sa source dans l'infection de l'air; il ne peut que la modifier en assainissant, autant que cela se peut, les habitations des animaux. Les fumigations de chlore sont celles que l'on doit préférer pour détruire les miasmes végétaux et animaux qui se trouvent en putréfaction dans l'atmosphère : elles doivent être faites avec beaucoup de précautions, quoiqu'il faille convenir qu'elles produisent peu d'effets, car l'air désinfecté est bientôt remplacé par une nouvelle atmosphère morbifique. Je me bornerai donc à recommander l'éloignement, le changement de lieu, et un traitement curatif, unique moyen peut-être que les habitans des campagnes aient réellement à leur disposition.

Les caractères propres de l'ophthalmie dont on parle ici, sont une teinte violacée ou cramoisie de la conjonctive, et la rapidité avec laquelle elle parcourt ses périodes. Au moment même où le cultivateur compte le plus sur la santé de son animal, il aperçoit un gonflement extrême des paupières, un larmoiement abondant; s'il écarte les paupières, ce qu'il ne peut faire qu'avec beaucoup de peine, car l'animal fait de violens efforts pour éviter le mal, il voit une rougeur violacée ou cramoisie de la membrane muqueuse, les larmes coulent abondamment. Le bulbe de l'œil, dans le principe, ne paraît pas participer de l'affection; ce n'est que le deuxième ou troisième jour que les humeurs se troublent, que les vaisseaux de la cornée se gorgent et qu'elle devient obscure.

C'est surtout cette sorte d'ophthalmie qui a de la propension à devenir dangereuse : elle accompagne souvent les maladies charbonneuses, comme j'ai eu occasion de le constater. Il ne faut que trois à quatre jours pour la porter à son plus haut degré, lors même que les animaux sont rentrés dans les étables; à plus forte raison lorsqu'on les laisse au dehors. Le tissu de la conjonctive, se trouvant subitement en contact avec un corps très-irritant et très-propre à la perversion de la force vitale, est irrité et perverti dans ses fonctions; la circulation ne peut s'exercer qu'avec une extrême difficulté, et elle finit promptement par s'éteindre dans la partie, si de prompts secours n'en rétablissent le cours en diminuant la quantité du sang et en calmant l'irritation. Ces ophthalmies foudroyantes sont produites par l'action des matières végétales et animales en putréfaction dissoutes dans des brouillards épais, qui sont dus à des changemens brusques de température qui surviennent sur le bord des marais et des étangs, et, en général, partout où il y a des amas d'eau, où séjournent toujours un grand nombre de matières putréfiées. Ces matières, à l'époque où elles agissent, continuent à fermenter, et deviennent par là encore plus pernicieuses, parce qu'alors les lois chimiques tendent toujours à s'approprier tous les corps de la nature pour en faire réagir les élémens et en faire de nouveaux produits. C'est assez d'explications, venons aux faits d'observation. Les jeunes bêtes sont beaucoup plus sujettes que les adultes à l'*ophthalmie* dite *enzootique* : elle affecte plus particulièrement les chevaux que les bœufs, mais ces derniers n'en sont pas exempts. Si cette ophthalmie n'est pas combattue promptement, elle ne tarde pas à détériorer toutes les parties de l'œil, et à les affecter de manière à faire perdre l'espoir de les ramener dans leur premier état de santé. C'est une des causes les plus fécondes de l'ophthalmie périodique dans les localités infectées de cette maladie. J'ai cependant observé que cette terminaison de l'ophthalmie enzootique n'était pas aussi ordinaire qu'on pourrait le croire et qu'on l'a dit, lorsqu'on la prévenait par les remèdes propres à la combattre, et par la constance et l'exactitude du traitement ; mais on verra toujours dans les contrées insalubres la fluxion intermittente succéder à cette sorte de maladie, régnant à certaines époques, si on ne lui oppose d'autre moyen que l'eau fraîche ou l'eau de mauves, si on néglige toute espèce d'autres soins, si on laisse constamment les bestiaux au foyer de l'infection, dans les marais même où la maladie s'était développée : cela arrive trop souvent.

Quoique cette variété d'ophthalmie ait une propension particulière à devenir le fléau de plusieurs animaux à la fois dans la même contrée, il peut arriver cependant qu'elle n'attaque qu'un seul individu placé au milieu de beaucoup d'autres ; je l'ai vue même être sporadique, c'est-à-dire affecter des bœufs, des ânes, par suite de causes particulières, telles que l'exposition des jeunes poulains dans des écuries humides, chaudes et remplies de fumier, où circule une atmosphère tenant en dissolution des matières animales et végétales dont la décomposition produit des vapeurs irritantes, des gaz morbifiques. Il n'est pas rare de voir, dans certaines contrées, des chevaux, des moutons, des cochons et des vaches coucher sous le même toit. Ces animaux ne sont séparés les uns des autres que par des barrières à claire-voies, ou le plus souvent par des fermetures de branchages, et se trouvent exactement dans les circonstances que nous venons d'indiquer, entre une cause irritante et une cause infectante. Les jeunes femelles de lapin qui finissent d'allaiter éprouvent souvent une ophthalmie qui les fait périr assez promptement. Il faut en attribuer la cause à la malpropreté des habitations de ces animaux. Je pense que cette inflammation des yeux appartient à la variété dite enzootique, puisqu'il est arrivé que plusieurs lapins réunis dans un même clapier ont été en même temps affectés de la même maladie.

La connaissance parfaite de la cause réelle de l'ophthalmie enzootique contribue beaucoup à en préserver les animaux ou à les en guérir. On change de localités, comme on l'a déjà dit, on assainit les lieux ordinaires de la demeure, on renouvelle souvent les litières, on sépare les animaux, chaque espèce se met sous un toit particulier; car il est bien prouvé que tel animal que n'atteint aucune influence fâcheuse dans un grand état de propreté, devient malade s'il est entouré de fumier, comme le cheval en fournit l'exemple. Tel autre supportera mieux la malpropreté, comme le cochon, etc.; mais elle est toujours nuisible. Je crois qu'il faut soigneusement éviter la manie de la plupart des métayers du Poitou, et de beaucoup d'autres provinces, qui cherchent tous les moyens de fixer à la partie externe des fesses de leurs bœufs la plus grande quantité de fiente possible, pour les faire paraître plus épais et plus gras. Lorsqu'un médecin sera consulté pour faire cesser les ravages d'une ophthalmie enzootique, son premier soin sera d'éloigner, autant qu'on le pourra, les animaux du centre de l'infection, de les faire retenir dans des écuries, de les garantir des courans d'air froids et humides qui viennent presque toujours du nord, de ne laisser que peu d'ouverture à l'écurie pendant la nuit, et même pendant le jour quand il y aura des brouillards ; de renouveler souvent la litière : enfin il fera faire des fumigations de chlore, avec toutes les précautions qu'elles exigent, pour détruire les miasmes qui existent dans l'atmosphère.

Le traitement local consiste à vider le plus promptement possible les vaisseaux irrités, à l'aide de la saignée pratiquée ou à la jugulaire ou mieux avec les sangsues; on en seconde l'effet par l'application des émolliens, tant que la rougeur est accompagnée de douleur.

Ces moyens locaux doivent être combinés avec une médication générale basée sur l'état présent de l'animal. Les dérivatifs sont également d'un grand secours. Les purgatifs, les sétons sont les agens ordinaires les plus efficaces; ce sont eux qui, en changeant la douleur de place, favorisent l'action des moyens locaux; on herbe les bœufs avec l'ellébore trempé dans de l'essence de térébenthine; on passe des sétons, ou l'on met des cautères fortement animés avec des cantharides, au cheval, au mulet et à l'âne.

Il est extrêmement difficile de constater par la force l'état des yeux de ces animaux souffrans, en raison de la contraction permanente des muscles oculaires. Il est préférable de saisir l'instant où les paupières s'ouvrent spontanément. A la vérité, on ne peut guère examiner avec soin la conjonctive; mais un œil exercé jugera de son état par tous les symptômes apercevables, sans que l'on ait été obligé d'employer la contrainte.

On continue ces divers moyens jusqu'à ce que l'inflammation intense ait disparu, en proportionnant toujours les agens médicamenteux à l'intensité du mal. On termine ordinairement le traitement par un collyre fortifiant, des lotions d'eau de fontaine et la suppression de l'exutoire.

D'après quelques personnes, cette ophthalmie, devenue très-intense et abandonnée à la nature, devient quelquefois mortelle : je n'en connais pas d'exemple. J'ai été consulté très-souvent pour des chevaux qui avaient été atteints de cette espèce de lésion optique, mais presque toujours quatre, cinq, six, sept, huit jours après sa naissance, parce qu'à cette époque de la maladie, la conjonctive, d'un rouge violacé très-foncé, tirant sur le noirâtre, faisait craindre au propriétaire ce qu'il n'avait pas redouté d'abord : deux fois seulement j'ai été à même de suivre la maladie dans tout son cours.

Au mois d'octobre de la même année 1820, un fermier fort riche du Bocage, qui élève chaque année beaucoup de chevaux, vit se déclarer sur ses jeunes élèves une ophthalmie enzootique, dont presque tous les animaux d'une de ses fermes, qui se trouve sur le bord d'un étang, furent plus ou moins fortement atteints à la suite d'un brouillard causé par un vent du nord brusquement remplacé par un vent du midi. Ce propriétaire me consulta : l'émigration fut mon premier avis; on le suivit avec succès. Le brouillard disparut : huit jours après, les animaux retrouvèrent toute leur santé; on les ramena dans leur ancienne demeure.

J'ai vu cette variété d'ophthalmie affecter sporadiquement des chevaux, des bœufs de deux à trois ans, que l'on abandonnait dans les pâturages au milieu de toutes les intempéries des saisons.

Nous avons déjà eu occasion de parler de l'ophthalmie catarrhale, c'est-à-dire de celle qui a sa cause dans l'influence morbide de l'atmosphère, par suite de ses variations en tous genres. Lorsque l'inflammation de la conjonctive est l'effet de l'action d'une cause

(187)

qui a agi immédiatement sur la membrane, elle est naturellement idopathique; mais lorsqu'elle est précédée d'une inflammation de la membrane nasale, comme cela arrive le plus souvent dans les jeunes chevaux, les jeunes chiens, les jeunes chats, on ne peut se refuser à la classer parmi les inflammations sympathiques, surtout quand, après le développement du catarrhe nasal, l'animal, qui devient par la suite atteint d'ophthalmie, est soustrait aux causes qui ont donné naissance à la maladie première.

L'ophthalmie est encore sympathique lorsqu'elle est occasionnée par une mauvaise disposition, une inflammation de l'estomac ou du foie : ce cas est fréquent, principalement chez les chiens dans leurs premières années, lorsqu'ils deviennent exposés à l'hépatite, à la gastro-entérite; les bœufs, les vaches y sont également sujets. L'inflammation de la conjonctive accompagne souvent les maladies terribles appelées les *fièvres ataxiques* dans tous les animaux qui y sont sujets. On sait quelle sympathie il y a entre la conjonctive de l'appareil digestif : les affections des moutons nous en fournissent tous les jours des preuves convaincantes. C'est à la conjonctive que l'on regarde quand on soupçonne ces animaux affectés de quelque maladie. En général, cette membrane, comme toutes les manières d'être de l'œil, ce miroir où se peignent les signes des affections et ceux de la santé, fournit au médecin des renseignemens utiles sur les maladies de toutes les autres parties de l'économie animale.

L'ophthalmie sympathique devient, dans beaucoup de circonstances, le symptôme d'autres maladies plus graves, et il est même à remarquer que cette sorte de lésion optique n'est à redouter que parce qu'elle indique une maladie presque toujours assez dangereuse.

Ces connaissances préliminaires sont on ne peut plus importantes à approfondir ; c'est par elles que nous pouvons souvent nous rendre compte de la récidive d'une ophthalmie dont les causes échappent à l'œil peu exercé, mais que reconnaît toujours l'observateur. C'est en découvrant ces causes cachées que nous triomphons le plus ordinairement des ophthalmies les plus rebelles, les plus tenaces et les plus dangereuses. C'est par les actions sympathiques que nous triomphons des ophthalmies idiopathiques anciennes. Qui ignore les admirables effets des purgatifs, des vomitifs, des exutoires employés contre les inflammations des yeux en général, soit récentes, soit chroniques ?

Toutes les fois que la sagacité du médecin aura établi son pronostic sur la réalité d'une ophthalmie sympathique, et qu'il aura déterminé la nature intime de la maladie première, et par conséquent de la cause de l'ophthalmie, il lui sera facile d'établir un traitement méthodique, qu'il faudra toujours diriger contre l'affection de l'organe primitivement malade. L'ophthalmie est-elle bilieuse, c'est-à-dire, le symptôme d'une hépatite ou d'une inflammation du cerveau et de l'estomac ? on sent qu'il faut, pour la guérir, commencer par détruire l'hépatite ou les autres surirritations.

On rencontre le plus souvent, dans la pratique, des inflammations de la conjonctive qui sympathisent avec de pareilles affections de la membrane nasale ; le raisonnement seul aurait pu le prédire. L'inflammation, dans ce cas, a même plutôt lieu par contiguïté que par sympathie ; je suis porté à croire que ces deux modes d'influence peuvent agir ou séparément ou conjointement. En effet, comment concevoir, sans la transmission d'une modification de l'action vitale par sympathie, le larmoiement et la rougeur de la conjonctive immédiatement après l'introduction d'un corps étranger, ou d'un agent médicamenteux, dans les narines? Quel est celui qui s'est occupé avec quelques succès des maladies des yeux, qui n'a pas administré des médicamens sur la membrane nasale, dans l'intention de changer l'état actuel des organes de la vision?

L'ophthalmie, qui accompagne presque toujours les catarrhes de la membrane muqueuse des voies aériennes, ne devient dangereuse qu'autant qu'elle persiste long-temps; comme en général toutes les espèces d'ophthalmies, elle trouble les fonctions, détruit leur harmonie, les pervertit même. Le tissu des yeux est extrêmement susceptible; la plus petite influence trouble l'arrangement de ses parties; ce trouble est surtout visible dans les régions qui doivent donner passage aux rayons lumineux, parce qu'il devient la cause de leur opacité.

Dans ces sortes d'ophthalmies catarrhales, les yeux deviennent généralement gonflés, les larmes coulent continuellement et en petite quantité sur les larmiers, et sont toujours accompagnées d'une plus ou moins grande quantité de chassie; la cornée lucide devient obscure; la conjonctive, de rouge vif et de consistance ferme, qu'elle était dans le principe du mal, devient pâle et flasque, se gonfle quelquefois de sérosité, et forme des bourrelets intérieurs qui déterminent souvent la déviation des paupières en dehors et la destruction du ruisseau lacrymal. L'œil devient, par la continuation de ces symptômes, extrêmement susceptible d'une nouvelle attaque; le défaut de la nutrition, qui n'est plus exécutée avec équilibre, a produit une diminution dans le volume de l'œil; le globe paraît s'être retiré dans le fond de l'orbite; les paupières, qui sont abaissées, le font encore paraître plus petit. C'est ce que l'on remarque

dans les yeux des jeunes poulains élevés dans les pâturages humides, où la cause des affections catarrhales est
toujours persistante, et où les yeux sont constamment
dans un bain humide et relâchant : dans ce dernier
cas, la maladie est à la fois idiopathique et sympathique.

Il est donc de la plus grande importance de faire
cesser le plus promptement possible l'inflammation
des yeux aussitôt qu'on la reconnaît ; et pour y parvenir avec succès, on combat d'abord celle du nez
par tous les moyens connus, que je n'indiquerai pas
ici, parce qu'ils sont du ressort de la pathologie des
organes de la respiration ; je me contenterai de faire
connaître les moyens curatifs applicables aux maladies
des yeux. Ces moyens sont analogues à ceux que nous
avons recommandés dans le cas d'ophthalmie idiopathique, soit aiguë, soit chronique ; car l'ophthalmie
sympathique offre ces deux états, comme celle qui est
idiopathique. J'observerai cependant que le traitement,
dans ce dernier cas, doit éprouver quelques modifications : on doit, pour ainsi dire, être prodigue d'exutoires pour les jeunes animaux ; l'œil chez eux est très-
susceptible, sans doute à cause de sa structure fragile,
qui n'est pas du tout en rapport avec l'usage auquel la
nature le destine, même en état de santé, et à plus forte
raison lorsqu'il est malade ; il faut, le plus promptement possible, donner une autre direction au mal, qui
envahirait aisément ces jeunes organes. L'ophthalmie
sympathique catarrhale accompagne toujours la gourme
des chevaux, des bœufs, le catarrhe des moutons, des
jeunes chiens, des jeunes chats.

Le premier de tous les soins consiste à faire cesser la
cause, à éviter que l'animal mange la tête baissée, afin
de prévenir vers les yeux l'afflux des liquides qui y arrivent déjà avec trop d'abondance, et pour empêcher

l'influence des vapeurs aqueuses débilitantes qui s'élèvent de la surface de la terre. On fera donc séjourner
les animaux dans des écuries tempérées; on leur donnera de la nourriture de facile mastication et de facile
digestion dans des râteliers ou dans des mangeoires
dont l'élévation sera en rapport avec leur taille. Le
vert à l'écurie, la luzerne, le sainfoin, les graminées
vertes, la vesse, la paille coupée, etc., conviennent
beaucoup. On s'abstiendra absolument de les faire tirer, de quelque manière que ce soit, et principalement
par la tête; de les faire marcher contre le vent violent,
si toutefois on voulait les utiliser à quelques travaux
légers, chose très-convenable lorsqu'on est assez prudent pour proportionner cet exercice à l'intensité de la
maladie et à l'âge du jeune individu. En un mot, il
convient d'éviter toutes les occasions d'une rechute
quand le malade est convalescent, et toutes celles qui
pourraient accroître l'affection quand elle parcourt ses
p ériodes avec régularité. Ces affections catarrhales
ne sont jamais graves dans leur origine; il suffit,
avec les moyens que nous venons d'indiquer, de seconder la nature, de favoriser la résolution de l'inflammation aiguë ou chronique, qui en est la suite ordinaire, surtout quand on laisse pâturer les animaux
dans des lieux humides, malsains sous tous les rapports. Aussi ne doit-on pas tarder à recourir aux toniques astringens et aux exutoires qui préviennent l'afflux de nouveaux liquides, en déplaçant la stimulation
qui existait à l'œil, et aux toniques pour fortifier les organes qui auparavant étaient très-impressionnables. Le
degré de l'ophthalmie bien précisé, on lui oppose le
médicament le plus propre à la combattre. L'inflammation aiguë dure peu de temps; elle cède à des moyens
simples, et surtout à un régime approprié. Est-elle

devenue chronique? on fait des fumigations sur la conjonctive avec des vapeurs de vin aromatique, avec de la sauge, de la lavande, du romarain : cela m'a réussi souvent chez les jeunes chevaux convalescens gourmeux, et qui avoient encore les yeux dans un état d'atonie marqué. On fait des lotions d'eau de fontaine, d'eau de sureau, d'infusion de roses, d'eau distillée de roses, de plantain, d'un mélange de jus de cette plante et d'eau fraîche, d'eau végéto-minérale étendue d'eau commune (1 centil. sur 5 décil. d'eau, ou 1 cuillerée sur 1 demi-lit). Il est extrêmement rare que ces moyens ne réussissent pas, pourvu toutefois qu'ils soient secondés par les soins hygiéniques que j'ai recommandés d'abord.

Un métayer m'amena, le 20 mai 1819, une jument noir-jayet, âgée de trois ans, avec un catarrhe nasal aigu, des paupières tuméfiées, des yeux larmoyans depuis deux jours, et la conjonctive rouge. L'animal allait aux champs tous les jours dans un pâturage humide, où il ne mangeait que très-peu d'herbe. Il avait les ganglions lymphatiques souslinguaux engorgés. J'ordonnai pour tout remède de faire barboter le malade avec de l'eau blanche, de le retenir à l'écurie jusqu'à ce qu'il jetât par le nez une matière blanchâtre, et de lui administrer deux bains de vapeur aqueuse par jour, soir et matin. Le 24 du même mois on me ramena l'animal. Flux abondant par les narines, conjonctives engorgées; plus de chaleur intense aux yeux; toux légère et grasse : séton à la nuque; lotions d'eau fraîche; séjour dans une écurie très-aérée jusqu'au 12 juin. Guérison.

Un marchand me consulta pour une jument de six ans qui pleurait des deux yeux. Quelques jours avant qu'il s'en aperçût, elle éternuait et toussait souvent; elle pâturait le jour, et le soir elle rentrait dans une

écurie basse et humide. Paupières tuméfiées ; larmoiement, chassie, conjonctive rouge et enflammée, membrane nasale rouge et sèche. On transféra la jument
dans une écurie plus aérée et plus saine ; bains de vapeurs avec eau de son, trois fois le jour. Le 25, mieux ;
écoulement des produits de la sécrétion de la membrane muqueuse du nez ; humeur de la chassie plus
abondante ; cornées obscures et bordées ; conjonctives
gonflées, d'un rouge pâle ; séton à la nuque ; lotions
d'eau de sureau un peu dégourdie, pendant quatre jours ;
les suivans, lotions d'eau fraîche seulement ; augmentation de la nourriture ; léger travail, exercice un bon
quart de lieue. Le 10 novembre, guérison complète ;
yeux très-beaux ; suppression du séton ; léger purgatif
avec jalap et aloès, le 11 au matin.

Le 17 novembre 1821, le même propriétaire ayant
fait une nouvelle acquisition, vint encore me consulter, pour une maladie à peu près semblable à la première. Le nouveau malade toussait depuis quatre à
cinq jours ; narines enflammées et sécrétant une matière blanchâtre muqueuse ; paupières tuméfiées ; épiphora chassieux ; conjonctives gonflées ; cornées obscures. Je proposai un séton ; le propriétaire ne voulut pas y consentir, ayant le désir de se défaire de sa
bête, qui, selon lui, allait devenir aveugle ; lotions
d'eau de sureau cinq à six fois le jour ; régime diététi-
que, eau blanche. Le 22, larmoiement presque nul ;
résolution sensiblement complète du catarrhe et de
l'ophthalmie ; cessation de tout soin ; travail à la selle,
six lieues de chemin dans un jour. Le 24, récidive de
la toux, du catarrhe nasal, du jetage et de l'ophthalmie. On vint me chercher : rougeur de la conjonctive ;
larmoiement chassieux ; gonflement des paupières ;
douleur. Six livres de foin, deux picotins d'avoine, de

la paille et du son; eau blanchie avec de la farine d'orge; bains de vapeurs d'eau de son. Le 27, rougeur de la conjonctive peu vermeille; flux abondant de l'humeur de la chassie; humeurs aqueuses troubles; cornées lucides obscures, surtout du côté gauche; jetage considérable par le nez; ganglions lymphatiques sous-linguaux engorgés; toux grasse, beaucoup plus intense le matin que le reste de la journée; séton à la nuque; lotions d'eau fraîche avec eau végéto-minérale; bains de vapeurs aromatiques sur les yeux; séjour dans une écurie aérée, mais tempérée. Le 1ᵉʳ décembre, mieux général; plus de toux; cornée et humeur aqueuse éclaircie; paupières presque dans leur état naturel. Continuation d'un collyre d'eau fraîche et de sousacétate de plomb, selon les proportions ordinaires, pendant six jours. Le 8 décembre, guérison complète, suppression du séton.

Le 24 mai 1822, un propriétaire m'amena deux jumens, l'une de trois ans et l'autre de quatre; toutes les deux, chassieuses, avaient les yeux peu ouverts, les conjonctives tuméfiées, la caroncule lacrymale gonflée, la cornée lucide obscure et bordée, l'humeur aqueuse trouble, les points lacrymaux béans et la conjonctive flasque, les narines salies par de la matière sécrétée peu opaque et d'un blanc peu mat, ganglions sous-linguaux engorgés. Ces animaux vivaient depuis leur sevrage dans un pâturage qui borde la rivière; larmoiement de temps à autre. Je proposai un séton à chaque bête, ce qui parut déplaire au propriétaire, qui désirait que l'on employât d'abord d'autres moyens. Séjour à l'écurie; lotions d'un collyre astringent avec eau de roses et sulfate de zinc, pendant huit jours; fumigations aromatiques dirigées dans les narines, pendant le même temps. Le 6 juin, on me ramena les

bêtes; les membranes du nez et de l'œil étaient un peu
plus vermeilles, mais toujours trouble de l'humeur
aqueuse et de la cornée, qui était fortement bordée. Je
renouvelai ma première proposition : on y adhéra enfin. Je plaçai à chacune de ces jumens un séton animé;
lotions sur les yeux avec du jus de plantain uni à de
l'eau fraîche et du sousacétate de plomb (4 cuillerées de jus de plantain, 5 décilitres d'eau ou ¼ litre,
et 3 grammes de sel liquide ou 4 grains); administration continue d'une once de tartrite acide de potasse
par jour dans une jointée de son, pendant une semaine.
Le 8 juin, yeux très-clairs; les paupières étaient cependant encore tuméfiées. Lotions d'eau fraîche jusqu'au 7 juillet; disparition complète de tous les accidens,
suppression des sétons. Cet exemple est très-remarquable. Ces deux jumens étaient sœurs, filles du même
père, avaient la même nuance de robe, ont été affectées de la même maladie, et furent guéries à la même
époque par des soins analogues.

Je viens de citer des exemples de traitemens cou-
ronnés du plus heureux succès; j'en pourrais rapporter
d'autres dont la détérioration plus ou moins marquée
des yeux a été la suite : cela prouve moins, à la vérité,
l'inefficacité des moyens que le défaut de soins, souvent
causé par le trop grand éloignement du malade et du
médecin. Je me réserve de produire ailleurs ces derniers exemples, parce que l'état dans lequel l'incurie
entraîne les animaux n'appartient plus à la première
période de l'ophthalmie sympathique catarrhale. L'incurie ou les soins mal dirigés, auxquels on peut avec
raison attribuer la cause de la cécité du plus grand
nombre d'animaux borgnes ou aveugles, sont souvent
préférés à un traitement exact et méthodique : dans ce
dernier cas, tous les chevaux qui sont naturellement

faibles deviennent sujets à l'ophthalmie intermittente ;
la disposition naturelle des tissus de la membrane muqueuse est modifiée ; ces membranes deviennent épaisses, blafardes, quelquefois jaunâtres ; les voies lacrymales s'obstruent, s'oblitèrent même dans quelques
circonstances ; les organes accessoires qui entourent le
globe se tuméfient ; les paupières deviennent œdémateuses ; la cornée lucide s'obscurcit, elle s'entoure
d'une bande blanche circulaire très-large. Il faut à
cette époque redoubler de soins. Après les moyens hygiéniques, il faut employer les exutoires très-animés,
les collyres toniques astringens et même excitans, le
calorique diversement appliqué, les médications gastro-
intestinales, surtout quand une maladie des voies digestives vient compliquer la série des phénomènes
morbifiques. Les yeux parvenus à ce degré de maladie
deviennent très - souvent sujets à la récidive, lors
même que des moyens méthodiques ont été employés,
et à plus forte raison lorsqu'on abandonne le malade à
la nature. Cette rechute est l'effet d'une cause locale,
ou d'une sympathie. Les désordres sont les mêmes dans
les deux cas, et le traitement ne diffère que parce que,
dans le cas de cause sympathique, on a une autre affection encore à combattre. Ce degré lui-même de l'ophthalmie sympathique est le plus souvent la récidive
d'une lésion d'abord légère, mais qui a été négligée ;
ou bien il est le résultat d'une continuité de symptômes qui tendent constamment à détériorer les parties
qui en sont le siége. Cette seconde stade inflammatoire est toujours chronique, si ce n'est dans le cas de
récidive ; alors les symptômes de l'augmentation des
propriétés vitales ne sont qu'éphémères ; ils existent à
peine quelques jours ; on ne doit même pas les combattre par des remèdes atoniques, mais chercher seu-

lement à les modérer et à soustraire les animaux aux
souffrances momentanées, en faisant cesser la cause. Au
reste, la durée de ces symptômes d'inflammation aiguë
sont en rapport avec la cause de la récidive. Aussi
doit-on saisir toutes les nuances des causes, et se diriger d'après elles dans le traitement. Il est rare que
les vétérinaires voient les animaux malades les premiers jours de l'invasion, et il est par conséquent difficile qu'ils observent les premiers symptômes inflammatoires ; la maladie est presque toujours parvenue
vers la fin de la période d'excitation : du moins c'est
ce qui m'est arrivé dans le plus grand nombre de circonstances. Toutes les fois que l'œil n'est que troublé
dans ses fonctions, on peut encore espérer une guérison radicale ; il n'en est pas ainsi lorsqu'il y a lésion
organique, lorsqu'il y a perversion dans les propriétés
vitales ; et, comme j'ai déjà eu occasion de le dire, on
ne réussit pas toujours à triompher des premiers troubles, comme cela arrive, par exemple, dans les cas où
la maladie est près de changer de degré, de passer de
l'état simple à l'état de perversion.

Le 18 février 1822, on me présenta une jument de
quatre ans, bai clair, qui pleurait des deux yeux. Paupières tuméfiées, mais restant ouvertes ; impression de
la lumière peu sensible ; conjonctives, onglets et ca-
roncules des deux côtés gonflés et rouge pâle ; chassie.
La bête portait un séton au poitrail depuis quinze jours.
Fond de l'œil gauche d'une teinte un peu jaunâtre,
iris très-contractile, humeur aqueuse du côté droit un
peu trouble, cornée obscure. La vision s'exécutait encore assez bien ; cependant le malade voyait encore.
Catarrhe nasal et pulmonaire bien prononcé, parvenu
au second degré ; jetage ; toux assez fréquente, surtout
le matin : les yeux étaient encore égaux et d'une di-

mension ordinaire. La bête n'était sortie du pâturage que depuis trois semaines; aussitôt on l'avait fait tirer dans des chemins difficiles. Deux cautères à l'encolure; section de la queue, cautérisation de la partie immédiatement après l'amputation, afin de prévenir l'écoulement du sang. Cette opération fut pratiquée, non comme moyen curatif, mais seulement par convenance. L'irritation qui résulta de la cautérisation ne nuisit cependant pas à la guérison; mais elle n'aurait pu seule la produire. Lotions de collyre astringent avec jus de plantain, décoction de feuilles de ronces et sulfate de zinc, pendant huit jours. Le 29, mieux bien sensible; nuance jaunâtre de la partie inférieure de l'iris et du fond de l'œil disparue; cornée lucide très-apparente; chassie et larmoiement léger encore existans; paupières sensiblement tuméfiées : continuation du collyre encore huit jours. Le 12 mars, aucune apparence de maladie. Le propriétaire remit sa jument au travail. Le 20 du même mois, récidive de l'ophthalmie sans symptômes de catarrhe; épiphora; gonflement des paupières; trouble intense de l'humeur aqueuse; rougeur de la conjonctive avec douleur et chaleur. Diète, lotions émollientes; pansement des cautères, qui existaient encore. Le 21, augmentation des symptômes inflammatoires; humeur aqueuse réfléchissant une nuance rouge de sang; la substance de la cornée épaissie et paraissant également rougeâtre. Saignée à la sous-cutanée du thorax; lotions avec une décoction de mauves et de têtes de pavots. Le 22, mieux sensible; la rougeur de l'intérieur du bulbe était en partie dissipée. L'impression de la lumière était encore très-douloureuse. Mêmes lotions. Le 25, au matin, deux hypopions d'un blanc jaunâtre; le gauche beaucoup plus volumineux que le droit. La vision, qui avait été nulle depuis l'origine de la récidive, aide déjà l'animal à se diriger lui-même. Collyre jusqu'au 30; mieux, disparition partielle des hypopions; léger nuage sur la cornée gauche. Usage du même collyre, auquel j'ajoutai 15 centig. (5 grains) de camphre et 16 grammes (½ once) d'eau-de-vie. Le 31, purgatif avec 2 onces d'aloès. Le 10 avril, yeux clairs, mais paupières tuméfiées; le globe paraissait avoir diminué de volume. Suppression des cautères; seconde purgation. Le 18 juin, un vertige abdominal atteint cette bête. Aussitôt l'invasion de cette terrible maladie, l'ophthalmie reparut avec des symptômes inflammatoires très-intenses. Le 22, la bête mourut. J'examinai avec beaucoup de soin toutes les parties des yeux; je trouvai dans la chambre antérieure de l'œil droit du sang épanché, sans doute à la suite des chocs multipliés que l'animal avait éprouvés de la part des corps qui résistaient à ses mouvemens désordonnés. Les autres parties étaient gorgées de sang, sans d'autres lésions apparentes. Le gauche m'a laissé voir un déchirement notable dans l'iris. Cette dilacération était-elle le résultat des chocs ou de l'ophthalmie antérieure? rien n'a pu me le prouver. D'ailleurs je ne puis offrir les lésions que j'ai observées, comme la suite de l'ophthalmie, car il ne me fut possible d'ouvrir la bête que lorsqu'elle fut transportée à un quart de lieue sur une traîne; mais je pense que les secousses multipliées ont pu faire varier à l'infini l'état réel de la maladie.

Le 29 mars 1822, un propriétaire me pria d'aller visiter à sa maison de ville une jument gris sale, âgée de quatre ans. Elle était affectée d'un catarrhe nasal et pulmonaire depuis quelques jours. Paupières tuméfiées, larmoiement, conjonctive rouge, œil obscur : lotions d'eau tiède, séjour à l'écurie, bains de vapeurs d'eau de son, diète, eau blanche. Le 6 avril, engorgement des ganglions sous-linguaux, disparition des symptômes inflammatoires, larmoiement chassieux aux deux yeux, gonflement de la conjonctive, yeux obscurs : lotions d'eau fraîche avec eau végéto-minérale, séton à la nuque, purgatif avec sulfate de magnésie 128 grammes (4 onces), jalap 8 grammes (2 gros), dans une pinte d'eau tiède. Le 12, vue éclaircie, catarrhe disparu ; le larmoiement continuait et la chassie devenait de plus en plus abondante. Continuation du collyre astringent rendu plus énergique ; eau de plantain 5 décilitres (½ litre), acétate de plomb liquide 3 gram. (54 grains). On ne continua pas assez long-temps l'usage du collyre, et l'on n'eut pas l'attention de purger après la suppression du séton ; l'œil resta trouble jusqu'à ce qu'une nouvelle circonstance m'eut procuré l'occasion de revoir l'animal. La pommade ophthalmique termina la guérison, qui ne fut complète que six mois après l'origine du mal.

Le 14 mai 1821, on me consulta pour une jument isabelle pâle, de six ans ; elle était malade depuis dix à douze jours, on me dit qu'elle jetait abondamment par le nez et par les yeux. Paupières tuméfiées, cornée cerclée, humeur aqueuse trouble blanchâtre, conjonctive engorgée, onglet volumineux, larmoiement, chassie abondante ; séton à la nuque, collyre astringent avec sousacétate de plomb et décoction de feuilles de ronces ; repos ; fumigations aromatiques dans les naseaux ; électuaire béchique incisif avec kermès minéral, etc. Le 20, beaucoup de mieux : le propriétaire eut l'imprudence de monter sa jument par un temps humide et assez froid ; le lendemain tous les symptômes reparurent. Continuation des mêmes moyens jus-. qu'au 28 : un peu de mieux ; mais la cornée et l'humeur aqueuse étaient toujours troubles : usage de la pommade ophthalmique, purgatif; un peu de mieux quelques jours après. On continua ce moyen fort long-temps; on ne put, malgré cela, jamais réussir à éclaircir la cornée. Il est très-présumable que l'ophthalmie avait existé autrefois, quoique les yeux fussent égaux. La troisième paupière resta tuméfiée.

Le 2 janvier 1820, un propriétaire m'amena une jument que toutes les personnes qu'il avait consultées regardaient comme morveuse; elle jetait et était glandée depuis six à huit mois. Les yeux étaient chassieux, les paupières presque renversées par suite du gonflement de la conjonctive, l'onglet et la caroncule lacrymale étaient infiltrés; les follicules de Méhibomius, à la face interne des paupières, sécrétaient un liquide puriforme; les points lacrymaux, les conduits et le sac du même nom, étaient dans l'atonie et souvent obstrués par la matière de la chassie. Le bord de la paupière inférieure près l'angle interne était ulcéré, ainsi que les points lacrymaux qui se trouvent dans la même région. La bête, qui avait au moins douze ans, portait sur la huitième côte sternale une fistule dont la cause était la carie de cette côte. Toutes les fois que la fistule se fermait, la jument toussait; venait-elle à s'ouvrir spontanément, ou l'ouvrait-on avec intention, la toux disparaissait et le jetage n'était pas aussi abondant. Le fond du globe de l'œil gauche était obscur et réfléchissait une teinte jaune-verdâtre, et cependant la pupille du même côté était contractile et très-irritable. L'organe n'avait acquis cette nuance que depuis quinze jours, trois semaines. Séton au poitrail, injection détersive dans la fistule des côtes, composée d'eau végéto-minérale étendue dans une décoction d'écorce de chêne; fumigations dans les narines, préparées avec des baies

de genièvre, deux fois le jour; application de la pommade ophthalmique sur le bord des paupières des deux
yeux; régime très-nourrissant. Continuation des mêmes
moyens jusqu'au 10 janvier. Ce jour-là je me rendis chez
le propriétaire pour opérer la fistule, c'est-à-dire enlever
les callosités et détruire la cause. Je couchai l'animal,
je débridai la fistule. Le fond du clapier à découvert,
j'extirpai avec des pinces quatre portions d'os séques-
trés; j'appliquai pour tout pansement de la charpie
sèche, après avoir enlevé toutes les parties lésées. Je
profitai de cette occasion pour examiner attentivement
les yeux : de chaque côté il existait une fistule lacrymale interne; les deux conduits lacrymaux étaient ulcérés. Je fis sortir du sac une grande quantité de
matière purulente. Les conjonctives étaient ulcérées et
infiltrées; la face interne des paupières éraillée, couverte de petits ulcères qui fournissaient de la chassie
purulente en abondance. Je passai deux sétons en fil,
à l'aide du stylet en baleine, par les points et les canaux lacrymaux. Je recommandai d'onctuer les paupières avec de la pommade ophthalmique, après y avoir
injecté de l'eau fraîche avec un peu d'eau-de-vie. On
continuait toujours les fumigations dans les narines.
Je plaçai à la nuque un séton fortement animé. Les
mêmes moyens furent continués dix jours de suite. Je
revis le malade le 20. Inflammation intense des conjonctives, flux puriforme très-abondant, écoulement
nasal homogène et blanc, au lieu d'être hétérogène et
diaphane comme auparavant; toux disparue. Je supprimai le séton du canal nasal gauche, et je fis, par
l'orifice inférieur, des injections d'eau de fleur de sureau, qui parvenaient sensiblement dans l'œil; je les
fis renouveler tous les jours. Je diminuai d'un tiers les
substances métalliques de la pommade, qui était d'a-

vance composée selon la formule de M. Lebas. J'eus la satisfaction, après avoir levé l'appareil de dessus les côtes, de trouver le fond de la fistule garni de chairs fermes et de bonne nature. Pendant quatre jours de suite, j'ordonnai un breuvage composé d'aloès 16 grammes (¼ once), jalap 8 grammes (2 gros), sulfate de magnésie 32 grammes (1 once), eau tiède un litre. Le 3o, le mieux se montrait dans tous les points; la fistule était presque cicatrisée, le flux puriforme était presque insensible; du côté gauche, la conjonctive était encore un peu enflammée. Encouragé par ce prompt succès, je supprimai le séton de l'œil droit, je recommandai de continuer les injections des deux côtés. Le jetage par les narines continuait toujours, mais il était devenu blanc et homogène. A compter de ce jour le propriétaire monta sa jument, et lui fit faire son service d'habitude. Il continua encore les soins pendant un mois : ces soins se bornaient à laver les yeux tous les matins avec du collyre astringent d'eau de roses et de sulfate de zinc, à panser le séton de la nuque, et à faire respirer à l'animal de la poudre de feuilles de tabac mêlée avec du poivre. On supprima le séton du col; on purgea la malade avec de l'aloès. Le séton du poitrail tomba; je le remplaçai aussitôt par un cautère, que je plaçai en arrière du passage des sangles. La bête resta maigre, comme elle l'a toujours été, mais très-bien portante. Les paupières étaient encore un peu tuméfiées et la conjonctive épaisse. J'appliquai le feu par contact médiat. Ces dernières lésions ont cédé complétement à ce moyen extrême.

J'attribue la réussite de cette guérison remarquable autant aux soins assidus du propriétaire, qui tenait singulièrement à sa jument, qu'à mes prescriptions : ces deux conditions étaient absolument nécessaires d'ailleurs

pour triompher de pareils désordres, dont la cause première était une maladie de poitrine chronique réunie
à des blessures souvent réitérées sur les côtes. J'ai vu
la bête au mois de juin : ses yeux étaient très-sains ; du
catarrhe nasal, il ne reste aucun vestige : cependant
elle tousse quelquefois le matin, lorsqu'on la mène
boire à la rivière. J'ai replacé son cautère plusieurs
fois depuis les premiers soins ; car cette jument, qui a
de grandes qualités, a aussi une adresse bien remarquable pour arracher le cuir de son exutoire.

Le 30 juillet 1822, un cultivateur m'amena une jument gris sale, de six ans ; elle toussait depuis quinze
jours environ, et jetait des deux narines, notamment
de la gauche. Les paupières de l'œil de ce côté étaient
tuméfiées, la conjonctive engorgée, l'angle interne de
l'œil toujours rempli d'une matière floconneuse provenant de la sécrétion des glandes de Méhibomius. Les
fumigations aromatiques sur l'œil, un séton au poitrail, peu de foin, de la paille et du son humecté avec
un peu d'avoine. Le 6 août, tuméfaction des paupières
nulle ; accumulation du flux puriforme aussi abondant ;
orifice inférieur du canal lacrymal sec : collyre astringent d'eau de plantain et de sulfate de zinc pendant huit
jours ; toujours flux puriforme ; injection du canal.
Le 18, je passai un fil avec un stylet en baleine ; je fis
continuer les injections. Guérison complète le 24. A cette
époque les deux causes du flux étaient dissipées, savoir : la sécrétion surabondante et modifiée du liquide
destiné à empêcher la sortie des larmes au dehors, et
le rétrécissement du canal lacrymal par suite du gonflement sympathique de la membrane.

Les exemples d'ophthalmie sympathique ne sont pas
rares dans les chevaux, les mulets et les ânes morveux : c'est particulièrement à ceux qui guérissent la

morve qu'il appartient aussi de guérir l'ophthalmie qui accompagne cette maladie redoutable.

J'ai souvent été consulté pour remédier à des larmoiemens anciens : les personnes qui s'adressaient à moi pour cet objet ne voyaient que les larmes et ne pressentaient pas la cause de leur effusion. Le plus ordinairement cette maladie était le produit du relâchement des diverses régions de la conjonctive. Quelle qu'en ait été la cause première, j'en venais sur-le-champ aux collyres toniques quand le mal était peu grave, à la pommade ophthalmique quand il l'était davantage, et enfin à l'application du feu quand je pensais que les deux premiers moyens auraient été insuffisans.

Les jeunes bœufs sont fréquemment exposés à cette espèce d'ophthalmie lorsqu'ils deviennent affectés de la gourme ; elle leur est toujours pernicieuse : c'est le gonflement de l'onglet qui la produit chez ces animaux.

Le 20 janvier 1819, je fus appelé pour visiter un bœuf de deux ans affecté de la gourme. Outre les symptômes caractéristiques de cette maladie, j'observai que les paupières étaient extrêmement tuméfiées ; que le globe était presque totalement caché par ses rideaux ; la conjonctive était très-rouge et engorgée. Larmoiement considérable, chassie. Bains de vapeurs dirigés sur les yeux et sur les narines ; mieux sensible trois jours après. Le sixième, gonflement intense de la troisième paupière ; larmoiement chassieux. Une angine gangréneuse vint compliquer les deux affections déjà existantes et emporta l'animal dans deux jours. A la vérité, il ne lui fut donné aucun secours propre à faire cesser cette complication.

Le 16 mars 1820, je fus consulté pour un bœuf qui pleurait beaucoup depuis deux jours ; cet animal toussait quelque temps auparavant, et rendait, par la narine gauche principalement, une grande quantité de matière puriforme. Le propriétaire pensa que son bœuf avait inspiré une plume en mangeant du foin sur lequel les volailles auraient pu s'être promenées. En effet, au bout de quatre jours, le 20 mars, en administrant des bains de vapeurs que j'avais ordonnés, on vit tomber avec une masse de mucus épaissi une plume, qui sans doute s'était logée dans les sinus des cornets. L'ophthalmie du même côté n'était alors plus douloureuse, la conjonctive était lâche, le corps clignotant engorgé. Lotions d'eau fraîche et d'eau végéto-minérale. L'onglet ne rentra à sa place qu'un mois après ma première visite.

L'ophthalmie qui sympathise avec le catarrhe du nez est très-ordinaire chez les chiens, les jeunes surtout. Selon quelques auteurs, cette maladie leur est particulière ; mais suivant d'autres, elle n'est qu'une modification d'une espèce commune à tous les animaux. Cette maladie commence par un catarrhe nasal : ceux qu'elle atteint sont constamment affectés d'ophthalmie et de flux puriforme abondant. Cette espèce est plus à craindre relativement à la cécité, par les accidens qui lui succèdent que par elle-même. Cependant il est à remarquer que lorsque le catarrhe des chiens persiste long-temps, si on néglige de soigner l'ophthalmie, la troisième paupière se tuméfie et augmente de volume ; la conjonctive s'infiltre, fait dévier les paupières, et laisse souvent des résultats qui préjudicient à l'exercice libre de la vue. La fistule lacrymale dont je parle ici était une des suites de l'ophthalmie catarrhale. La raison en est que la portion de membrane intermédiaire entre la conjonctive et la membrane nasale étant épaissie, et la matière puriforme ne pouvant s'écouler, séjourne nécessairement dans le sac, et reflue ensuite par les points lacrymaux, qui finissent par s'ulcérer. Du reste, les moyens à opposer après la guérison de la maladie première sont analogues à ceux qu'on a employés dans tous les cas précédens. Quand l'inflammation est suivie de quelques désordres, comme le trouble de l'humeur aqueuse (circonstance rare dans les chiens), une sécrétion abondante de matière puriforme à la face interne des paupières, des nuages, des taies, etc., on a recours aux exutoires et aux purgatifs.

Le 4 janvier 1819, un propriétaire vint me consulter pour un chien de chasse de dix-huit mois qui était atteint d'un catarrhe nasal sympathique très-intense, et d'une ophtalmie qui ne l'était pas moins. Il me confia cet animal, que je gardai chez moi jusqu'à sa guérison. Ecoulement d'un liquide limpide par le nez, rougeur de la membrane nasale, paupières enflammées, conjonctives rouges, chassie abondante, mais peu consistante. Bains de vapeurs d'eau de son, lotions émollientes sur les yeux pendant trois jours. Le 8, sécrétion des membranes muqueuses plus abondantes et plus opaques ; la rougeur de la conjonctive était moins forte. Le 13, la maladie essentielle se déclara : dégoût, tristesse, mouvemens convulsifs, fièvre ; la rougeur ordinaire de la conjonctive reparut, mais avec une teinte moins éclatante, un peu violacée. Laxatif de 32 grammes (1 once) de manne et 8 grammes (2 gros) de sulfate de soude, lotions d'eau tiède sur les paupières, bains de vapeurs dirigés vers les narines. Le 14, 7 centig. (1 grain et demi) de tartre stibié, ce qui le fit vomir plusieurs fois. Dégoût ; mêmes soins. Le 15, l'animal mangea un peu de soupe au lait. Le 16, les membranes muqueuses devenaient plus épaisses et moins rouges ;

cornée lucide obscure, chassie abondante. Séton au cou, lotions d'eau fraîche et de vin, bains de vapeurs aromatiques. Le 17, appétit; mêmes soins. Le 18, *idem*. Le 19, on apercevait bien un peu de mieux, mais la conjonctive ne reprenait pas facilement son état premier de santé; chassie abondante, séjour des pleurs dans les angles internes des yeux; paupières flasques, l'inférieure presque renversée en dehors; bourrelets de la conjonctive apparens sans que l'on soit obligé d'écarter les paupières; écoulement nasal beaucoup moindre. Collyre astringent avec eau de roses 5 décilitres (½ litre), sulfate de zinc 4 grammes (1 gros), eau-de-vie 4 grammes (1 gros); bains de vapeurs aromatiques; léger purgatif laxatif avec 16 grammes (½ once) de sulfate de soude et 32 grammes (1 once) d'écorce de chêne. Pour nourriture, de la pâtée préparée avec de la chair et du pain. Continuation du collyre pendant six jours. Le bourrelet de la conjonctive existait toujours, la vitre n'était que très-légèrement éclaircie. Le globe de l'œil commençait à sortir du fond de l'orbite, où il s'était enfoncé d'abord; chassie moindre; l'écoulement des larmes se faisait par les voies naturelles. Le 27, usage de la pommade ophthalmique, composée de

Cérat.	16 grammes (½ once),
Oxide gris de zinc.	1 gramme (18 grains),
Oxide rouge de mercure.	2,5 décigrammes (5 grains),
Sulfure rouge de mercure.	1 gramme (18 grains),

pendant huit jours. J'en introduisais entre les bords des paupières, gros comme une graine de lin, deux fois le jour. Le chien fut radicalement guéri. Le séton a été supprimé trois semaines après la disparition des symptômes. Le traitement a été terminé par un purgatif avec deux onces de sirop de nerprun. D'après mon

avis, on ne le nourrit dans la suite qu'avec des substances presque entièrement végétales, jusqu'à l'âge de
deux ans.

Le 24 mars 1822, on conduisit chez moi un chien
qui venait d'avoir la maladie, à laquelle on avait opposé, pour tous moyens, de la fleur de soufre dans de
la soupe au lait. La paupière inférieure de l'œil gauche
était renversée en dehors; la troisième paupière du
même œil le recouvrait en partie. Usage des collyres
astringens, liquides d'abord, et plus tard des collyres
secs avec de la poudre d'oxide gris de zinc, et le sucre
en poudre. On termina le traitement par l'usage de la
pommade ophthalmique et un purgatif. Aucun de ces
moyens ne put faire disparaître le flux puriforme et le
gonflement de l'onglet et de la conjonctive en général.
Après un mois de soins sans succès, je n'hésitai point
à exciser la portion de l'onglet qui nuisait à la vision.
On fixa, on musela le chien, et deux coups de ciseaux
suffirent pour terminer les deux opérations. Je me contentai de faire faire des lotions d'eau de sureau jusqu'à
cicatrisation, puis avec de l'eau fraîche jusqu'à la disparition du flux puriforme. Il m'est arrivé plusieurs
fois de faciliter l'écoulement de ce liquide par les voies
naturelles, en retirant des portions de mucus dessé-
ché qui s'étaient introduites dans les points et les conduits lacrymaux et qui les obstruaient.

Je vois souvent un chien mâtin qui est presque aveugle; ses deux yeux sont à peu près recouverts par des
onglets dont l'accroissement considérable est la suite
d'un gonflement sympathique qui a compliqué un catarrhe nasal. J'espère l'opérer quand le propriétaire,
qui y est fort attaché, ne pourra plus s'en servir, en
raison de cette infirmité. (*Voyez* pl. 1, fig. 8.)

Les chats, notamment les jeunes, sont aussi fréquemment exposés aux ophthalmies sympathiques, lorsqu'ils commencent à mâcher des choses dures; il survient d'abord un écoulement puriforme par le nez et ensuite par les yeux, que l'on voit, le second ou le troisième jour de l'invasion, baignés par une masse de larmes accumulées vers l'angle nasal; la conjonctive s'infiltre promptement et devient pâle. Des lotions d'eau fraîche avec un peu de vin rouge m'ont réussi deux fois. Je n'ai pas eu d'autres occasions d'employer ce traitement bien simple, qui du reste n'est pas sans intérêt.

Personne n'ignore la sympathie qui existe entre l'état actuel de la conjonctive chez le mouton, et l'état de santé ou de maladie de cet animal. Cette remarque est applicable à tous les animaux, et un homme exercé base souvent ses moyens curatifs sur l'état de la conjonctive et la manière d'être des yeux en général. La conjonctive est-elle d'un rouge vif? il y a inflammation aiguë, et par conséquent indication de saigner : est-elle d'un rouge violacé? elle annonce toujours une stagnation du sang déterminée par une grande difficulté dans la circulation, qui elle-même est causée par une irritation très-intense; il y a alors oppression de forces, comme cela arrive dans les affections charbonneuses, dans le claveau malin, etc.; les saignées, les exutoires appliqués à la surface du corps, conviennent. Enfin, la conjonctive est-elle blafarde, infiltrée, d'un blanc jaunâtre ou d'un blanc sale? il y a toujours inflammation chronique, ou débilité, et quelquefois perversion des fonctions; il peut y avoir affection organique, comme hydropisie, production de nouveau tissu, existence d'animaux parasites, d'hydatides, de cénures, de fascioles, etc. Dans l'application de ces moyens, il faut bien se garder de tomber dans une erreur grossière que je dois rappeler ici : on sait généralement qu'il faut saigner quand la conjonctive est rouge, et que cette opération est nuisible quand il y a pâleur de cette membrane; il arrive cependant que dans le cas d'un coup de sang foudroyant, maladie fréquente chez le mouton, la conjonctive et la membrane buccale sont pâles; il est donc de toute importance de ne pas se borner uniquement, dans quelque circonstance que ce soit, à l'état de rougeur et de pâleur de cette partie pour baser une méthode invariable de traitement. Je ne veux pas dire, pour cela, que les signes qu'elle fournit soient inutiles; j'observe seulement qu'il est nécessaire de les réunir à d'autres pour asseoir son jugement.

Quiconque a vu croître des chevaux, ou d'autres animaux, a pu s'apercevoir de l'influence de la pousse des dents sur l'état de santé ou de maladie de la conjonctive et des yeux en général. Les anatomistes et les phisiologistes auraient pu le prédire par les communications multipliées qui font sympathiser ces organes avec les yeux. Beaucoup de personnes ont mis la pousse des dents au nombre des causes de la fluxion périodique : je ne suis pas écarté de cette manière de voir; mais je ne pense pas que cette cause agisse autrement que toutes celles qui produisent une ophthalmie aiguë; seulement son action, plus long-temps continuée et agissant sur des individus jeunes dont les tissus sont encore lâches, doit être beaucoup plus intense, et elle le sera d'autant plus que la pousse des dents sera plus douloureuse et que les yeux seront plus faibles. Les deux indications à observer pour prévenir tout accident seront donc : 1º de favoriser la pousse des dents; 2º de fortifier l'œil. C'est à l'hygiène à donner les moyens d'y parvenir, et à la pathologie de remédier

14.

aux accidens que la négligence et l'impéritie n'ont pu
prévenir. Il est facile, pour les jeunes poulains qui ne
travaillent pas, d'aller au-devant des nombreux accidens
qui peuvent accompagner la pousse des dents; l'anatomie déterminant les époques de l'éruption, on évite,
à ces époques, de donner des alimens de difficile mastication; on nourrit, autant que possible, l'animal à l'é-
curie, surtout quand on s'aperçoit de quelques symptômes inflamatoires; on supprime une partie de leur
nourriture ordinaire pour prévenir la phlogose. Il ne
faut point en agir ainsi à l'égard des chevaux de deux,
trois, quatre, cinq ans, qui, dans certaines contrées,
sont déjà livrés aux travaux de la selle, de la somme
ou du trait; il est alors plus difficile de modérer les
accidens : le besoin du travail fait que les propriétaires négligent les précautions les plus nécessaires; ils ne
consultent souvent les hommes de l'art qu'après la période d'accroissement du mal, lorsque déjà les organes ont été affectés de manière à être impressionnés
par une cause légère. Le cheval de trait employé trop
jeune est beaucoup plus exposé à l'ophthalmie intermittente que celui de selle ou de somme. Ce service,
si pernicieux aux animaux affectés d'ophthalmie, doit
être réservé pour des individus jeunes, bien constitués et forts; autrement on doit attendre un âge plus
avancé, ou au moins que la douleur qui accompagne
l'éruption soit dissipée. On s'en aperçoit aisément par
le recouvrement de l'appétit et la disparition des symptômes inflammatoires, dont la plus grande intensité
correspond à l'époque où la gencive est le plus fortement pressée de dedans en dehors par la dent. Immédiatement après l'éruption, la douleur cesse. La sortie
des premières dents caduques n'est de nul intérêt pour
le médecin, sous le rapport de son influence sur les

yeux; il n'y a que les molaires permanentes, les inci-
sives et les molaires de remplacement, qui agissent
d'une manière très-marquée par sympathie sur la conjonctive, lorsque les animaux sont employés au travail
pendant leur éruption.

Toutes les fois qu'un jeune cheval est affecté d'ophthalmie par suite de la douleur qui accompagne la
sortie des dents, accident qui peut arriver depuis le
bas âge jusqu'à cinq ans et demi, six ans, époque à
laquelle la troisième arrière-molaire permanente fait
son éruption, on met l'animal à la diète, on le nourrit
à l'écurie, on évite de le faire travailler, surtout au
trait. Si l'inflammation des yeux est très-forte, ce qui
n'arrive toutefois que lorsqu'on a employé l'animal
à quelques travaux un peu forts, ou lorsque avec la
disposition à l'ophthalmie il a été soumis à une cause
occasionnelle, comme à un air froid et humide, etc.,
on lotionne l'œil une ou deux fois seulement avec de
l'eau tiède pure. On se borne, du reste, aux soins hygiéniques, si l'affection est simple; est-elle compliquée de
gourme, on pose un séton, à la nuque quand l'animal
ne tousse pas, et au poitrail dans le cas contraire. On
accélère les effets de ces moyens à l'aide de bains de
vapeurs et d'un régime approprié.

J'ai vu une jument de trois ans qui ne mangeait que
très-difficilement et qui pleurait abondamment de l'œil
gauche. Après avoir examiné avec précaution la bouche de l'animal, je m'aperçus que la troisième avant-
molaire supérieure surmontait les autres de quelques
lignes; j'essayai d'y toucher, l'animal témoigna une
douleur vive. Je finis par l'arracher avec des pinces
très-fortes. La gencive qui l'entourait était extrêmement gonflée et rouge; la dent de remplacement déjà
se déviait en dehors. Je fis des scarifications dans la

partie gonflée; je recommandai de faire des gargarismes. Trois jours après, l'ophthalmie était beaucoup
moins intense, et la mastication plus facile.

J'ai aussi observé que la sortie des crochets dans les
chevaux que l'on montait avant l'éruption de ces dents,
était très-douloureuse, sans doute parce que le frottement du mors de la bride rend calleuse la région de la
membrane buccale où ils naissent. J'ai plusieurs fois
devancé la perforation de la gencive par une incision.
En général, la pousse des molaires est plus à appréhender, comme cause d'ophthalmie sympathique, que
celle des autres dents, qui ont beaucoup moins de communication avec les yeux.

L'ophthalmie est quelquefois sympathique avec des
affections générales; elle devient alors un symptôme,
qu'il est bien important d'observer. C'est de l'état de
la conjonctive que l'on déduit fort souvent celui des
autres membranes muqueuses : les fièvres inflammatoires muqueuses, bilieuses, simples, ataxiques, adyna-
miques; les fièvres dites charbonneuses, la péripneumonie gangréneuse, les dyssenteries épizootiques, la
maladie nommée vulgairement mal de brout, etc., etc.,
sont toujours accompagnées d'ophthalmie dont les terminaisons sont souvent dangereuses et funestes. Je n'en-
treprendrai point ici d'indiquer les médicamens qu'il
convient d'opposer à chacune de ces espèces d'ophthalmie, qui exigent, avant tout, la guérison de la maladie
principale; je me bornerai à dire qu'après la guérison
on se comporte, à l'égard de l'ophthalmie persistante,
comme dans le cas d'affections idiopathiques. Je vais
citer quelques résultats fâcheux d'ophthalmie sympathique de lésions générales.

Le 22 février 1822, je fus appelé pour visiter un
bœuf gras qui toussait modérément et qui ne mangeait

que par caprice (c'est ainsi que s'exprimait le propriétaire). On s'apercevait quelquefois d'un peu de
mieux, et dans d'autres circonstances des mouvemens
fébriles intervertissaient l'ordre naturel des fonctions. Alors les cornes et les oreilles étaient froides,
ces dernières basses, les yeux rouges et violacés, les
excrémens noirs et glaireux. Le propriétaire croyait
d'abord que son bœuf avait avalé des plumes, et
que quelques-unes étaient restées dans le feuillet,
comme il en avait déjà eu quelques exemples. Lorsque
je fis sortir le bœuf de l'écurie il chancelait, et l'on
aperçut une tumeur large et bordée entre les deux extrémités antérieures; la tête était basse; les oreilles et
les cornes étaient froides à leur base; sa démarche était
chancelante; les conjonctives et membranes muqueuses
du rectum lie-de-vin et très-épaisses, la tumeur du
poitrail volumineuse et séparée des parties saines par
un bourrelet très-marqué. Scarification, onction d'onguent vésicatoire, vin d'absinthe avec 8 grammes
(2 gros) de camphre, tous les jours 2 pintes. Le 24,
tumeur du poitrail énorme et beaucoup plus étendue,
se dirigeant vers le cou; dégoût; excrémens mous,
fétides et mêlés de glaires sanguinolentes noirâtres; conjonctive et membrane du rectum conservant
leur même nuance, globes des deux yeux augmentés
de volume. Nouvelles scarifications : écoulement de
2 à 3 litres de matière ichoreuse; cautérisation plus
profonde, onctions d'onguent vésicatoire; 6 pintes
de soupe salée, dans lesquelles on ajouta 4 pintes de
vin aromatique et une poignée de poudre d'écorce
de chêne; lotions des yeux avec du vin aromatique.
Les 25, 26, 27, mêmes soins. Le 28, tumeur du poitrail beaucoup plus étendue, occupant tout le fanon
et arrivée à 10 ou 12 centimètres des oreilles; respi-

ration difficile ; yeux augmentés du double de leur volume ordinaire ; conjonctive toujours lie-de-vin ; plusieurs raies de feu sur les paupières et autour de la tumeur principale : 6 litres de soupe, 6 litres de vin avec 128 grammes (4 onces) de thériaque vétérinaire de M. Lebas, et 20 grammes (5 gros) de camphre ; 64 grammes (2 onces) d'aloès dans la journée. On continua à donner du vin et de la soupe les jours suivans jusqu'au 7 mars. Le pauvre animal était dans un état déplorable à cette époque ; de gras qu'il était lors de l'invasion de la maladie, il était devenu étique ; il ne mangeait plus. La tumeur de l'avant-cœur était un peu diminuée ; les yeux, toujours très-gros, ne réfléchissaient plus les objets ; la conjonctive tombait en lambeaux. Je désespérai de l'animal, et je ne voulus pas faire de nouveaux frais de traitement. Le propriétaire malgré cela n'abandonna pas son bœuf ; il le nourrit avec du vin et de la soupe jusqu'au 24 mars. Je le vis à cette époque, on l'avait conduit dans un champ où il couchait. Le bulbe de l'œil était presque détruit et remplacé par des couches de matières noirâtres desséchées. Il succomba quelques jours après.

Le même jour, le 24 mars, je fus visiter dans une ferme voisine, appartenant au même propriétaire, quelques bestiaux dont plusieurs étaient tout-à-coup tombés malades ; un taureau de deux ans était mort dans la nuit ; je l'ouvris, et reconnus tous les ravages qui suivent une péripneumonie charbonneuse compliquée d'une fièvre de même nature ; les yeux étaient extrêmement gonflés ; la conjonctive, qui est blanche dans l'état naturel, était rouge lie-de-vin.

Un autre bœuf était affecté de la même maladie : frissons continuels, toux fréquente et faible, conjonctive et membrane muqueuse du rectum lie-de-vin,

pouls irrégulier et intermittent : deux sétons animés
au poitrail, vin aromatique avec sauge, romarin, absinthe et camphre 16 grammes (¼ once); soupe très-
salée. Il mangeait encore un peu de foin quand on le
lui mettait sous les molaires : lotions sur l'œil avec
le même vin camphré. Le 28, mieux ; appétit, gonflement considérable aux sétons, œil gauche plus volumineux que le droit : mêmes lotions, bon régime.
L'animal guérit, mais il lui est resté une ophthalmie
chronique et un larmoiement intermittent.

Je fus appelé pour donner des secours à un bœuf
malade depuis huit jours. Il était affecté d'une péripneumonie gangréneuse. On avait déjà passé un séton au
poitrail; l'œil gauche était très-volumineux, la conjonctive violacée. Deux jours après ma visite le bœuf
devint borgne; la cornée lucide se rompit, et laissa
écouler une assez grande quantité de liquide brunâtre.
Le propriétaire désespérant de son animal, qui n'allait
pas mieux, l'abandonna et ne voulut plus faire de dé-
penses. Le bœuf succomba deux jours après.

Le 10 juillet 1821, une dame m'amena un chien ca-
niche. Dégoût, conjonctive rouge jaunâtre, yeux très-
chassieux, toux fréquente et peu forte. Deux grains
de tartre stibié dans une verrée d'eau tiède. Vomis-
sement et un peu d'appétit vers le soir. Les 11, 12 et 13,
mieux et appétit, yeux toujours chassieux, gencives
et conjonctives jaunâtres; purgatif avec 32 grammes
(1 once) de sirop de nerprun. Le 16, dégoût, flux puriforme abondant aux deux yeux, conjonctive rouge-vio-
lacé et jaunâtre, difficulté de marcher, surtout dans
les régions postérieures : séton au cou, deux grains de
tartre stibié, lavemens avec eau de son. Le 19, point
de mieux; globes enfoncés, conjonctives lie-de-vin, flux
abondant et sanieux par les yeux et par le nez, mou-

vemens désordonnés, aboiement convulsif. Le chien
ne mangeait que machinalement, lorsqu'on lui mettait
le nez sur les alimens. Il chancelait en marchant; pouls
à peine sensible et intermittent; potion avec camphre
et vin aromatique de lavande. Le 20, l'animal ne pouvait plus se relever ; il aboyait, ou plutôt criait constamment; yeux enfoncés et fixes; conjonctive lie-de-
vin avec une teinte jaunâtre : potion camphrée avec
décoction de quinquina. On lui faisait avaler de la
soupe grasse par contrainte. Le 24, l'animal succomba
après avoir souffert horriblement et avoir perdu les
deux yeux, ou du moins la faculté de s'en servir.

Un propriétaire eut, dans le mois d'octobre 1821,
deux chiens affectés de fièvre muqueuse bilieuse. Leurs
yeux étaient très-rouges avec une teinte jaunâtre. Les
ophthalmies ont disparu, comme la maladie principale,
par les vomitifs et les purgatifs.

J'ai eu occasion de donner des soins à dix bêtes à
cornes de la même ferme, affectées de la maladie dite
mal de brout. Ces animaux avaient été conduits pendant huit jours dans un jeune bois dont les bourgeons
étaient déjà poussés. Il serait trop long d'entrer dans les
détails des soins qui leur furent administrés, tant sur les
yeux qu'à l'intérieur ; je me bornerai à donner le résultat du traitement. Quatre jeunes bêtes ont succombé;
leurs conjonctives étaient devenues très-gorgées et
violacées; trois, bien guéries, ont conservé pendant
quelque temps un larmoiement presque continuel, et
deux autres, également rétablies, sont restées long-
temps avec les paupières et l'onglet tuméfiés.

Les moutons ont presque toujours la conjonctive
enflammée et rouge quand ils sont affectés de ces maladies désignées sous les noms vulgaires de sang de
rate, coup de sang, maladie rouge, pissement de

sang, etc. Il faut dans ce cas saigner le malade à la veine du larmier; c'est le moyen le plus sûr de combattre la maladie, en faisant toutefois cesser la cause.

L'inflammation de la conjonctive, dite spécifique, n'est pas rare chez les diverses espèces d'animaux domestiques. Elle existe ou simultanément avec les maladies qui en sont la cause, ou elle en est la suite.

M. Girard, dans son Cours de pathologie externe, assure que les chiens sont sujets à l'ophthalmie syphilitique, et que le moyen le plus sûr et le plus méthodique est de combattre la maladie primitive par les sudorifiques et les mercuriaux. Cette affection est rare. Je ne l'ai jamais observée : je m'en rapporte à l'observation du professeur.

Il est plus ordinaire de rencontrer des ophthalmies dartreuses; leur nature est toujours assez facile à constater, soit par la coexistence de la maladie première, soit par la cessation subite d'une affection herpétique. Les exutoires placés sur les parties qui sympathisent le plus avec les yeux, à la nuque, par exemple, quand l'affection dartreuse existe encore sur le derme, et des vésicatoires sur la région où l'ophthalmie existait avant sa disparition, contribuent efficacement à la faire renaître; on la détruit ensuite par un traitement méthodique. Dans tous les cas il est toujours d'une grande utilité de faire usage des préparations sulfureuses à l'extérieur et à l'intérieur; les eaux minérales sulfureuses deviennent un moyen presque certain ; les purgatifs, les exutoires terminent le traitement, qui quelquefois ne produit qu'un bien momentané. L'affection, en apparence disparue, se renouvelle quelque temps après. Cela arrive notamment dans le cas de dartres invétérées, qui ont résisté long-temps aux soins divers qu'on leur a opposés. Ces sortes d'affections viennent-elles se reproduire sur les yeux, il faut les fixer sur une partie moins essentielle; on applique, à cet effet, sur une des faces de l'encolure, un cautère persistant. Si l'on néglige ces moyens, la dartre fait des progrès, les bords des paupières s'épaississent, se renversent, la conjonctive s'ulcère, un flux puriforme abondant ne tarde pas à venir compliquer le mal qui est déjà très-grand. D'après les observations que j'ai pu faire, les chiens, les chats, les ânes et les moutons y sont plus exposés que les autres animaux. L'ophthalmie galeuse ou dartreuse se termine quelquefois d'une manière fâcheuse, principalement dans le chien, qui cherche constamment à se frotter. Il s'ensuit que les paupières viennent à suppurer, que la cornée s'obscurcit, s'ulcère et se couvre souvent de taies, d'albugo, de leucoma; encore est-il nécessaire que l'affection dartreuse ait été guérie ou déplacée, autrement la cécité est inévitable tôt ou tard. J'ai observé que très-rarement les deux yeux participaient aux suites de la métastase dartreuse.

L'ophthalmie dartreuse est le plus souvent accompagnée d'affections de même nature ou aux paupières ou aux oreilles; on a souvent lieu de s'assurer de cette dernière complication chez les ânes.

Un cheval de cavalerie, de dix à onze ans, portait depuis six mois des dartres furfuracées sur presque toute la face, les oreilles, les paupières et la partie antérieure de l'encolure. On les faisait disparaître facilement d'abord avec des lotions d'eau de son, et, si cela ne suffisait pas, avec des lotions de cendres de sarmens de vignes et de savon noir; mais elles n'étaient pas plus tôt guéries, qu'une ophthalmie intense se déclarait. Un traitement méthodique en a triomphé complétement : tous les jours on frictionnait les parties

malades (alors les dartres étaient visibles sur la peau)
avec une pommade composée de : axonge 6 parties,
fleur de soufre 3 parties, sulfure de potasse 1 partie.
Deux cautères à l'encolure. Purgatif, le sixième jour
du traitement; un autre, le douzième. Suppressions des
exutoires, deux mois après les premiers soins. Purgatif.
Guérison.

Une jument grise, de pas relevé, âgée de onze ans,
était atteinte d'une dartre périodique, qui lui couvrait,
au printemps, la partie antérieure des épaules, les parties latérales de l'encolure et une partie de la tête. On
faisait disparaître à volonté cette dartre momentanément par des saignées et un remède composé de lessive de javelles, de vinaigre, d'ail, de savon noir, de
tabac, de staphysaigre et de poivre; mais une ophthalmie assez intense ne tardait pas à survenir à l'œil droit,
qui paraissait plus susceptible que le gauche. Après la
troisième tentative de traitement, la bête perdit son
œil en partie : le cristallin n'était plus transparent, il
réfléchissait une teinte jaunâtre. En vain j'essayai un
traitement méthodique; l'animal devint borgne, et l'œil
resta larmoyant. La dartre disparut. Est-ce par suite
des purgatifs et des médicamens sulfureux, ou parce
que l'œil perdu sécrétait constamment une matière
purulente corrosive, qui détruisit en partie l'angle interne des paupières? Je l'ignore.

Un chien de berger qui veillait assidument sur un
troupeau où se trouvaient plusieurs brebris dartreuses,
dont une particulièrement portait une dartre pustulo-
croûteuse extrêmement étendue, dont je parlerai incessamment, fut atteint sur la partie supérieure de la
tête et des paupières, d'une dartre de la même espèce
que celle de la brebis, qui probablement la lui avait
communiquée. On me consulta; j'ordonnai la pom-

made antidartreuse; la dartre disparut au bout de quelques jours. On négligea de purger l'animal, comme je l'avais conseillé; la dartre revint, mais elle affecta en même temps les paupières et les conjonctives, qui bientôt s'ulcérèrent. On m'appela de nouveau, trois semaines après la rechute : l'œil était obscur; deux ulcères larges occupaient une partie de la cornée lucide. La dartre disparut par les soins accoutumés, mais il resta deux leucomas incurables.

Les ophthalmies dartreuses ordinaires se guérissent facilement par les exutoires, les purgatifs, la pommade ophthalmique mercurielle et sulfureuse, ou les eaux minérales sulfureuses, comme j'ai eu plusieurs fois l'occasion de m'en convaincre. L'eau de *Bilasais* et de *Vrères*, près Thouars, en grande réputation dans les départemens de l'ouest, remplace souvent tous les produits pharmaceutiques; cependant j'ai remarqué que les exutoires facilitaient singulièrement l'effet de ce médicament naturel.

Je reviens à la brebis dont j'ai parlé plus haut. Elle offrait une dartre pustulo-croûteuse, qui lui couvrait la majeure partie de la tête, la nuque, la joue, la salière, les paupières, la conjonctive même, qui était très-rouge et sécrétait un liquide purulent très-âcre qui avait corrodé les larmiers et le sac lacrymal gauche. Cette dartre datait de quatre mois. Des lotions d'eau de graine de lin, de la pommade avec sulfure de potasse et fleur de soufre, du jalap pour purgatif, la guérirent radicalement. Les autres brebis du troupeau, moins malades, guérirent de même par l'usage de la pommade seule, continuée huit jours de suite, après les lotions d'eau de graine de lin tiède.

Je traiterai ici des ophthalmies galeuses, parce que l'inflammation cutanée, qui est produite par la présence de l'acare, a beaucoup d'analogie avec les dartres : les mêmes moyens font disparaître les deux maladies; toutes les deux sont contagieuses et produisent des ravages presque identiques par suite de leur répercussion. Il me semble qu'il suffira de citer quelques exemples pour donner à cet objet toute l'extension qui lui est nécessaire.

Le 20 février 1819, un cultivateur m'amena une jument de 5 ans, presque totalement couverte de gale. J'indiquai l'onguent antipsorique de M. Lebas, après les lotions émollientes sulfureuses; diurétiques, pendant huit jours; purgatif. Après huit jours de soins, le propriétaire n'étant pas satisfait des progrès de la guérison, demanda à toutes les personnes qu'il rencontrait quelques remèdes pour guérir la gale de sa jument; on l'engagea enfin à la frotter avec de la lessive de sarmens de vigne, de l'eau de chaux et du vinaigre; le tout le plus chaud possible. La gale disparut momentanément. Quinze jours après la guérison factice, les yeux devinrent rouges, chassieux et larmoyans; le guérisseur de la gale fut de nouveau consulté, mais il répondit qu'il ne connaissait point les maladies des yeux; on eut encore une fois recours à moi. Conjonctive très-rouge, flux puriforme abondant; quelques boutons de gale au pourtour des yeux et des oreilles. Tous les matins à jeun, pendant six jours, un électuaire composé de : fleurs de soufre 128 grammes (4 onces), sulfure de potasse 1 gramme (quart de gros), miel et farine suffisante quantité; séton au poitrail; lotions d'eau de fleurs de sureau, les premiers jours; onctions sur les bords des paupières, d'une pommade préparée avec fleurs de soufre 1 gramme (quart de gros), cérat blanc 16 grammes (demi-once). Guérison sans récidive.

Les chiens et les chats sont les animaux les plus exposés aux suites funestes du traitement inconsidéré de la gale, ou même à la coexistence de l'ophthalmie et de la gale. Je n'ai rien à dire de neuf à cet égard ; j'assurerai seulement que les traitemens recommandés pour les dartres m'ont très-souvent réussi chez les animaux dont la gale n'était pas très-ancienne. Les eaux sulfureuses minérales deviennent encore d'un grand secours dans de pareilles circonstances.

La gale devient assez fréquemment la cause de la cécité. J'ai souvent consulté quelques habitans de la campagne sur les causes présumables ou réelles de la perte de la vue de leurs animaux ; et ils l'attribuaient presque tous à des restes de gourme ou de gale qui s'étaient jetés sur les yeux de leurs bestiaux, parce qu'ils avaient été mal soignés dans le principe de leurs maladies.

Les yeux ne deviennent que trop fréquemment encore le siége d'affections psoriques déplacées à la suite d'un traitement non méthodique, comme on en a eu des preuves dans l'emploi des topiques contre les eaux aux jambes invétérées, les peignes et les crapaudines, en un mot, contre toutes les irritations chroniques de la peau. Ces accidens sont beaucoup plus à craindre lorsque l'individu, pendant un traitement externe, est déjà affecté de quelques maladies aux yeux, comme de la fluxion périodique, d'ophthalmie chronique persistante, etc. Le traitement rationnel de ces résultats de métastases est fort simple ; il consiste à faire renaître la première maladie par des excitans, pour ensuite la combattre par tous les moyens que peut employer la médecine. C'est à la facilité avec laquelle les eaux aux jambes et les autres ulcères changent d'état, quand il existe un point d'irritation quel-

conque, qu'il faut attribuer le danger d'une simple lésion optique chez les animaux affectés primitivement
de ces maux redoutables.

J'ai observé plusieurs fois des résultats analogues.
Entre autres faits, je citerai une observation faite sur
un cheval poussif, de neuf ans, affecté d'eaux aux jambes depuis quatre ans, qui me fut amené pour une
fluxion aux yeux qu'il avait déjà éprouvée deux autres
fois, tantôt à un œil, tantôt à un autre. Ces organes
étaient déjà fortement détériorés; la conjonctive épaissie, les paupières tuméfiées; l'iris à peine irritable et
de couleur feuille-morte à la partie inférieure. Les ulcères des jambes n'étaient pas, à beaucoup près, aussi
humides lors des accès qu'auparavant. Après avoir employé les moyens ordinaires, les sétons, les purgatifs,
les excitans sur les ulcères, les astringens sur l'œil
dont l'accès était presque totalement dissipé, il se manifesta un mieux très-apparent. Un mois plus tard
l'accès reparut aux deux yeux, et fut suivi de près de
la perte totale de la vue et d'une amélioration dans l'é-
tat des eaux aux jambes.

Tous ceux qui ont suivi le traitement d'un troupeau
claveleux ont dû voir souvent les effets manifestes de
cette maladie sur la conjonctive, qui fréquemment est
gravement affectée. La sécrétion du flux puriforme est
un accident fort ordinaire; son ulcération n'est pas
rare; l'accolement des diverses régions est encore assez
fréquent; la perte de la vue enfin est extrêmement
commune à la suite de cette maladie, soit que la conjonctive seule ait été affectée, soit que le globe en entier ait participé à la maladie générale. L'ophthalmie
variolique est souvent suivie d'abcès, d'ulcères sur les
diverses parties de la conjonctive. Les abcès ont un
cours absolument analogue à celui des boutons clave-

leux, il en résulte des cicatrices, de vrais leucomas qui obstruent le passage des fluides lumineux. D'autres fois la cornée se perfore, le globe se détruit même presque totalement. Les moyens à employer contre cette espèce d'ophthalmie consistent à favoriser la résolution par les agens que nous avons déjà indiqués dans le cas d'ophthalmie simple, avec cette différence, qu'il faut toujours avant tout combattre la maladie principale. On évite tous ces accidens en pratiquant l'inoculation, qui n'est malheureusement pas assez accréditée, et qu'il est même extrêmement difficile d'introduire dans certaines contrées où le claveau fait tous les ans des ravages étonnans, surtout dans les pays de plaines.

Il existe des variétés d'inflammations de la conjonctive, comme de tous les autres organes du corps des animaux, qui ont une tendance particulière à se terminer par la gangrène. Telle est l'ophthalmie qui affecte les animaux exposés trop long-temps à l'influence meurtrière d'une atmosphère humide, chaude et infectée de matières végétales et animales putréfiées. Telle est encore l'inflammation de la conjonctive qui accompagne les affections dites charbonneuses des bêtes à cornes. Cette ophthalmie, le plus souvent, intéresse la totalité de l'œil, et se termine toujours par la perte de la vue, quand la gangrène est décidément déclarée; et malheureusement quelquefois elle entraîne même celle de la vie de l'individu affecté, par la double raison que dans un court espace de temps l'affection charbonneuse fait des progrès étonnans, et que la maladie de la conjonctive est rarement locale.

Dans toutes les circonstances, la tendance à la gangrène se reconnaît à la couleur violacée de la membrane conjonctive, à la sensibilité extrême de l'organe affecté, et à un état particulier de la circulation qui annonce l'approche d'une affection générale. Le pouls est petit, irrégulier, et ne tarde pas à devenir intermittent. La sensibilité excessive de la conjonctive disparaît pour faire place à la mort, qui cherche ensuite à envahir les parties voisines.

L'ophthalmie gangréneuse est ou une affection locale, ou la suite d'une ophthalmie intense provenant de coups violens, ou bien elle termine la série des symptômes de cette variété d'ophthalmie, dite enzootique. Dans ce cas, la médication scarotique est d'une nécessité absolue. On scarifie d'abord, on applique ensuite des médicamens antiseptiques, le quinquina, le camphre, etc. Plus tard on recourt au cautère actuel plutôt qu'à l'ablation du globe, qui est toujours pernicieuse quand toutes les parties à amputer ne sont pas totalement frappées de mort; et comme dans ce cas la perte de l'animal, ou au moins celle de l'œil, est inévitable, il vaut beaucoup mieux se restreindre à enlever les parties privées de vie, et à médicamenter les tissus sousjacens, à l'aide des agens actifs que nous fournit la matière médicale, sans oublier la médication excitante du tube intestinal, afin de dériver l'excès de l'action vitale, et de triompher de l'attaque que provoque la mort.

J'ai déjà eu occasion de citer plusieurs exemples de faits analogues ; en voici deux autres bien intéressans.

Un propriétaire du bas Poitou, qui avait la plus grande confiance dans les propres forces de la nature contre les maladies, éprouva un malheur qui changea toutes ses opinions à cet égard. Il avait quitté un pays de plaine très-salubre, pour aller habiter sur les bords d'un étang que les maladies contagieuses et gangréneuses désolaient toujours. Chaque année, esclave de ses anciennes habitudes, il abandonna ses animaux dans des pâturages, jour et nuit, pendant la saison la plus chaude de l'année. Plusieurs bœufs et deux chevaux furent atteints d'ophthalmies catarrhales, au mois d'octobre 1820; elles n'eurent la plupart que très-peu de durée; mais il arriva qu'un jeune poulain de quatre ans, déjà gourmeux, fut touché par une branche d'épine, sur l'œil gauche; le soir même une ophthalmie intense se déclara : on ne donna aucun soin à l'animal. Le second jour, augmentation des symptômes; aucun soin. Le troisième, de même augmentation, et nul soin. Le quatrième, dégoût. On m'envoya chercher le 14 octobre. OEil très-volumineux; conjonctive violette, très-sensible; cornée lucide parsemée de vaisseaux sanguins apparens, réfléchissant une couleur de sang veineux. Cataplasmes émolliens; séton à la nuque; léger purgatif avec jalap et aloès, dans une pinte de jus de pruneaux. Le 18, gonflement extrême de la conjonctive des paupières, qui était presque insensible et de couleur foncée noirâtre; globe volumineux; cornée très-épaisse. Scarifications sur plusieurs points; embrocations de vin de quinquina; dégoût. Le 19, même traitement. Le 20, chute de plusieurs lambeaux sphacelés. Excision de tout ce qui paraissait mort; lotions de vin tiède. Le 21, lotions de vin aromatique. Le 22, mêmes soins. Le 23, rupture de la cornée; mieux sensible; appétit. Le 24, mieux. Le 25, mieux. Le 26, beaucoup de mieux. Le globe était toujours couvert de produits de la sécrétion purulente des parties lésées, et s'était affaissé. Je ne vis plus l'animal, mais je sais qu'il a guéri. L'œil ne fut pas très-difforme; il resta un leucoma presque général de la partie antérieure du globe, et un relâchement de l'onglet et de la conjonctive.

Le 4 août 1820, on m'amena un cheval qui sans doute avait reçu un coup de corne dans l'œil; je ne

pus cependant pas m'en assurer : la conjonctive était
déjà gangrénée; dégoût; fièvre de réaction. Scarifications; lotions de teinture de quinquina; application
de quelques boutons de feu sur les parties les moins
sensibles. Le lendemain, inflammation intense de
toutes les parties environnantes. Cataplasme émollient
avec décoction de têtes de pavots. Les 5, 6, 7, continuation des anodins. Le 8, suppuration de bonne nature; rupture de la cornée; écoulement d'un liquide
noirâtre, parsemé de caillots de sang altéré, bien dis-
tincts; appétit. Le 9, deux onces de sulfate de soude
dans deux livres de jus de prunes. La fièvre continue
qui n'avait pas abandonné l'animal cessa. Le 12, suppuration abondante de toutes les parties de l'œil; chute
du cartilage de l'onglet. Lotions légèrement toniques
de vin tiède affaibli avec de l'eau de sureau, jusqu'à
guérison.

La fréquence des coups dirigés sur les yeux occasionne communément de semblables accidens. Ils sont
toujours précédés par le chémosis. Le meilleur moyen
de prévenir les suites qui en peuvent résulter est d'appliquer un traitement méthodique à cette inflammation extrême de la conjonctive. La gangrène n'est jamais que l'effet de la négligence ou de l'ignorance; on
la combat toujours victorieusement quand la cause est
locale.

Si l'ophthalmie gangréneuse est symptomatique, si
elle est le résultat d'une cause générale, elle est toujours accompagnée de ces maladies pernicieuses, dites
ataxiques, malignes, charbonneuses ou mieux gangréneuses; de ces inflammations intenses, beaucoup plus
communes dans les bœufs que dans les chevaux. Dans
ces circonstances, l'ophthalmie est peu importante par
elle-même; elle est consécutive ou simultanée; elle suit

constamment les progrès de la maladie générale, et lorsque la gangrène s'est emparée de la membrane conjonctive, elle existe aussi dans les autres régions importantes du corps qui participent de l'affection. Il est donc inutile d'indiquer une méthode curative de traitement local, je renvoie à la pathologie interne pour les notions nécessaires à cet égard. Cependant je dois prévenir que lorsqu'une ophthalmie gangréneuse accompagne une affection générale, il faut, tout en combattant l'affection primitive, agir aussi sur l'œil de la même manière que dans le cas d'ophthalmie produite par une cause locale quand les progrès de la maladie en donnent le temps, car fort souvent elle est parvenue à son plus haut degré dans quelques heures; je citerai quelques faits remarquables qui le prouvent.

J'ai trois fois été témoin d'une maladie foudroyante, que les vétérinaires appellent fièvre charbonneuse, avec ophthalmie gangréneuse ou tendant à le devenir.

Le 25 janvier 1820, je fus appelé pour donner des soins à une vache dont les yeux, la langue, la nature, le fondement, enflaient à vue d'œil, me dit le commissionnaire. On s'aperçut de l'invasion de la maladie à quatre heures du soir; dans la journée seulement on avait observé quelques malaises et un léger gonflement du flanc gauche. Il existait : gonflement intense, d'un rouge un peu violet, de toutes les membranes muqueuses; chaleur des oreilles, des cornes; difficulté de respirer; faiblesse factice; deux vessies à la base de la langue remplies d'une matière jaunâtre. Je ne pus avoir de renseignemens sur l'état du pouls. On excisa les vessies; on fit des gargarismes avec du vinaigre, du poivre et du sel de cuisine; on pratiqua des saignées aux oreilles et à la jugulaire. Une demi-heure après, les symptômes disparurent presque totalement;

le pouls reprit son état naturel ; l'animal mangea ; les membranes muqueuses étaient très-affaissées et offraient sur toutes leurs parties visibles des plis larges et multipliés.

Le 24 septembre 1820, un cultivateur me fit appeler pour secourir une vache dangereusement malade ; j'arrivai à temps : yeux très-volumineux, conjonctive rouge violette et très-gonflée ; la membrane nasale, celles du rectum, du vagin et de la bouche d'un rouge également violet ; pouls faible, lent et concentré ; respiration difficile et lente ; oreilles pendantes et chaudes ; base des cornes chaudes, vésicules jaunâtres aux parties latérales du frein de la langue ; démarche chancelante. Refus absolu de toute espèce d'aliment. Saignée à la jugulaire, de 3 kilog. (6 liv.) ; excision des vésicules ; gargarisme excitant ; mastigadour de sel et d'ail, pour déterminer la salivation. Une heure après, guérison ; appétit. Comme dans le précédent exemple, la vache, dans la journée, s'était trouvée malade légèrement ; ce dont on s'était aperçu à des mouvemens contre nature, à des gonflemens du flanc plusieurs fois réitérés.

La saignée, qui agit d'une manière si efficace quand elle est appropriée au degré de maladie, devient mortelle lorsque la gangrène est déclarée. Un grand nombre d'animaux périssent par l'impéritie de ces empiriques qui pensent que la saignée est un spécifique contre toutes les maladies, parce que dans de certains cas elle aura sauvé le malade. D'après cela ils l'emploient à tous propos, persuadés que dans tous les cas où la saignée n'est pas suivie d'une guérison prompte, la maladie est incurable ; aussi se bornent-ils à ce simple remède, qui fort heureusement réussit assez souvent lorsqu'on l'emploie immédiatement après l'apparition de la maladie. On rendrait un service signalé aux habitans de la campagne, en leur faisant connaître la ligne de démarcation qui annouce l'arrivée très-prochaine de la gangrène ; ils pourraient alors conserver la vie à un grand nombre d'animaux, qui meurent faute de soins appropriés qui souvent même ne peuvent pas être administrés par le médecin à cause de son éloignement du malade. Je m'écarte de mon sujet ; ces considérations appartiennent plutôt à un traité de pathologie générale, qu'à un essai sur la maladie des yeux.

B. *Infiltration de la conjonctive.*

L'infiltration de la conjonctive, qui est ordinairement une terminaison de l'ophthalmie, est due à un défaut d'équilibre dans les fonctions assimilatrices. Elle est toujours le résultat d'une altération dans la vie des vaisseaux absorbans, qui laissent accumuler dans les cellules du tissu cellulaire les liquides qui devraient entrer après leur sécrétion dans le torrent général de la circulation. Ces liquides sont diversement colorés ; de là dépendent les différentes nuances jaunâtres, blanchâtres, blanc-sale, etc., que réfléchit la conjonctive. L'infiltration du tissu cellulaire qui attache cette membrane aux paupières, est encore plus commune que celle de la conjonctive même ; elle est aussi beaucoup plus difficile à guérir, sans doute à cause de la différence de la vitalité qui existe entre les deux parties. J'ai observé sur des chevaux affectés d'infiltration à la suite de froissemens réitérés de quelques corps étrangers sur les paupières, des lames du tissu cellulaire très-distendues, tandis que le tissu de la conjonctive était encore dans son état ordinaire : la chose est toute naturelle dans ce cas, parce que la maladie a fait des progrès de dehors en dedans, et n'a dû gagner la conjonctive qu'en dernier lieu ; mais il en devrait être tout autrement quand la cause de l'infiltration a d'abord agi sur la conjonctive : le tissu cellulaire plus éloigné de l'influence morbide devrait être moins affecté ; cependant il n'en est pas ainsi. Cette différence de vitalité et de contexture du tissu cellulaire et de la conjonctive nous explique les progrès variés des ulcères qui ont leur siége dans l'un ou l'autre de ces tissus, qui d'ailleurs varient beaucoup eux-mêmes, selon les parties de l'œil où on les considère. En un mot, la disposition à l'infiltration est en raison directe de la flaxidité, de l'extensibilité et du peu de vitalité de la région affectée.

L'infiltration de la conjonctive est facile à reconnaître : la surface externe de cette membrane est bosselée visiblement, la transparence sur la cornée lucide n'est plus aussi complète ; elle réfléchit une teinte qu'il n'est guère aisé de dépeindre, et qui d'ailleurs est très-variable. L'examen attentif de cette affection sur un sujet malade, peut seul en donner une idée nette. Elle existe presque toujours dans les chevaux qui ont eu déjà plusieurs fois des accès de fluxion périodique. Cette inégalité dans la surface externe et convexe de la lentille de la cornée influe sur la direction des rayons lumineux, et nécessairement sur la vision ; aussi s'aperçoit-on que les chevaux qui, dit-on, ont la vue grosse, sont peureux ou ombrageux, parce qu'ils sont toujours incertains de la détermination des objets qui s'offrent à leur vue. Cette affection, quand elle existe sur la surface antérieure du bulbe, est en général grave, parce qu'elle annonce une maladie ancienne, parce qu'elle change la disposition favorable de la surface externe de la cornée, parce qu'elle est accompagnée d'une fluxion périodique après les premiers accès, enfin parce qu'elle fait obstacle aux rayons lumineux qui cherchent à pénétrer sur la rétine, en changeant la disposition des parties composantes, et conséquemment la texture du milieu transparent.

L'infiltration affecte le plus ordinairement les parties les moins denses de la conjonctive, et dans ce cas elle n'est à appréhender que comme symptôme d'une autre maladie pernicieuse.

Il ne faut pas confondre l'inflammation chronique avec ce genre de maladie qui n'en est qu'une suite. Dans le premier cas, le gonflement de la conjonctive n'est dû qu'à une légère stimulation persistante, qui fixe les liquides dans les vaisseaux; dans le second, au contraire, il y a stagnation d'une quantité surabondante de liquide qui est contenu dans les cellules du tissu qui réunit les vaisseaux entre eux.

L'infiltration de la conjonctive se combat, comme toutes les affections atoniques, par les médications toniques et excitantes, les collyres, les pommades, le calorique; et les exutoires quand la partie affectée d'abord est revenue à son état de vitalité ordinaire, par l'usage des médicamens appropriés.

Cette maladie détériore singulièrement les organes de l'œil, qui en est le siége, comme cela, en général, a lieu dans toutes les parties de l'organisme animal; elle est fréquemment suivie de l'ulcération de l'onglet, des bords des points lacrymaux, etc.

C. *Sécrétion puriforme de la conjonctive.*

La conjonctive, à la suite d'une inflammation intense, d'un métastase, de certaines irritations psoriques, comme la gale, les dartres, les eaux aux jambes, etc., devient la source d'une sécrétion contre nature d'un liquide plus ou moins opaque. La sécrétion des follicules ciliaires, situées derrière la membrane, éprouve également des modifications ; l'humeur sébacée qu'ils sont chargés de fournir devient grumeleuse et irritante. Cette matière sécrétée se trouve entraînée à la sortie des orifices ciliaires par un liquide muqueux qui provient de la conjonctive et dont la quantité est quelquefois considérable, de telle sorte que les voies lacrymales peuvent à la fin s'obstruer, se remplir complétement et même regorger la surabondance du liquide.

Cette sorte d'altération de la conjonction et des follicules offre divers degrés d'intensité. Ou la membrane n'est qu'enflammée, et la sécrétion, un peu augmentée, rendue apparente par une agglomération de chassie au grand angle de l'œil ; ou le liquide sécrété change de nature et devient irritant ; ou enfin les parties malades, sources de la sécrétion, deviennent ulcérées.

Le premier cas n'est pas rare, surtout dans les jeunes chiens et les jeunes chats ; il existe également chez les autres animaux domestiques. Les faits de cette nature sont trop ordinaires pour que j'en cite des exemples. On en triomphe facilement par les émolliens quand l'affection est récente ; par les astringens, par les exutoires, quand elle est ancienne.

Le second est plus grave ; il y a déjà altération profonde dans les fonctions des organes sécréteurs, dont la lésion est toujours chronique. Les causes les plus ordinaires sont les ophthalmies négligées ou combattues par un traitement vicieux ; celles qui accompagnent les maladies d'un mauvais caractère ; les affections psoriques répercutées, le claveau, la gale, les dartres, etc. La matière sécrétée est puriforme, grumeleuse. Il arrive qu'alors la conjonctive, quoique rouge et paraissant enflammée, n'est qu'engorgée. D'après ces notions, il est facile de déterminer un traitement rationnel. Si l'affection est la suite d'une cause locale, et si elle s'est manifestée depuis quelque temps, on emploie la pommade ophthalmique, dont on varie les proportions à volonté, et que l'on intercale avec l'usage des liquides détersifs ou des émolliens, si quelques accidens l'exigent. Ce degré de l'affection dont il est ici question est fréquent chez le chien à la suite de la maladie ordinaire au jeune âge ; si elle est compliquée de gale, de dartres, d'eaux aux jambes, il faut appliquer un exutoire au cou, et l'on combine le traitement externe avec l'interne ; les pommades sulfureuses, mercurielles, sur le bord des paupières, le sulfure de potasse et la fleur de soufre en électuaire, les diurétiques, un ou deux puratifs. Un grand nombre de moutons claveleux sont guéris spontanément de cette maladie, ou seulement avec des lotions d'eau fraîche.

J'ai été consulté pour une meute de chiens galeux dont plusieurs avaient à chaque instant les bords des paupières couverts de matière purulente, hétérogène, et la paupière inférieure engorgée et escoriée dans différens endroits. Bains généraux, avec une dissolution de sulfure de potasse ; frictions et lotions de sulfure de potasse très-étendu, sur le bord des paupières. Sur douze chiens, deux seulement exigèrent des sétons. On les purgea tous à la fin du traitement.

L'un d'eux offrit un fait remarquable, il était galeux depuis long-temps, avait en partie perdu un œil à la suite d'une piqûre d'épine. Cet œil, à l'aide duquel l'animal distinguait encore les objets, était constamment baigné par une affluence considérable de matière purulente, qui fut suivie d'ulcérations à la cornée, à la caroncule lacrymale et au sac lacrymal lui-même, puisqu'il existait une fistule externe. Le chien était jeune et vigoureux, il avait quatre ans. Je donnai tous mes soins à ce petit animal, et je parvins à triompher de tous ses maux, à l'aide de préparations mercurielles sulfureuses, et de l'opération dite de la fistule. Le séton que je passai dans le canal lacrymal fut arraché le second jour. Je suppléai à son usage par des lotions souvent répétées, et surtout par la guérison de la cause principale du mal; cependant les voies lacrymales n'éxécutèrent jamais leurs fonctions avec intégrité; il resta un larmoiement limpide continuel, mais la fistule disparut; les ulcères du globe se dissipèrent aussi par l'usage long-temps continué de la pommade. L'œil, quoique couvert de plusieurs cicatrices et de taies, fait encore ses fonctions.

Le 5 août 1821, on me fit appeler pour donner des soins à un vieux chien qui portait des dartres ambulantes, que des topiques déplaçaient ou faisaient disparaître, mais sans les guérir. L'œil gauche était dans un état déplorable depuis la disparition des dartres; les bords des paupières très-tuméfiés et ulcérés, leur face interne rouge, fongueuse, la caroncule gonflée, les points lacrymaux ulcérés, ainsi que la cornée, dans quatre à cinq endroits; flux puriforme abondant, refluant des voies lacrymales. Un mois suffit pour obtenir une guérison radicale par les mercuriaux, les sulfureux, les liquides astringens en collyre, par les toniques à l'intérieur, un séton à la nuque et deux purgatifs. Il ne resta sur les yeux que deux taies, qui disparurent avec le temps.

Le 29 juillet 1822, un propriétaire m'amena une jument de six ans : les bords des paupières de l'œil gauche volumineux et escoriés; la face interne de la paupière inférieure rouge et très-ridée ; matière puriforme accumulée à l'angle nasal et remplissant les voies lacrymales et les sinus de la conjonctive ; cornée lucide obscure et épaissie. D'après les renseignemens que je pris, je sus qu'avant l'apparition de cet écoulement, qui datait de quinze ou vingt jours, cette jument avait contracté l'habitude de se frotter la paupière toujours du même côté, et que tous les ans l'encolure était couverte d'écailles. Ces écailles recouvraient des boutons que l'on voyait se lever et disparaître spontanément. Onctions avec pommade de fleurs de soufre et de graisse, deux parties de soufre sur six de graisse; séton à la nuque. Guérison complète au bout de vingt-cinq jours.

J'ai vu un bœuf qui tous les ans au printemps était rongé par une dartre furfuracée, qui couvrait toute la moitié antérieure du corps. Cette affection était toujours accompagnée d'un flux puriforme, qui augmentait aussitôt qu'on appliquait quelques topiques répercussifs.

J'ai également été témoin de la perte d'un œil affecté d'un flux puriforme à la suite d'un traitement inconsidéré d'une dartre périodique qui couvrait exactement tout le côté gauche d'une jument noire, de dix à onze ans. Il serait facile de multiplier ces exemples. Ils se présentent d'ailleurs fréquemment dans la pratique.

L'ulcération des orifices des follicules ciliaires est peut-être moins rare qu'on ne pourrait le croire; je n'ai cependant eu aucune occasion de les observer, et je ne puis rien dire ici de positif à cet égard. Mais pourquoi cette ulcération ne serait-elle pas aussi commune que celle de la cornée dans les chiens? Il existe une raison qui me ferait pencher pour l'affirmative, c'est l'action irritante exercée sur ces régions par le liquide corrosif qui y coule à chaque instant lorsqu'il existe un flux puriforme. Je pense que les moyens indiqués plus haut pourraient être suivis du plus grand succès.

J'ai sans doute, dans les nombreuses occasions où j'ai cherché à combattre les ulcères de la cornée et des points ciliaires, guéri ces sortes d'altérations qui affectent les orifices excréteurs de la liqueur sébacée.

Comme cause de la fistule lacrymale, j'ai déjà traité des accidens qui peuvent résulter des suites de la sécrétion abondante et contre nature d'un liquide qui porte la destruction dans toutes les régions sur lesquelles il coule.

Je ne finirai pas cet article sans faire observer que les bœufs de travail sont souvent exposés à une légère maladie des paupières, qui résulte de l'action irritante de ce flux; la paupière inférieure se corrode assez fréquemment vers l'angle interne. La même chose s'observe sur les chevaux morveux et farcineux chez lesquels la sécrétion de la conjonctive, comme celle de la membrane nasale, est pourvue d'une faculté destructive bien remarquable.

D. *Plaies de la conjonctive.*

Je ne m'occuperai point ici des plaies de la portion de la conjonctive qui recouvre la cornée lucide; elles se rattachent aux maladies de cette région du bulbe, dont la santé est si indispensable et si nécessaire à l'exercice de la vue; d'ailleurs l'existence de la conjonctive de la vitre est encore douteuse, et dans le cas où elle aurait lieu, son union est trop intime pour que les plaies ne soient pas communes à ces deux organes.

Les plaies de la conjonctive sont produites accidentellement, ou elles ont été nécessitées par un cas maladif. Elles suppurent toujours plus ou moins, quelquefois elles deviennent ulcéreuses. Il faut faire la même distinction pour ces sortes de plaies que pour celles des autres organes. Elles peuvent être simples,

avec ou sans perte de substance, contuses, suppurantes, etc. Il est de la plus grande importance de bien
constater l'état de la plaie de la conjonctive quand on
applique quelques médicamens sur cette membrane
qui est déjà si irritable quand elle conserve sa conti-
guité ou son intégrité. On a souvent vu des ophthalmies intenses survenir à la suite de lotions de collyres simplement astringens pour des plaies récentes
à la conjonctive, même lorsqu'elle est affectée antérieurement d'ophthalmie chronique. Il faut donc agir
dans le moment d'après l'état de la plaie, et non pas
suivant celui de la conjonctive, sans cependant trop
le contrarier.

Les plaies de la conjonctive n'existent presque jamais
seules; elles sont toujours compliquées d'autres affections, dont nous avons déjà eu occasion de parler et
dont nous parlerons encore. La suite ordinaire de
toute plaie récente entraîne l'ophthalmie aiguë; dans
ce cas, le traitement est tout simple. Les lotions émollientes, fréquemment renouvelées, suffisent presque
toujours pour détruire l'inflammation; mais lorsque la
plaie persiste après la période inflammatoire, les soins
sont plus compliqués; il faut agir de manière à ne pas
provoquer une nouvelle ophthalmie aiguë par des remèdes excitans, qui cependant seraient indiqués par
l'état inflammatoire chronique de la conjonctive; il
vaut mieux attendre que la plaie soit arrivée à un degré qui exige aussi un traitement analogue à celui que
requiert la conjonctive, ce qui, le plus ordinairement,
ne tarde pas quand la plaie ne devient pas ulcéreuse.

La cicatrisation, qui laisse après elle un nouveau
tissu opaque et dense, n'a aucune suite fâcheuse sur
les parties de la conjonctive qui ne sont pas destinées
à donner passage à la lumière.

Aux plaies simples, dont la cause est dans les violences extérieures de différentes espèces, succèdent souvent des ulcères, notamment chez les individus faibles et déjà affectés des maladies chroniques de la conjonctive.

E. *Ulcères de la conjonctive.*

Lorsque je parlerai des ulcères de la cornée, je ferai connaître ceux de la partie de la membrane que l'on suppose la recouvrir.

L'ulcère, qui diffère de la plaie en ce qu'il tend toujours à s'agrandir, est le plus souvent accompagné de quelques autres maladies, comme de dartres, de gale, etc.; il est quelquefois aussi une suite du claveau qui affecte les paupières des moutons.

Les ulcères chroniques accompagnés d'une faible irritation sont les plus ordinaires; ils ne sont pas rares chez les animaux qui ont été affectés antérieurement du flux puriforme, chez les chevaux, les bœufs qui ont conservé pendant quelque temps des corps étrangers enchâssés dans l'épaisseur de leur conjonctive; chez les jeunes chiens qui ont eu la maladie, chez les individus affectés de fistule lacrymale, de quelque manière qu'elle ait été produite; chez les sujets faibles qui reçoivent des coups sur la conjonctive elle-même.

Les bords des paupières vers l'angle interne sont les régions de la conjonctive les plus exposées à ce genre de maladie, précisément parce qu'elles sont le plus souvent en contact avec le liquide chassieux et puriforme qui les inonde et avec l'air, qui peut contenir des miasmes morbides.

Tous les ulcères chroniques qui proviennent d'une irritation ancienne, se guérissent par une pommade ou des collyres excitans. Les collyres que l'on doit préférer sont ceux de sulfate de zinc, de sulfate de cuivre dissous dans de l'eau de roses, avec quelques gouttes d'ammoniaque; et les pommades se composent d'oxide de mercure, de sulfure de mercure, d'oxide de zinc et d'axonge intercalés avec des substances liquides toniques. Si l'on a à combattre un ulcère dartreux, on lui oppose le traitement antidartreux que nous avons indiqué pour l'ophthalmie dartreuse; on favorise l'action de ces moyens par quelques légers escarotiques, comme l'usage du nitrate d'argent, qui, irritant d'abord le fond de l'ulcère, excite la vitalité des vaisseaux sanguins sousjacens et provoque la cicatrisation.

Quand les ulcères sont très-nombreux et qu'il y a écoulement de sanie abondante, on place un séton à la nuque, et on administre quelques purgatifs. J'ai obtenu plusieurs fois de bons résultats de cette méthode appliquée à des chiens dartreux qui venaient d'éprouver la maladie particulière à leur jeune âge.

Certains ulcères pénètrent si profondément et détruisent une telle portion de la paupière, qu'il reste après leur guérison des cavités profondes, des déviations des cils, comme dans le claveau, des dartres, etc. Le moyen que nous avons indiqué et qui ne réussit pas toujours est cependant le plus méthodique, car en détruisant la source des poils on n'a plus à craindre ce que leur présence peut avoir de nuisible; mais le bord de la paupière reste toujours renversé.

De même que les cicatrices des plaies, celles des ulcères ne peuvent nuire en aucune manière à l'exercice libre de la vue; elles ne sont à craindre que parce qu'elles déforment le ruisseau lacrymal.

Je n'entrerai dans aucun détail à l'égard des ulcères des points, des conduits et du sac; j'en ai assez dit sur cet objet à l'article Maladies de l'appareil lacrymal.

L'ulcère de la troisième paupière n'est pas très-rare chez les grands animaux, le bœuf, le cheval, les mulets; il est le plus ordinairement la suite de la présence des corps étrangers entre le bulbe et cet organe. Lorsque le corps étranger est enlevé, des injections de collyre détersif, d'eau céleste ou de collyre avec sulfate de zinc, suffisent pour obtenir une bonne cicatrisation, que précède trop souvent la destruction d'une partie du cartilage onguiforme; cette cicatrisation n'a lieu alors que lorsque la carie a cessé ses progrès. Nous avons déjà indiqué les moyens qu'il convenait d'opposer à cette dernière altération.

Le 10 janvier 1819 on m'amena un cheval qui portait depuis trois ans un ulcère vers l'angle externe et à la partie supérieure de la sclérotique. Cet ulcère augmentait tous les jours dans toutes les dimensions. Il était survenu à la suite d'un coup de fouet. Le même cheval avait déjà pleuré du même œil pendant un mois avant le dernier accident. Lotions trois fois le jour avec le collyre astringent, qui fut continué pendant dix jours. Mieux. Guérison.

Le 14 février 1820 je vis un âne qui était chassieux depuis six à huit mois; le bord des paupières était engorgé; la face interne de l'inférieure gauche très-rouge et couverte de plusieurs ulcères apparens. J'appris que cet animal avait gardé plusieurs années une dartre aux oreilles et qu'elle avait disparu aussitôt que le larmoiement chassieux s'était montré. Séton à la nuque, pommade ophthalmique avec oxide de mercure et fleur de soufre. Guérison après trois semaines de soins. La paupière inférieure, vers l'angle interne, était corrodée, et le flux puriforme existait encore; je fis faire des injections et des lotions d'eau fraîche : le mal disparut entièrement.

16.

Le 28 août 1821 je fus consulté pour un chien qui était chassieux depuis un an au moins : les bords des paupières étaient presque détruits par des ulcères survenus à la suite de la répercussion d'une dartre que l'animal portait au cou auparavant. Usage de la pommade ophthalmique avec fleur de soufre; séton, purgatifs, et en outre des bols de 4 grammes (1 gros) de fleur de soufre pendant six jours. Deux purgatifs avec jalap. Guérison.

Le 29 du même mois on m'amena une jument de cinq ans qui avait éprouvé une gourme maligne avec érosions de la membrane nasale. Une ophthalmie intense accompagnait la gourme; aucun soin urgent ne lui fut apporté; la troisième paupière gauche se gonfla, l'œil droit devint larmoyant et obscur : on insuffla de la poudre grossière d'alun calciné dans les deux yeux; ils devinrent enflammés tous les deux à un tel point que l'on fut obligé de faire des scarifications à la face interne des paupières. Ces scarifications, trop profondes et faites par un maréchal dit *expert*, dégénérèrent en ulcères, dont le plus grave existait vers la caroncule lacrymale : lotions d'eau de sureau et de mauves, un mois après les scarifications; sécrétion abondante de chassie purulente. Continuation des mêmes moyens, pendant quatre jours. Le 3 septembre, matière purulente moins abondante, chaleur et douleur de l'œil presque totalement dissipées; continuation des mêmes moyens, quatre autres jours. Ulcères diminuant de profondeur, probablement parce que la conjonctive diminuait d'épaisseur. Le 9, lotions avec collyre astringent de sulfate de zinc. Guérison.

Les érosions que l'on observe en abondance à la face interne de la paupière inférieure et sur la conjonctive inférieure du globe dans le cas de flux abondant et ancien de matière puriforme, dans le chien surtout, doivent être regardées comme des ulcères. Si on les abandonne à eux-mêmes, ils deviennent plus larges. Qu'on leur oppose les médicamens mercuriels et les toniques, ils guérissent, toutefois en maintenant la propreté des voies lacrymales.

Le 16 septembre 1820 je fus appelé chez un propriétaire pour visiter un chien de chasse épagneul, galeux; son œil droit, chassieux, offrait sur les divers points de la conjonctive une infinité d'ulcères très-petits, notamment à la face interne de la paupière inférieure et sur quelques points de la cornée. Par les bains sulfureux et la pommade de sulfure de potasse, avec un séton au cou et deux purgatifs, on détruisit tout le mal qui existait.

Les médecins vétérinaires qui ont eu occasion de voir des animaux auxquels on a extirpé la caroncule lacrymale ou l'onglet, ont probablement observé des ulcères de la conjonctive vers les pourtours des plaies; ces ulcères, uniquement causés par l'action corrosive du pus, disparaissent spontanément à la guérison des plaies artificielles.

F. *Fongosités de la conjonctive.*

Elles sont toujours la suite et s'élèvent des ulcères ou des plaies anciennes. On les détruit en les excisant avec des ciseaux et en cautérisant ensuite avec un fer rouge autant qu'il est possible. J'ai vu de graves accidens survenir par suite de la pierre-infernale, de la pierre à cautère, de la poudre de Rousseau, de l'alun calciné, etc. Cependant les empiriques n'emploient jamais que ces dernières substances, dont il est presque impossible de modérer exactement l'action.

Un propriétaire avait une jument qui portait à la

partie inférieure du globe, au-delà de la cornée, ce que le vulgaire appelle un ardillon, et ce qui n'est autre chose qu'une tumeur variqueuse. Le prétendu ardillon était de la grosseur d'un pois; le médecin chargé de traiter cette jument coupa ce corps avec des ciseaux. Quatre jours après, il survint une fongosité beaucoup plus volumineuse que n'était la première tumeur; le même médecin crut la détruire en la cautérisant avec de l'orpiment; il détermina une ophthalmie extrêmement intense, d'après ce que l'on me rapporta. On me consulta. Lorsque je vis la malade, la fongosité était encore très-volumineuse, la cornée obscure et blanchâtre, l'humeur aqueuse trouble, et peu de douleur. Je fis d'abord disparaître les symptômes concomitans, et je réservai la cure de la fongosité pour un autre instant. Huit jours après j'excisai la tumeur, et je cautérisai avec précaution. La bête guérit radicalement.

Je cite ce fait de préférence, parce qu'il est rare de rencontrer des tumeurs variqueuses sur les yeux des animaux. Je n'ai pas voulu faire un article séparé pour ce genre de maladie, je me contenterai de rapporter le fait suivant.

Le 12 juillet 1822, je fus appelé pour couper un cheval et visiter une jument malade; je vis en même temps une vache de trois ans qui portait à la partie inférieure et interne du globe, une sorte de repli rouge attaché à la conjonctive, de la grosseur et de la forme d'un petit haricot blanc aplati. Je fixai la bête et j'excisai, avec des ciseaux en cuillère, la petite tumeur, qui, le 5 août, n'était pas encore apparente.

CHAPITRE II.

MALADIES DU BULBE.

Toutes les maladies que nous avons étudiées jusqu'à présent sont la plupart extrêmement légères, comparativement à celles qui affectent le bulbe, où la plus petite lésion est toujours grave, où une simple inflammation produit la cécité momentanée, et souvent devient la cause de la perte totale de la vue. Les maladies du globe sont intimement liées entre elles comme avec celles des parties accessoires; elles dérivent le plus souvent les unes des autres. Quand la cause première a agi à l'extérieur, les maladies subséquentes vont toujours des organes les plus externes vers le fond du bulbe; il en est tout autrement quand elles agissent à l'intérieur : la cécité a d'abord lieu, les symptômes accessoires se développent ensuite.

1° *Inflammation du bulbe sans récidive (ophthalmie interne).*

D'après l'analogie qui existe dans toutes les inflammations, quelques régions qu'elles aient pour siége, j'avais conçu l'idée de décrire à l'article Ophthalmie, non-seulement l'inflammation de la conjonctive, mais encore celle du bulbe en entier; mais la contexture des parties, les terminaisons différentes de la phlegmasie n'étant plus semblables, j'ai cru devoir suivre mon premier plan, qui consiste à classer les maladies d'après les organes, seulement afin d'en faciliter l'étude; méthode qui n'est pas exempte de reproches.

Nous ne reviendrons pas sur les détails multipliés des causes de cette sorte d'ophthalmie, qui du reste sont absolument les mêmes que celles de l'ophthalmie externe intense, à quelques modifications près que nous allons indiquer avec soin.

L'ophthalmie externe peut exister isolément, mais l'interne est toujours suivie ou précédée de la première. Elle en est précédée toutes les fois que la cause a agi d'abord sur la conjonctive; c'est le cas le plus ordinaire; et elle en est suivie quand cette cause a exercé son action sur le fond du bulbe, circonstance assez rare chez les animaux. Il est plus ordinaire de voir les deux espèces d'ophthalmie naître simultanément; telles sont celles qui reconnaissent pour cause des affections générales internes, ou des influences atmosphériques, qui ont pu également atteindre le bulbe et la conjonctive.

L'ophthalmie interne intéresse toutes les parties vasculaires du bulbe, la cornée, la sclérotique, l'iris, la choroïde, etc., d'une manière très-sensible. L'humeur aqueuse perd sa transparence et sa limpidité; elle est remplacée par un liquide trouble, blanchâtre ou sanguinolent, qui est sans doute la suite d'une hémorragie des vaisseaux destinés à la sécrétion ordinaire du liquide aqueux. Les fonctions des vaisseaux sont quelquefois totalement troublées; le liquide transparent ou trouble est remplacé par une matière jaunâtre, blanchâtre, rougeâtre ou autrement colorée, qui est sécrétée par les orifices des vaisseaux des parois des chambres aqueuses; cette nouvelle matière se précipite, en vertu de sa différence de pesanteur spécifique, à la partie inférieure des cavités, et reste stationnaire jusqu'à ce qu'une nouvelle modification dans la vie du système vasculaire en ait déterminé la résolution.

Avant la sécrétion de cette matière albumineuse blanchâtre, l'irritation des diverses parties de l'œil étant extrême, l'impression de la lumière sur la rétine qui participe à l'état général de l'organe, est très-douloureuse; aussi les animaux ont-ils toujours les paupières fermées et l'iris se contracte-t-il quand une force quelconque les entr'ouvre. Cette grande sensibilité de la rétine et la contraction de l'iris deviennent des signes d'une grande utilité pour un médecin consulté sur-le-champ par un propriétaire soigneux, qui, à la première apparence d'une maladie, requiert les secours de la vraie science. L'afflux des liquides est quelquefois tellement abondant que le bulbe même devient très-volumineux; la sclérotique, la cornée prennent une épaisseur considérable; les vaisseaux de l'iris, de la choroïde, se rupturent; le sang s'épanche; des abcès surviennent et succèdent à une série de symptômes toujours croissante; le pus, qui, par sa nature et sa quantité, ne peut être absorbé entièrement, se fait jour spontanément, ou le médecin en détermine artificiellement la sortie, afin d'éviter des accidens plus graves, tels que la gangrène, le carcinome ou la mort même. Ces symptômes sont d'autant plus graves et se succèdent avec d'autant plus de rapidité que la cause est plus intense. Quelquefois dans une demi-heure l'ophthalmie interne est parvenue à son plus haut période, mais ce n'est jamais qu'à la suite de violences extérieures. Dans le plus grand nombre de circonstances les symptômes se suivent progressivement et n'atteignent leur maximum que deux, trois, quatre et cinq jours même après l'invasion apparente du mal.

Les suites de l'ophthalmie interne sont toujours plus ou moins funestes; elles constituent une infinité de maladies toutes plus dangereuses les unes que les autres : le chémosis, les hémorragies, les hydropisies, le trouble de l'humeur aqueuse, les hypopions, les empyèmes, les albugo, les nuages, les éraillemens de l'iris, les cataractes, le glaucome, l'amaurose, le carcinome, etc., etc. Comme toutes les inflammations des diverses parties des yeux, l'ophthalmie interne parcourt en très-peu de temps ses phases ; aussi est-il de la plus urgente nécessité d'y porter remède le plus promptement possible, afin d'éviter la multitude d'accidens que nous venons d'indiquer. Nous trouvons dans la saignée générale et locale un spécifique aussi prompt qu'infaillible pour arrêter les progrès du mal et même pour le dissiper dans le cas où il n'est pas invétéré. La saignée est surtout d'une grande utilité lors des violences extérieures, de coups, de chutes, etc. Elle est praticable jusqu'à ce que l'ophthalmie soit stationnaire; à cette époque au contraire on cherche à favoriser la résolution des diverses lésions en établissant l'équilibre entre les différens liquides qui se sont écartés de leur route ordinaire, ou qui se sont mus avec une vitesse étrangère à la santé; on évite par ce moyen encore tous les accidens qui presque toujours surviennent après un séjour plus ou moins long des liquides épanchés dans les diverses régions de l'œil. On active en même temps les vaisseaux dont la dimension et la disposition des substances influent singulièrement sur la transparence et l'opacité des parties destinées à laisser passer la lumière.

Comme l'ophthalmie externe, l'inflammation du bulbe, est ou aiguë ou chronique dans ce dernier état elle se trouve ordinairement compliquée de maladies dont nous nous occuperons séparement plus tard.

Nous avons déjà indiqué dans plusieurs articles de cet ouvrage le traitement méthodique et avoué par l'expérience, qui convient à l'ophthalmie interne. Lorsque les symptômes inflammatoires viennent de naître ou qu'ils continuent à devenir plus intenses, on saigne, mais toujours avec le soin de proportionner la quantité de sang à l'état général de l'animal et à l'état particulier de l'œil, qui primitivement peut être altéré de diverses manières. Il faut en même temps avoir la précaution de pratiquer l'évulsion du sang par des moyens variés selon les circonstances. La saignée à la queue, les sangsues seront préférables toutes les fois que la maladie se sera développée progressivement; la saignée au cou, au contraire, lorsqu'une violence extérieure aura déterminé un abord subit de sang vers l'œil malade: les révulsifs, une dissolution de chlorure de sodium et d'hydrochlorate d'ammoniaque, la glace, l'eau froide, doivent être mis en usage conjointement avec la saignée immédiatement après l'accident; on les remplace par les émolliens sédatifs, les cataplasmes de farine de graine de lin, de poudre de guimauve, de mie de pain avec du mucilage, et arrosée de laudanum ou de décoction de têtes de pavots, que l'on continue jusqu'à ce que les symptômes d'excitation soient dissipés. Ordinairement à cette époque il y a beaucoup de mieux, on doit chercher à l'entretenir à l'aide des toniques ou des excitans, quand toutefois il n'y a pas de plaie, que le médicament pourrait irriter de manière à déterminer une nouvelle inflammation. Quelquefois il survient au contraire des accidens tels que ceux que nous avons indiqués, et pour lesquels nous donnerons plus tard des remèdes. Les toniques astringens le plus en usage, ou du moins que j'emploie le plus souvent après une saignée qui a empêché une inflammation attendue ou détruit celle qui existait auparavant, sont l'eau froide, l'eau de plantain, l'eau de roses, les collyres ordinaires astringens et excitans, la lumière.

Aussitôt que l'ophthalmie est devenue stationnaire, ou qu'elle commence à être moins intense, on applique un séton à la nuque ou des cautères à l'encolure; on purge avec des sels neutres et du jalap. On ne supprime les exutoires que lorsqu'il n'existe plus de vestige de maladie, et encore après l'administration d'un purgatif drastique.

Il existe rarement d'ophthalmies externes sans complications, et notamment sans hypopions, lorsqu'on laisse parcourir à la maladie ses diverses périodes, et qu'on ne lui oppose aucun moyen; cependant je pourrais citer plusieurs exemples du contraire. Je me bornerai à trois qui offriront l'ophthalmie dans son plus grand état de simplicité. A l'égard des complications et des variétés qu'offre cette phlegmasie, je renvoie à l'article Ophthalmie externe, dont le cours et le traitement sont absolument les mêmes; ainsi les ophthalmies internes varioleuses, gangréneuses, enzootiques, etc., se combattent avec les mêmes moyens que l'inflammation de la conjonctive, à quelques modifications près, qui existent dans le mode opératoire, puisque le médecin a à exciser des parties différentes. L'ablation du bulbe, qui a été conseillée par plusieurs personnes dans le cas d'ophthalmie gangréneuse, est très-dangereuse; il vaut bien mieux se borner à exciser ses parties privées de vie et à médicamenter celles qui sont sousjacentes; on évite par là la section du nerf optique, qui est souvent mortelle.

Le 12 juillet 1819 on m'amena une jument de six ans, fleurs de pêcher; elle venait de recevoir, il y avait deux heures, un coup de poing sur l'œil gauche : ophthalmie externe et interne intenses, humeur aqueuse rougeâtre, cécité complète, douleur et chaleur externes, paupières enflammées : saignée de 3 kilogrammes (6 livres) au·cou, lotions d'eau de mauve huit à dix fois le jour, cataplasmes de farine de graine de lin pendant la nuit, régime affaiblissant. Guérison après quatre jours; cependant l'humeur aqueuse était encore un peu trouble ainsi que la cornée, dont la partie inférieure laissait apercevoir quelques vaisseaux rouges : lotions d'eau fraîche. Guérison complète au bout de huit jours.

Le 4 novembre de la même année je vis une bête de huit ans, bai-brun, qui, ayant déjà depuis deux jours une ophthalmie aiguë à la suite d'un coup de fouet, reçut un coup de bâton sur la même partie. Six heures après, ophthalmie interne et externe, humeur aqueuse rougie, vaisseaux de la cornée apparens, douleur extrême : saignée au cou répétée deux fois en six heures, cataplasmes émolliens avec laudanum, lotions émollientes trois fois le jour. Deux jours après, guérison presque complète. Des lotions d'eau fraîche suffirent pour rendre à l'œil sa netteté ordinaire.

Le 31 août je fus appelé pour voir un âne qui était devenu subitement aveugle. On s'était aperçu depuis deux jours d'un larmoiement à l'œil gauche, qui s'était communiqué bientôt après, le surlendemain, à l'œil droit : paupières des deux yeux fermées, larmoiement extrême, conjonctive très-rouge et engorgée, cornée réfléchissant également une nuance d'un rouge pâle, humeurs aqueuses troubles et rougeâtres : saignée à la jugulaire gauche, lotions et cataplasmes émolliens. Le lendemain, mieux; l'animal ouvrait les paupières assez facilement : séton à la nuque, lotions d'eau de plantain et d'eau végéto-minérale. Le 3 septembre, beaucoup de mieux; l'âne se conduisait très-bien; l'humeur aqueuse trouble, cornée obscure. Continuation des astringens. Le 7 guérison; on supprima le séton le 24 du mois de septembre.

Il est rare de rencontrer des ophthalmies internes de cette légèreté; elles durent souvent plus long-temps, et se terminent alors par des hypopions et des abcès, ou elles deviennent chroniques; et ce n'est malheureusement qu'à ces degrés de la maladie que les vétérinaires sont consultés par les propriétaires, qui ont trop souvent confiance dans les efforts de la nature.

L'ophthalmie interne suit quelquefois l'opération de la cataracte. La terminaison par gangrène est assez rare; elle succède aux ophthalmies sympathiques d'affections générales de mauvais caractères, ou à des coups, des piqûres d'une grande gravité. Nous en avons cité des exemples dans plusieurs articles de cet essai.

Les ravages de l'ophthalmie interne ne se font pas toujours ressentir avec la même intensité sur toutes les parties du bulbe; les suites même ne sont pas toujours analogues, elles sont relatives à la manière dont chaque région a été affectée. Il est plus probable, par exemple, qu'après une ophthalmie interne produite par un coup sur la cornée il surviendra un nuage, une taie, un leucoma, qu'aucune autre lésion. De même un glaucome, une cataracte seront plus souvent la suite d'une ophthalmie causée par une constitution atmosphérique morbide, l'impression d'une vive lumière, que celle d'une ophthalmie interne aiguë provenant d'une violence extérieure.

Il n'est que trop vrai de dire que l'on rencontre

dans la pratique un nombre incomparablement plus grand de suites funestes d'ophthalmies internes que d'ophthalmies encore à l'état inflammatoire aigu. Je mets au nombre de ses suites l'ophthalmie interne chronique, qu'il est si difficile de reconnaître dans une infinité de circonstances, surtout quand elle n'est pas accompagnée d'ophthalmie externe, qui peut seule fortifier dans le soupçon de l'existence du mal. A peine souvent voit-on un léger trouble dans l'humeur aqueuse, quelques vaisseaux sanguins de la cornée apparens, quelques nuages grisâtres ou blanchâtres sur la vitre, dont le pourtour est bordé d'une bande circulaire, pâle, qui se perd insensiblement de la circonférence au centre. Cette bande est une suite de la distension des vaisseaux destinés à porter les sucs nutritifs à la cornée et à reprendre dans sa substance ou à sa surface des corps incrémentitiels dont la présence devient inutile et même nuisible.

L'ophthalmie interne chronique, qui précède toujours les délabremens infinis dont l'œil est susceptible, est constamment accompagnée d'une faiblesse générale de la vue. Les fonctions vitales de l'œil sont toutes altérées plus ou moins ; les organes privés d'une partie de leur vie deviennent beaucoup plus impressionnables ; une légère cause les irrite, les modifie de manière à les rendre moins propres à l'exercice de la vue, et même, lorsque les influences morbides ont agi un certain nombre de fois, à les priver totalement de leur fonction : il y a alors cécité. On ne doit donc cesser de recommander les précautions indispensables à la conservation des yeux en santé, qui consistent à n'abandonner à la nature un œil malade que lorsqu'il est radicalement guéri.

On prévient les ophthalmies chroniques internes par un traitement méthodique de l'ophthalmie récente, et on la guérit par les exutoires, les purgatifs, les diurétiques et les topiques astringens et excitans, le feu appliqué proportionnellement à la gravité du mal et selon les procédés que nous avons indiqués ; les collyres de sulfate de zinc, de cuivre, de sousacétate de plomb, de sulfate de fer, l'hydrochlorate d'ammoniaque, de carbonate d'ammoniaque, avec des liquides astringens et des huiles essentielles dissoutes dans de l'alcool, etc. ; les pommades mercurielles, et avec l'oxide de zinc, le sulfate acide d'alumine et de potasse, le sulfure de potasse, la fleur de soufre, l'hydrochlorate d'ammoniaque, etc. ; les collyres secs de sucre, de poudres inertes, d'oxide de zinc, d'alun calciné, etc. Il vaut beaucoup mieux, quand on a à craindre une maladie optique, chercher à la prévenir par ces moyens toutes les fois que l'on soupçonnera une propension à la récidive chez un animal dont l'état des yeux indiquera qu'il y a déjà eu une maladie première. Je puis affirmer les bons effets de la plupart des substances que je viens d'indiquer ; je n'en ai jamais fait usage sans succès. J'en donnerai donc quelques exemples qui offriront un tableau assez exact de l'ophthalmie interne simple.

Le 14 juillet 1821 un propriétaire me consulta sur une jument qui avait reçu un coup, on ne savait trop comment ; elle avait pleuré et avait eu l'œil enflammé intérieurement pendant quatre jours. Au moment où j'examinais la bête (huit jours après l'accident) elle avait les paupières un peu gonflées, un larmoiement léger, la conjonctive rouge et épaisse, la cornée bordée par une bande très-large ; la partie inférieure de cet organe laissait voir distinctement quelques vaisseaux sanguins rouges ; l'humeur aqueuse trouble ; la partie inférieure de l'iris jaune feuille-morte, et la vue incertaine : séton à la nuque; lotions d'un collyre préparé avec :

Eau de roses.	5 décilitres (½ litre),
Sulfate de zinc.	16 grammes (½ once),
Alcool vulnéraire.	16 décigrammes (32 grains),

continuées pendant huit jours. Guérison complète; suppression du séton quinze jours plus tard; purgatif avec aloès et eau tiède.

Le 11 juillet 1822 je vis une jument qui pleurait et avait l'œil gauche trouble depuis deux à trois mois, d'après la déclaration du propriétaire; on n'avait jamais observé d'intermittence. La première cause de cet état provenait d'une irritation qu'avait causée une nuit froide et humide pendant laquelle la jument avait voyagé Paupières tuméfiées, conjonctive rouge et gonflée, larmoiement assez fort, cornée bordée et obscure, humeur aqueuse légèrement trouble; usage du collyre précité pendant 8 jours. Point de mieux; la conjonctive même, quoique peu sensible, était plus rouge. Le 24, séton à la nuque, usage de la pommade avec oxide, sulfure de mercure et cérat, pendant douze jours; mieux, mais infiltration sensible des paupières et de la conjonctive, onglet volumineux, larmoiement : application du feu avec le cautère à cylindre roulant. Le 11 août, rougeur et douleur de la conjonctive. Un mois après, guérison complète, suppression du séton, purgatif. Infailliblement à la première influence morbide l'œil serait devenu enflammé, une nouvelle ophthalmie se serait développée, aurait disparu partiellement pour se renouveler une troisième fois et devenir par la suite intermittente ou périodique.

Le 22 juillet 1822 on m'amena une jument qui depuis deux semaines pleurait des deux yeux; ils avaient été très-enflammés les premiers jours. Paupières tuméfiées, œdémateuses; conjonctives rouge-pâle, infiltrées; larmoiement abondant aux deux yeux, onglet volumineux du côté gauche, peu de douleur : séton à la nuque, lotions avec collyre astringent composé de décoction de plantain 1 litre, sousacétate de plomb liquide 8 gram. (2 gros) pendant quinze jours. Mieux; mais la cornée était encore bordée et osbcure; usage de la pommade ophthalmique avec oxide de mercure et oxide de zinc gris, pendant huit jours. Le 18 août je revis la bête; guérison complète. Je conseillai de laver l'œil avec de l'eau fraîche pendant quelque temps; suppression du séton.

Le 15 juin 1822 je vis une jument poulinière de quinze ans environ, pleurant depuis un mois à la suite d'un coup porté sur l'œil droit : paupières tuméfiées, infiltration de la conjonctive, et même apparence d'un léger nuage, vue très-incertaine : séton à la nuque, usage des collyres astringens et de la pommade ophthalmique pendant huit jours. Mieux sensible; mais la cornée était encore obscure; j'insufflai une petite pincée de sucre pulvérisé, et je recommandai de le faire tous les deux jours, avec précaution, pendant une semaine. Le 25 juillet guérison.

Le mulet, l'âne, le bœuf, le mouton, le chien sont également sujets à l'ophthalmie interne chronique.

Le 4 juin 1819 un bœuf reçut un coup de sabot d'un bouvier, sur l'œil droit, qui devint aussitôt très-enflammé; je fus chez le propriétaire, qui m'appela pour visiter un autre bœuf affecté d'hydropisie cérébrale (fait très-remarquable) : humeur aqueuse trouble, cornée obscure nébuleuse, conjonctive rouge-pâle et épaissie, larmoiement : lotions d'un collyre préparé avec chlorure de sodium dissous dans de l'eau vinaigrée, pendant huit jours. Guérison trois semaines après les premiers soins.

Au mois de mai 1820 je vis un chien de chasse de deux ans qui avait reçu un coup de pierre sur l'œil gauche : l'humeur aqueuse était trouble ; la cornée obscure, nébuleuse ; l'iris peu contractile, éraillé ; conjonctive enflammée peu sensible ; onglet engorgé : onction de pommade ophthalmique pendant quinze jours. Il existait encore une tache sur la cornée, et l'animal continuait à pleurer. Réitération du même moyen, séton à la nuque. Guérison complète au mois d'août.

Nous avons déjà cité de nombreux faits, en traitant de l'ophthalmie externe, qui fournissent des exemples de guérison d'ophthalmie interne compliquée.

J'ai également parlé de la terminaison par gangrène de l'ophthalmie externe et interne, il serait superflu d'y revenir.

L'ophthalmie interne qui date d'un long-temps se renouvelle par l'influence de la plus légère cause ; elle reparaît, elle se montre avec des symptômes plus ou moins alarmans, altère d'abord l'intégrité des fonctions, puis la substance des organes, qui changent de contexture, de forme, et qui même finissent par s'atrophier. Cette ophthalmie avec accès périodiques, ou plutôt intermittente, qui est si ordinaire chez les animaux du Poitou, va faire le sujet d'un article séparé. Je préfère la qualification d'intermittente, à l'exemple de Vitet, à celle de périodique ou de lunatique, parce que le plus souvent ses accès se montrent à des époques plus ou moins éloignées ; ils reviennent ou tous les quinze jours, ou tous les mois, tous les deux mois, tous les six mois, tous les ans, mais non d'une manière constamment régulière, comme paraîtrait l'indiquer le mot périodique, qui s'applique aux maladies qui renaissent toujours dans le même espace de temps.

On sera peut-être étonné de voir aussi peu de détails dans un chapitre qui traite d'une affection aussi grave; j'observerai à cet égard que je n'aurais pu m'empêcher de répéter, 1° ce que j'ai déjà dit à l'article Ophthalmie externe; 2° ce que je rapporterai en traitant de la fluxion intermittente et périodique; 3° ce que je dirai de l'hypopion, de l'empyème et des autres lésions chroniques du globe.

2° *Inflammation de l'œil avec récidive (ophthalmies intermittente et périodique).*

Les diverses parties de l'œil, alternativement irritées et soumises à l'action des causes débilitantes qui en rend la surirritation plus facile, devenues, en un mot, un grand nombre de fois le siége d'inflammations diverses, finissent par éprouver un trouble marqué dans leurs fonctions, qui, ne s'exécutant plus avec intégrité, sont promptement suivies d'un dépérissement qui provient de ce que les vaisseaux ne jouissent plus du degré de vitalité nécessaire, surtout les vaisseaux sanguins : on voit partant se rompre l'équilibre entretenu par la vie en santé; l'œil ne perçoit les objets que faiblement et indistinctement; les paupières sont ou œdématiées, ou infiltrées, ou engorgées par suite d'une inflammation chronique, elles restent lâches et peu mobiles; la conjonctive et toutes ses annexes sont flasques, d'un pâle sale, ou de couleur analogue à celle du sang veineux. La caroncule lacrymale et la paupière nasale sont ordinairement engorgées; la cornée lucide souvent est inégale à sa surface, sa substance est épaissie, sa transparence est troublée par une nouvelle disposition des vaisseaux qui contiennent des liquides étrangers, de manière à lui donner une nuance ardoisée ; sa circonférence offre souvent une bande blanchâtre. Le fond de l'œil est difficile à bien dépeindre, vu l'obscurité de la cornée ; cependant il arrive que cette partie est transparente, et alors, au lieu de réfléchir une nuance bleue foncée, un peu verdâtre, elle paraît bleue verdâtre, pâle en tirant un peu sur le brunâtre ; l'iris, qui tantôt est contracté à l'extrême et qui d'autres fois est dilaté, réfléchit des nuances variées, mais toujours pâles. On ne doit pas non plus négliger, quand on veut constater l'état de santé ou de maladie des yeux, d'examiner la dimension de ces organes, la constitution de l'animal, son âge, sa manière d'être, ses qualités intérieures, qui souvent se peignent dans les yeux. Un animal qui aura le regard vif, l'œil perçant et vigilant, et proportionné aux diverses autres régions de son corps, sera sans doute clairvoyant.

Un animal avec les mauvaises dispositions que nous venons d'indiquer est-il soumis à une cause irritante morbide, l'œil ou les deux yeux prédisposés deviennent aussitôt malades, l'excitation appelle les liquides, qui abondent en grande quantité, distendent les vaisseaux qui par suite sécrètent les liquides hétérogènes ; en un mot il se déclare une ophthalmie générale des parties accessoires et du bulbe lui-même, dont les suites sont plus ou moins funestes, selon les soins que l'on a opposés, et selon l'idiosyncrasie de l'animal. Le plus souvent il résulte de l'accès une nouvelle tendance à une fluxion prochaine ; l'œil se détériore ainsi de manière à ne pouvoir plus servir d'instrument à la vue ; les paupières se flétrissent, se rident, deviennent quelquefois œdémateuses ; la caroncule, l'onglet s'infiltrent, augmentent de volume, ou s'atrophient comme les autres parties de l'œil ; la conjonctive pâlit et se ride également; la cornée s'épaissit d'abord, se couvre de nuages, de taies, ou simplement s'obscurcit; l'humeur aqueuse se trouble, devient le siége de matières hétérogènes; elle diminue de quantité en vertu du défaut d'équilibre dans la sécrétion et l'absorption; quelquefois elle est totalement remplacée par une nouvelle substance, ou elle disparaît entièrement: l'iris change de nuance, perd sa sensibilité et même sa forme; il est souvent détruit: la membrane du cristallin, le cristallin lui-même perdent leur transparence; ce dernier est quelquefois absorbé : l'humeur vitrée éprouve les mêmes changemens ; la rétine devient inapte à son usage; la choroïde change de couleur et se ride; des concrétions d'une organisation nouvelle viennent prendre la place des organes sains; le globe en entier, enfin, s'atrophie, diminue de volume et s'enfonce dans la cavité orbitaire. Il est rare de rencontrer sur un même œil toutes les maladies, mais fort souvent il en existe plusieurs à la fois.

Puisque les accès sont des causes destructives, ou au moins détériorantes, des organes, la perte de la vue sera d'autant plus à appréhender que les accès seront plus rapprochés et plus multipliés.

Ou les deux yeux d'un même individu sont affectés à la fois, ou, et c'est ce qui a lieu le plus ordinairement, il n'y en a qu'un seul.

La fluxion intermittente n'est pas particulière au cheval, elle attaque aussi les mulets, les ânes, les bœufs, les moutons. Tout ce que nous dirons de l'ophthalmie intermittente du cheval sera applicable à celle de ces animaux, à quelques variations près que nous indiquerons.

Les causes de récidive de cette maladie sont, selon moi, analogues à celles de toutes les inflammations

chroniques et de toutes les maladies anciennes, en général, que la négligence ou l'ignorance ont laissées persister et prendre possession entière de l'organe qui en
est le siége. Les catarrhes chroniques ne se rencontrent-
ils pas à certaines époques et dans des circonstances
particulières qui sont bien connues, à la suite des
causes occasionnelles qui déterminent une inflammation aiguë? Un animal qui a gardé pendant long-temps
une phlegmasie du poumon est bien plus exposé à une
maladie de poitrine que tout autre; pourquoi ne pas
reconnaître dans cet état de modification première des
yeux à la suite d'une ophthalmie une disposition à une
nouvelle ophthalmie? Après un certain nombre de récidives, les poumons ne changent-ils pas de contexture, leur tissu n'est-il pas remplacé par des matières
hétérogènes, des tubercules? ne rencontre-t-on pas les
mêmes lésions dans les yeux, qui, comme les autres parties du corps, deviennent le siége de maladies dites organiques? Le meilleur préservatif du renouvellement
des accès me paraît consister à éloigner les causes occasionnelles et à guérir l'ophthalmie chronique, d'où
naît la fluxion intermittente. Les moyens énergiques
que nous fournissent la matière médicale et l'hygiène,
nous permettent même d'avancer que l'ophthalmie intermittente, de deux à trois accès, est le plus souvent
curable chez les animaux d'une bonne constitution,
lorsque toutefois il ne survient aucune cause occasionnelle; car il arrive souvent que des chevaux affectés
d'ophthalmies guéries momentanément par les moyens
ordinaires, retombent quelque temps après lorsqu'on
les soumet ou à un travail forcé, ou lorsqu'ils vont pâturer sur les bords des marais, des rivières, des étangs, etc.
Il ne s'ensuit pas, pour cela, que la maladie n'a pas été
guérie d'abord; cette nouvelle maladie indique seule-

ment la réitération d'une influence morbide. Cette variété d'ophthalmie, quoique ayant affecté le même œil plusieurs fois, devra nécessairement rentrer dans l'espèce de l'ophthalmie simple. Il n'en est pas de même lorsqu'il reste quelques vestiges d'une ophthalmie mal guérie ; l'accès qui survient après la cure incomplète rend alors l'ophthalmie intermittente, parce que les deux accès appartiennent à la même fluxion, qui n'a éprouvé dans son cours qu'une interrruption.

Quoique nous ayons préféré le mot intermittent pour désigner une ophthalmie avec accès, nous ne pouvons cependant nous refuser à admettre des ophthalmies périodiques. Ce type de régularité est rare, il ne s'observe que sur les animaux qui ont été exposés pendant long-temps à l'ophthalmie intermittente. L'ophthalmie périodique pourrait aussi être appelée habituelle, car il est constant que toutes les parties de l'organisme deviennent souvent par habitude le siége de telle ou telle affection. Cette habitude est dépendante de l'état de la partie malade, comme cela a lieu en général dans toutes les régions ; il suffit de changer la direction de l'afflux que la partie est disposée à recevoir, par un point d'irritation, pour prévenir la fluxion habituelle : la chose est encore possible à l'égard des yeux ; mais malheureusement il n'est pas au pouvoir du médecin, à cette époque, de les rétablir dans leur état naturel ; ils restent toujours malades et redeviennent le siége d'une nouvelle ophthalmie dès que l'exutoire est supprimé. Il faudrait donc, pour empêcher un nouvel accès, faire persister le séton ou le cautère pendant toute la vie de l'animal.

Cette propension des yeux à devenir le siége de la fluxion intermittente ou périodique, reconnaît pour première cause une débilité des vaisseaux sanguins qui favorise l'action des corps irritans ; cela est si vrai qu'un des moyens les plus certains de conserver en partie la vue des animaux affectés, après avoir épuisé tous les moyens ordinaires, consiste à sacrifier l'œil le plus malade pour que l'autre puisse résister aux causes morbides en recevant une nourriture plus abondante. Nous reviendrons sur cet objet quand nous traiterons des moyens curatifs.

Les ophthalmies intermittentes et les ophthalmies périodiques exigent les mêmes moyens de guérison. Ces deux variétés d'affection sont, sans contredit, la cause la plus ordinaire de la cécité. Les propriétaires de chevaux, qui tous savent que ces maladies sont dangereuses, devraient donc prendre les précautions nécessaires pour les prévenir, et ne pas attendre trois, quatre et cinq accès, et quelquefois davantage, pour consulter les médecins, dont les secours deviennent insuffisans contre des affections qui sont caractérisées le plus souvent par des lésions profondes de la vie, et quelquefois même par des vices organiques, par la transformation des tissus en d'autres substances étrangères à l'organisation saine.

Il est du plus grand intérêt de connaître avec exactitude la manière d'être des animaux qui ont quelques prédispositions à contracter la fluxion intermittente, c'est la base la plus solide à l'aide de laquelle on puisse éviter des croisemens mal ordonnés, dont les résultats seraient mauvais. Toutes les causes affaiblissantes deviennent prédisposantes, telles qu'une organisation frêle, caractérisée par le peu d'énergie du système vasculaire sanguin, ou par une prédominance dans le système lymphatique. Les animaux qui y sont le plus exposés sont ceux qui ont les yeux gros, ou plutôt ceux dont les paupières sont gonflées et mollasses, dont la conjontive est épaisse, pâle et lâche, dont la cornée est obscure, bleuâtre, ardoisée et offrant la bande circulaire dont j'ai parlé. Ces caractères sont très-ordinaires chez les animaux qui vivent dans une atmosphère humide, qui mangent des plantes peu nutritives, qui paissent sur le bord des amas d'eaux stagnantes. On doit aussi se défier des yeux petits et ternes. Les vestiges d'une ophthalmie quelconque devenue chronique, la décoloration de l'iris, quelques traces de trouble de l'humeur aqueuse, sont également de mauvais augure.

J'ai vu beaucoup plus de femelles que de mâles affectées d'ophthalmies intermittentes. Ce fait tient-il à ce que dans le pays que j'habite les femelles sont plus nombreuses, ou provient-il de ce que les femelles ont en général moins d'énergie que les mâles? Je ne me permettrai pas de décider une semblable question; la chose est, au reste, peu importante; on prend les mêmes précautions à l'égard des deux sexes.

Je ne passerai pas sous silence une remarque d'un grand intérêt, si le fait est constant : j'ai vu plusieurs fois des jumens affectées d'ophthalmies intermittentes guérir radicalement après leur plénitude, sans aucun soin particulier; à la vérité elles venaient de travailler au collier et étaient mal nourries; peut-être même auraient-elles guéri si l'on se fût contenté de les laisser reposer et de les bien nourrir; cependant on pourrait raisonnablement croire à la possibilité de l'influence de la plénitude sur cette maladie des yeux; le fétus se développant dans l'utérus attire vers lui une grande quantité de fluides nutritifs, et par ce moyen peut détourner de dessus les yeux la fluxion habituelle qui existe déjà. Peut-être ce moyen serait-il désavantageux pour la multiplication de l'espèce, puisqu'il est reconnu que la prédisposition à la fluxion et la fluxion sont héréditaires. D'un autre côté, il peut se faire que la maladie une fois guérie ne soit plus transmissible au fétus. Cette question est encore à résoudre. Je connais deux chevaux de deux ans qui proviennent de deux jumens dont l'une a éprouvé trois ou quatre accès intermittens, et l'autre quatre à cinq ; ces deux chevaux n'ont point encore éprouvé de changement dans la forme de leurs yeux, qui sont seulement un peu obscurs.

L'hérédité, d'après les nombreuses observations que j'ai recueillies chez des personnes dignes de foi, est une des causes prédisposantes les plus ordinaires chez le cheval. Elle influe singulièrement sur les qualités des yeux des poulains qu'on élève dans le Poitou, où l'on a la mauvaise habitude de destiner à la reproduction toutes les bêtes qui sont borgnes ou aveugles par la réitération des accès ophthalmiques ; aussi rien n'est plus ordinaire que de rencontrer dans les foires de jeunes animaux avec des formes passables et des yeux extrêmement petits et mal constitués. Si le vice de spéculation se bornait encore à ne livrer à la propagation de l'espèce que des jumens affectées d'ophthalmie périodique, et qu'on leur donnât des mâles vigoureux et ayant des yeux biens ouverts et sains ; mais, pour comble de malheur, l'intérêt mal entendu fait que certains propriétaires, pour éviter les frais de monte, conduisent leurs jumens pour être saillies par des animaux tarés, affectés d'ophthalmie intermittente. La propension à devenir sujet à l'ophthalmie peut également être communiquée par des animaux qui, sans avoir les yeux malades, sont constitués d'une manière favorable au développement de la fluxion avec récidive. Ainsi, lorsque l'on confie le soin de la reproduction à un cheval de quatre à cinq ans dont les yeux sont petits et gros, et qu'on l'accouple avec une jument lymphatique

et ayant toutes les dispositions maladives, on doit s'attendre que l'individu qui en naîtra sera, d'après toutes
les probabilités, très-sujet à devenir malade par l'influence la plus légère.

Les jeunes et les vieux chevaux sont plus sujets à la
fluxion que les adultes; c'est à ces deux époques extrêmes de la vie que les maladies ont le plus d'empire
sur les organes, qui ne sont pas encore développés, ou
qui sont usés. Dans ces deux circonstances la force vitale est affaiblie et ne peut plus opposer une résistance
suffisante aux lésions qui les menacent.

Que de risques a à courir un animal mal constitué,
livré à lui-même et soumis presque constamment à des
causes alternativement affaiblissantes et irritantes! Dans
beaucoup de pays, le poulain sorti du sein de sa mère
est renfermé dans des écuries obscures et humides,
remplies d'une atmosphère chargée d'une grande
quantité de matières végétales et animales; quelques
jours après sa naissance, il est conduit avec sa mère
dans des pâturages humides et froids; il s'y couche
souvent et reste exposé pendant long-temps aux vapeurs qui émanent de la terre. Elevé ainsi jusqu'au
moment où il peut manger, ses yeux se sont fort affaiblis. Parvenu à l'âge où on le sèvre, il est nourri
avec des alimens de difficile mastication, du foin, du
trèfle, du sainfoin secs; etc.; les gencives s'irritent,
l'œil s'affecte par sympathie; il lutte ainsi jusqu'à l'âge
de cinq à six ans contre les influences sympathiques
qui accompagnent la pousse des dents. Ces influences
sont d'autant plus sensibles que les yeux de l'animal
offrent moins de résistance aux causes premières qui
viennent provoquer leur santé. Pendant la pousse des
dents, qui a une influence marquée et si connue, le
rapport qui existe entre la sortie des dents et les altéra-

tions, quelquefois légères, quelquefois graves, des yeux,
une infinité d'autres circonstances, peuvent devenir autant de prédispositions : les affections catarrhales, qui,
négligées, font passer l'inflammation concomitante des
yeux à l'état chronique, ont leur source dans les travaux forcés, ou le plus souvent mal ordonnés et mal
répartis. C'est ainsi qu'il peut arriver que l'on fasse
tirer un jeune cheval de trois ans, que l'on n'épargnera
que lorsqu'il n'y verra plus ou que la gourme lui
aura fait perdre tout appétit. Le travail est plutôt une
cause occasionnelle que prédisposante, et cependant
un travail modéré au trait, chez les jeunes chevaux
qui ont les yeux gros, quoique peu préjudiciable en
apparence, détermine souvent des larmoiemens, à la
vérité légers, mais long-temps continués. Il serait donc
nécessaire, toutes les fois qu'on se sert d'un cheval au
trait, d'examiner soigneusement ses yeux, et de cesser
ce genre de travail quand ils deviennent chassieux.

Certaines irritations internes deviennent aussi des
causes prédisposantes. On sait que le changement de
place d'une maladie ancienne produit toutes sortes de
ravages sur les yeux, et notamment dans les animaux
qui ont déjà d'autres prédispositions. En général toutes
les causes de l'ophthalmie simple deviennent des prédispositions de l'ophthalmie intermittente, puisque
l'ophthalmie elle-même en est une des principales
causes.

Une remarque qui a été faite par un grand nombre
de personnes, et que j'ai eu occasion de faire moi-
même plusieurs fois sur l'indice que l'on peut tirer de
la nuance des poils, c'est que les animaux qui portent
des robes gris sale, gris ardoisé, noir mal teint, des
nuances claires et en général toutes les nuances ternes,
sont plus fréquemment affectés d'ophthalmies inter-

mittentes. Ces remarques ne sont pas des règles générales, et cependant il est certain qu'il existe une grande coïncidence entre les nuances de la robe et le tempérament, et par conséquent entre ces mêmes nuances et la disposition à la fluxion intermittente.

L'éducation vicieuse des animaux domestiques est une des principales causes des lésions qui surviennent aux yeux pendant le cours de leur vie. C'est dans le défaut de soin sur le choix des animaux destinés à la reproduction, dans la manière vicieuse de les nourrir, de les loger, de s'en servir, de les élever, qu'il faut, en général, chercher la plupart des prédispositions à la fluxion intermittente ou périodique.

Non-seulement les alimens agissent sur le développement de l'ophthalmie intermittente par leur qualités physiques, par rapport à la mastication et à la digestion, mais encore par leur mauvaise qualité nutritive, qui, en troublant les fonctions du canal alimentaire, influe sur toute l'économie animale.

L'influence des propriétés physiques des alimens n'est relative qu'à la mastication, qui, lorsqu'elle est difficile, irrite les gencives et, par suite, les parties qui sympathisent avec ces organes. Les alimens durs que l'on a laissés trop sécher, le sainfoin, la luzerne, les vesces, les gesses, la paille, les chardons que les indigens récoltent et font dessécher pour nourrir leurs animaux de tous les âges pendant l'hiver, etc., sont des substances qui le plus souvent produisent de funestes effets chez les jeunes animaux. Pour cet âge on devrait avoir la précaution de diviser préalablement les grosses tiges, comme on en a la bonne habitude dans beaucoup de pays.

On a encore le défaut de sevrer trop tôt les poulains et de leur donner des alimens beaucoup trop durs pour être broyés par des mâchoires dont les muscles sont encore beaucoup trop faibles. Le sevrage prématuré a été signalé par la plupart des vétérinaires comme une cause principale de la fluxion intermittente. Il agit de deux manières bien notables, il affaiblit le jeune individu en le privant d'une nourriture qui lui a été destinée par la nature, il l'oblige à mâcher des alimens qui se trouvent toujours trop durs pour les organes frêles du poulain, et trop difficiles à digérer. Il arrive alors que le tube intestinal irrité détermine, par une sympathie bien connue, une pareille affection dans un des yeux et souvent dans les deux.

Le passage brusque d'une substance verte facile à digérer et à mâcher, à une nourriture sèche et dure, est très-sensible chez les poulains qui rentrent du pâturage. Ces animaux eux-mêmes nous indiquent quelle est la nourriture qui leur est nuisible ; ils la refusent, même lorsqu'ils ont faim. Il faut donc autant que possible proportionner la force qu'exige la mastication et la digestion à celle des dents et des organes digestifs, et par conséquent à l'âge de l'animal. On coupe les tiges, on broie les grains, les racines, on les humecte quand il est possible de se dispenser de les diviser. Dans certaines contrées on fabrique même du pain ; ce moyen d'ailleurs est économique, puisque, d'après M. Chancey, trois livres de pain sont aussi nutritives pour les animaux que quatre livres de foin et six de graines entières.

Les alimens avariés, le foin, la paille rouillés, les vesces, les gesses, les fèves, l'avoine moisies et en partie putréfiées, provoquent souvent la périodicité de l'ophthalmie quand elle n'existe pas encore, ou accélère les accès chez l'individu qu'elle affecte déjà. Le vert pris dans des pâturages bas et humides, tout en nour-

rissant mal les animaux, leur donne une propension
bien marquée à devenir affectés d'ophthalmie. Il arrive
même quelquefois que ces malheureux animaux, appartenant à des propriétaires peu entendus ou pauvres,
sont jetés dans des pâturages où ils ne peuvent contenter
leur appétit faute d'une suffisante quantité d'alimens.
Un homme intelligent et expérimenté pourra toujours tirer parti de son terrain quelque mauvais qu'il
soit et dans quelque endroit qu'il soit situé; mais il
devra remplacer les animaux susceptibles d'y contracter quelques maladies, par d'autres qui pourront y
vivre sans courir de risques, ou cueillir l'herbe pour
la faire manger à l'écurie, quand le lieu qui la produit
est malsain. Ainsi, possède-t-il des pâturages bas et
humides, il devra y conduire des bœufs, des vaches, et
éviter de contrarier les habitudes naturelles des chevaux, des ânes, des mulets, qui préfèrent pour la santé
particulière de leurs yeux et la santé de leur corps,
en général, les lieux modérément secs et aérés : ici la
qualité des herbes est beaucoup meilleure, la nourriture est plus succulente, fatigue moins l'estomac, ne le
détériore pas comme le fait celle qui est prise dans les
localités basses, et dans lesquelles l'eau entre pour la
majeure partie du volume des plantes qu'elles produisent, et où les animaux deviennent extrêmement faibles
et impressionnables à toutes les influences de l'atmosphère. C'est pour toutes ces raisons que les chevaux,
dans tous les pays que j'ai eu occasion de parcourir, sont
souvent affectés de fluxions aux yeux, au printemps,
lorsqu'ils commencent à sortir des habitations pour
aller dans des pâturages humides et abondans, et plus
encore à l'automne, quand on les abandonne dans des
localités où l'herbe est toujours humide et entourée
d'une atmosphère de brouillard. Les animaux, après

avoir été ainsi toute la journée exposés à une influence morbide, sont emprisonnés pendant la nuit dans des écuries boueuses, fermées de toutes parts, et dans lesquelles on leur donne à manger des végétaux souvent avariés et toujours d'une difficile mastication pour les jeunes bêtes. Les yeux ne tardent pas à devenir chassieux, larmoyans. Ce ne sont pas des médicamens qu'il faut dans ce cas; les moyens hygiéniques seuls peuvent triompher du mal. On retient les animaux dans une écurie bien exposée, pendant le temps que la cause morbide existe; on supprime la mauvaise nourriture, que l'on remplace par du foin et de la paille coupée. Cette nourriture, dont plusieurs propriétaires entendus font usage, est délicieuse pour les jeunes animaux; on peut y ajouter à volonté du son, de la farine, de l'avoine même, quand on soumet les animaux à un léger travail. Ce moyen est certainement préférable à celui des empiriques, qui n'hésitent pas à insuffler des poudres irritantes, et à ôter les *empas* qui existent presque toujours dans ces circonstances. Pour éviter un passage brusque du verd au sec, on donne du mélange toutes les fois qu'on le peut. L'œil, après l'usage de ces sages moyens, ne tarde pas à reprendre son premier état; les symptômes d'atonie et de surirritation accidentelle disparaissent, le larmoiement, la chassie, la nuance obscure de la cornée, etc., n'existent bientôt plus. La maladie date-t-elle d'un certain temps et a-t-elle déjà laissé des traces sensibles de son existence? on aide la nature par des lotions toniques, de l'eau fraîche, du vin tiède, etc.

Les alimens avariés, moisis, rouillés, dégoûtent les animaux, qui ne les mangent qu'avec répugnance; ils les affaiblissent, rendent tous les organes, qui ne sont pas suffisamment abreuvés de sucs nutritifs, impressionnabies. L'œil, qui est toujours en action, est un des organes qui sont le plus souvent malades, surtout quand les animaux qui sont ainsi nourris se trouvent soumis à de fortes fatigues, au trait, attelés par les épaules ou par la tête.

Si le défaut d'alimens et leur mauvaise qualité deviennent des causes prédisposantes de l'ophthalmie intermittente, la trop grande quantité et la bonne qualité, déterminant l'obésité, peuvent aussi être regardées comme des causes indirectes. L'obésité provenant d'une nourriture abondante et aqueuse est beaucoup plus préjudiciable que celle qui est le résultat d'une nourriture d'alimens secs bien distribués. C'est principalement chez les bœufs et les brebis destinés à la boucherie que l'on observe cette obésité, et, par une suite nécessaire, l'ophthalmie qui reconnaît pour cause prédisposante l'embonpoint extrême.

Le mode d'administration des alimens est encore un point bien à considérer pour des animaux que l'on soupçonne disposés à des maladies d'yeux ou qui en sont déjà affectés. La plupart des personnes de toutes les classes pensent que lorsque des animaux pleurent ou ont les yeux chassieux, il est imprudent de les laisser paître, parce que, dit-on, l'humeur leur tombe dans la tête et par suite sur les yeux. Ce raisonnement n'est pas absolument dénué de fondement, car en effet les liquides ont une tendance naturelle à se diriger vers les parties inférieures affaiblies d'avance par d'autres causes prédisposantes qui les empêchent de réagir sur cet afflux d'humeurs qui abondent par leur pesanteur spécifique. On devra donc avoir la précaution de nourrir à l'écurie les animaux malades ou qui paraîtraient l'être, et de ne les abandonner dans des pâturages secs que lorsque l'état de l'atmosphère et celui de la terre le permettront.

(275)

Il est plus ordinaire de voir l'ophthalmie prendre un type intermittent lorsqu'il y a des changemens brusques de température, surtout quand elle passe du chaud humide à un froid de même nature, et que les variations sont fréquentes. L'œil qui reçoit toutes ces impressions variées de l'air, s'altère, s'habitue, pour ainsi dire, à devenir le siége de fluxion comme organe très-impressionnable. Cette influence peut être l'effet de l'air libre ou elle peut être produite par les écuries.

Il faut faire alors cesser la cause et tenir les animaux dans des écuries bien disposées; ainsi on ne laissera pas un animal dans une écurie humide dont le sol sera dominé par un terrain qui, par son inclinaison, amènerait l'eau vers l'habitation, ou dont les ouvertures seraient disposées de manière à recevoir le vent froid ou le vent chaud, lorsqu'il aura été précédé d'un froid humide, parce qu'alors le changement qui aurait lieu influerait d'une manière désavantageuse; en un mot, il est nécessaire de maintenir les animaux dans une atmosphére d'une température modérée et constante. Ces précautions qui pourront paraître minutieuses, ne doivent s'observer avec cette exactitude que pendant l'accès, afin de le rendre le moins long possible, et, par conséquent, le moins préjudiciable à l'œil affecté.

L'humidité est un ennemi redoutable de l'intégrité des yeux. Tout le monde connaît l'influence dangereuse du serein et de la rosée, qui sont d'autant plus à craindre que ces deux météores ne peuvent exister qu'avec un certain degré de refroidissement

L'ophthalmie devient intermittente dans toutes les saisons; cependant les accès sont plus rapprochés lors des froids humides du printemps et de l'automne. Cela peut tenir aussi à ce que dans certains pays on a l'habitude de laisser coucher les animaux dehors à ces

époques. Les saisons sont déterminées par la révolution des astres, qui, par les rapports de leur situation
et de leur éloignement, font que tous les êtres animés
sont modifiés, soit par les agens qui en émanent, soit
par l'influence de leur masse, dont l'action est sensible
sur tous les fluides répandus à la surface de la terre.

La lumière qui nous vient du soleil agit de deux
manières sur l'œil; nous la considérons comme agent
modifiant ses parties accessoires et essentielles à la manière des autres organes, et comme agent intermédiaire
entre les agens visibles et le fond du bulbe. La lumière et le calorique qui émanent du soleil font d'autant plus ressentir leur action que les rayons chargés
de ces deux principes sont moins inclinés à la surface
de la portion de terre que nous habitons. La lumière
et le calorique réunis à l'électricité sont les principales
causes des variations météoriques de l'atmosphère. Ce
sont ces variations quelquefois brusques qui agissent
souvent d'une manière pernicieuse sur l'organe de la
vue des animaux. Ces trois agens qui toujours président à la vie des êtres organisés, la modifient, peuvent
l'altérer quand elle s'exécute avec intégrité, et aussi
peuvent la rétablir quand elle est altérée, selon les rapports qui existent entre les causes des mouvemens du
corps vivant et l'état actuel de tout ce qui se trouve à
la surface de la terre. Un animal affecté de la fluxion
intermittente peut guérir s'il est soumis à l'heureuse
influence combinée de la chaleur et de la lumière; de
même aussi les accès de la maladie peuvent être pro-
voqués par un changement brusque de température,
du froid au chaud ou du chaud au froid. Ces influences
doivent être rangées parmi les causes occasionnelles,
mais une infinité de modifications, dépendantes des
fluides émanés du soleil, sont réellement des prédis-

positions. J'ai déjà plusieurs fois rappelé les funestes effets des saisons humides, des vents, qui apportent avec eux une infinité de maladies d'yeux, et notamment beaucoup d'ophthalmies intenses. Dans chaque saison il existe des états météoriques infiniment variés. Il me paraît plus important pour la science de la médecine vétérinaire de chercher à déterminer quelle est l'influence de chaque état, que de chercher à donner la théorie des divers changemens que peut éprouver l'atmosphère; aussi je ne m'arrêterai pas plus long-temps et je renverrai aux ouvrages de physique les personnes qui désireront avoir des notions plus détaillées sur ce point intéressant des causes des maladies en général et de celles des yeux en particulier. Les yeux craignent les saisons humides; le chaud et le froid humides sont très à appréhender pour les chevaux déjà malades, et même pour ceux qui ne le sont pas encore. La lumière et la chaleur, en vivifiant tous les corps, contribuent beaucoup à l'exercice libre des fonctions des yeux.

La lumière, qui met en rapport médiat les animaux avec tous les objets qu'ils ne peuvent toucher, traverse constamment les parties transparentes du globe; cet organe est toujours entouré d'une plus ou moins grande quantité de ce fluide qui le modifie, selon qu'il émane directement du soleil ou qu'il est réfléchi. C'est par lui que la présence et la forme des corps sont communiqués à la rétine. Ce fluide lumineux direct, qui a été réfléchi ensuite, a subi des changemens relatifs aux corps qui l'ont d'abord reçu du soleil, où quelques-uns de ces rayons composans ont été absorbés; alors la couleur des objets varie, et cela d'après la quantité et la proportion des nuances du spectre solaire absorbées et réfléchies. Ces diverses nuances sont autant d'agens qui influent d'une manière différente sur la rétine et

sur l'œil en général. Les animaux qui ont la vue faible
et qui paissent dans des champs calcaires où il y a peu
d'herbe, peuvent recouvrer la vue, comme j'en ai deux
exemples assez remarquables. Je n'ai pu attribuer la
guérison de ces deux animaux qu'à cette cause combinée avec l'influence qu'a pu produire le changement
de nourriture et des localités qui étaient toutes opposées. Ces deux animaux (deux mulets) sortaient du bas
Poitou, où ils vivaient dans des pâturages humides;
ils ont été soumis à une nourriture composée de sainfoin et de paille, et ont été mis dans des champs dont
la superficie réfléchissait une nuance si blanche qu'il
est impossible, dans les grandes chaleurs, de la fixer
long-temps sans avoir mal aux yeux. D'un autre côté
les animaux qui ont des accès de fluxion datant de
deux à trois jours, souffrent horriblement quand on
les fait paître dans de pareilles localités; leurs paupières sont constamment en mouvement; les pleurs
coulent abondamment. Cette remarque a été faite par
les habitans de ces contrées il y a long-temps, mais ils
n'ont pu s'en rendre parfaitement raison. Ils ne conçoi-
vent pas comment des animaux qu'ils menaient paître
dans des pâtis où ils se plaisaient ordinairement beaucoup, préféraient ensuite des pâturages bas, verts ou de
couleur terne, même lorsque l'herbe y était plus rare
et peu appétissante. Rien ne les étonnait comme de
voir un animal bien portant, à un œil près, aller se
cacher derrière un buisson et ronger les jeunes pousses
au lieu de préférer une nourriture abondante. On néglige trop les faits de ce genre pour avoir des notions
assez étendues sur ce point intéressant des maladies
des yeux. Le bon sens indique suffisamment les soins
qu'il importe de prendre dans les diverses circonstances qui accompagnent les lésions optiques, à l'égard

des modifications que l'on est à même de faire éprouver à la lumière réfléchie. Il faut éviter, dans le cas où
l'œil serait enflammé, de mettre l'animal dans des localités où les corps réfléchiraient tous les rayons lumineux, ou ceux qui ont le plus d'énergie, comme le
rouge, le jaune, etc. Le vert est la nuance qui convient
le mieux à l'œil irrité ; mais comme le vert ne se trou-
verait abondamment que dans des prés, où les animaux
seraient obligés d'avoir la tête constamment baissée, il
est plus convenable et plus sûr de les tenir dans une
écurie un peu sombre jusqu'à ce que l'irritation ait
disparu. Si au contraire les yeux d'un animal étaient
gras, obscurs et non irritables, il faudrait chercher à
soumettre l'œil malade à l'impression d'une lumière
d'une intensité telle que l'action tonique en serait le
résultat constant. C'est d'après cela que je conseille
toujours, autant que possible, de fournir dans les écuries de la lumière aux animaux qui auront les yeux
faibles par constitution ; d'éviter de les mettre dans
des pâturages bas et entourés d'arbres, de haies, et de
préférer les lieux élevés où le terrain réfléchira une
nuance capable d'exciter l'organe de la vue.

La lune, qui a été accusée tant de fois d'influence
morbide et qui l'est encore tous les jours, réfléchit sur
la terre une partie de la lumière qu'elle reçoit du soleil.
Ce satellite, qui ne nous laisse jamais voir qu'une même
face, tourne autour de la terre, qu'il éclaire quand
cette surface reçoit des rayons solaires, ce qui arrive
toutes les fois que la lune n'est pas en conjonction avec
le soleil, car alors cet astre lumineux n'éclaire que la
face qui nous est opposée. Je ne passerai pas sous silence le développement des phases de la lune, dont
l'influence paraît si marquée sur les yeux des animaux
d'après les anciens et beaucoup de modernes, qui ont

avancé et qui avancent encore aujourd'hui qu'il existe
des rapports intimes entre les phases et les accès de
la fluxion. Je ne sais s'ils attribuent cette influence à
l'action de la lumière ou à l'attraction de ce satellite
sur les corps terrestres ; ils se contentaient de dire que
la lune gouvernait les yeux et qu'ils s'affaiblissaient
avec elle lorsqu'elle était à son déclin. Pour me servir
de l'expression du vulgaire, la lune devient plus forte
en vieillissant, c'est-à-dire qu'une partie plus étendue
de sa surface est éclairée quand on la considère à une
certaine époque après sa conjonction. Le troisième ou
le quatrième jour de sa disparition, sa partie occidentale
est un peu éclairée, parce qu'elle s'éloigne du soleil et
sort de l'ombre ; le croissant augmente jusqu'au premier quartier, qui a lieu le sixième ou le septième jour ;
alors la moitié de sa surface réfléchit les rayons du soleil sur la terre : en s'éloignant successivement vers
l'orient elle devient opposée au soleil sept autres jours
après ; la totalité de sa face est alors sensible ; elle est,
comme on le dit, dans son plein ; elle paraît à l'horizon
quand le soleil se couche, et elle passe au méridien
quand le soleil a fait la moitié de sa course. Elle dé-
cline ensuite ; elle perd sensiblement de sa lumière ;
elle entre dans l'ombre de la terre qui l'obscurcit ;
sept jours après son plein elle est parvenue à son dernier quartier, et continuant à parcourir son orbite, qui
est incliné à l'écliptique 5°,1 ou 5°,16, selon que le soleil est plus ou moins éloigné des nœuds lunaires, elle
s'avance vers l'occident et finit par disparaître en ou-
trant la conjonction ; elle devient quelques jours après
nouvelle lune. Nous n'entrerons pas dans de plus longs
détails à l'égard de ces révolutions, qui sont du reste
peu importantes pour nous par rapport à l'influence
de la lumière que réfléchit la lune, et cependant à

laquelle on semble avoir attribué beaucoup d'effets. Si
la lune a quelque influence sur les fonctions des animaux, et notamment sur celles des yeux, ce n'est pas
parce qu'elle réfléchit plus de lumière à certaines époques qu'à d'autres. Nous parlerons plus tard de son
action beaucoup plus présumable. Cette lumière est
extrêmement faible, elle ne produit aucun effet appréciable aux thermomètres les plus sensibles, quand
bien même elle est concentrée par des miroirs concaves
et des verres lenticulaires d'un grand diamètre. Il a été
estimé que la lumière de la lune avait environ trois
cent mille fois moins d'intensité que celle du soleil : le
vulgaire croit que la lumière de la lune est une des
causes qui contribuent le plus à détériorer les yeux des
animaux qui couchent dehors; cette opinion tombe
d'elle-même. A la vérité il est de fait qu'il est extrêmement ordinaire de voir des ophthalmies se développer après de belles nuits éclairées par la lune, mais il
faut en chercher la cause dans d'autres phénomènes
bien connus; on attribue à la lune ce qui n'est dû
qu'à la nuit. On sait maintenant que la cause du serein
consiste dans le refroidissement des corps terrestres, et
par suite dans celui des couches d'air inférieures, par
le rayonnement qui est extrême quand l'atmosphère
est transparente; or n'est-il pas plus naturel de conclure que le froid humide du serein et de la rosée produit tout le mal, que d'inculper la lune. Toutes les
observations de l'art et celles que j'ai pu faire m'ont
d'ailleurs prouvé qu'il n'existe pas de rapports con-
stans entre le développement des accès de la fluxion
et le déclin de la lune, comme on le prétend, mais
bien que les accès se développent en raison de mille
autres circonstances, et surtout lorsqu'on fait coucher
les animaux dehors par un beau clair de lune ou par

un temps serein, même lorsque la lune n'éclaire pas.

La lumière directe est incolore; elle affecte toujours l'œil de la même manière quand elle arrive à cet organe sous le même angle d'inclinaison; elle devient souvent une cause excitante insupportable qui contribue à rendre l'accès plus grave. D'autres fois elle doit être considérée comme agent extrêmement important pour rendre à l'œil, à la rétine principalement, sa vie naturelle, quand elle est affaiblie; on devra donc profiter des avantages de ce fluide quand le cas l'exigera, et éviter son influence excitante quand l'œil sera enflammé. L'intensité de cette lumière n'est pas assez forte pour agir impérieusement sur les organes accessoires ou sur certaines parties essentielles de l'œil; on condense alors les rayons avec des instrumens d'optique.

Il est bien constant que l'état de l'atmosphère influe sur toute l'organisation animale; nécessairement il doit également avoir quelque action sur celle des yeux, d'autant plus que ces organes sont toujours en contact immédiat avec le fluide aérien, dont l'état météorique en général est si variable. L'attraction combinée du soleil et de la lune est une des causes qui font varier le plus l'état actuel de l'atmosphère. Ce sont ces astres qui, par leurs rapports avec la terre, régularisent les saisons et les révolutions atmosphériques. Cette influence directe est sans doute bien peu apercevable sur les êtres organisés dont la force de la vie repousse et détruit en partie la cause morbide qui se présente; mais son action indirecte est marquée. J'entrerai cependant dans quelques développemens pour prouver que l'influence que la lune exerce par sa masse sur les phénomènes qui se passent à la surface de la terre, notamment dans ces climats où l'attraction est beaucoup moins grande à cause de notre éloignement de l'équateur, n'est pas assez sensible pour qu'elle puisse régir entièrement et causer seule des affections aussi graves que celle qui nous occupe dans cet article.

Le soleil et la lune agissent sur la terre en raison de leur masse et de leur distance. Le soleil, infiniment plus gros, mais aussi infiniment plus éloigné, n'agit sur les fluides libres qu'avec une force égale à 1, quand celle de la lune est égale à 4; ainsi donc la lune par sa proximité a trois fois plus d'action sur les marées aqueuses et atmosphériques que le soleil. On ne peut plus maintenant douter que les mouvemens périodiques des eaux et de l'air ne soient dus à l'attraction combinée du soleil et de la lune. Le soleil attire les eaux deux fois dans vingt-quatre heures. La lune produit le même effet dans vingt-quatre heures cinquante minutes pendant sa révolution diurne. Il peut arriver que ces deux causes se réunissent pour agir avec plus d'intensité, mais aussi il existe des époques, qui sont déterminées exactement par les savans, où elles sont opposées, et alors le flux et le reflux ne sont plus aussi sensibles. C'est pour cette raison que les marées sont toujours plus fortes après les nouvelles et les pleines lunes, et plus faibles après les quartiers. Il existe encore des modifications dans les influences des astres, également calculées, qui sont relatives aux diverses distances du soleil et de la lune à la terre, et aux déclinaisons de ces astres.

Les marées atmosphériques sont également dues aux mêmes causes. Les plus hautes marées de l'air ont lieu aussi deux fois dans vingt-quatre heures, savoir, à neuf heures du matin et à onze heures du soir ; elles sont constamment en rapport avec le mouvement réel de la lune et le mouvement supposé du soleil. Ces deux

astres, d'après leur situation relative qui est extrêmement variable, agissent sur la terre d'une manière différente ; il peut arriver que leur influence agisse en sens
contraire ; alors l'effet est la différence des deux actions ; d'autres fois aussi l'attraction de ces deux corps
célestes a lieu dans le même sens ; alors l'effet est le résultat de l'addition des deux forces. C'est en raison des
modifications infinies, qui cependant sont toutes calculées, que les marées atmosphériques sont si variables aux diverses époques de l'année. Malgré ces com-
binaisons multipliées dans les mouvemens des astres et
de la terre, il existe chaque année des époques où
les influences sont toujours plus marquées ; c'est lorsque le soleil est à une distance moyenne de la terre et
lorsque la lune est dans l'équateur ; alors les astres
agissent avec le plus d'intensité possible. Ces époques
sont appelées équinoxes ; elles ont lieu, l'une vers le
vingt-un mars, et l'autre le vingt-un septembre. De
même que dans toute autre saison, c'est au moment
de l'opposition et de la conjonction, c'est-à-dire aux
nouvelles et aux pleines lunes des équinoxes, que l'influence est le plus appréciable, les deux forces attrac-
tives agissant dans le même sens. Par une raison toute
opposée, ce sera aux quadratures de la lune des sols-
tices que les effets de l'influence solilunaire seront les
moins marquées. Du reste, ces effets peuvent encore
varier selon les rapports qui existent à ces époques dans
la distance relative du soleil et de la lune ; il peut
arriver que le soleil soit dans l'hémisphère méridional
quand la lune est dans sa déclinaison septentrionale, et
vice versa.

Ces résultats de l'influence sidérale sont, à la vérité, modifiés par une infinité de causes, telles que les
vents, la dilatation, la condensation de l'atmosphère,

son état hygrométrique, la quantité absolue d'eau qu'elle contient, etc.; mais elle n'en existe pas moins, et nous en ressentons fort souvent des effets, comme à l'approche des équinoxes, par exemple, où il s'élève toujours des vents impétueux, etc.

Puisque les fluides situés à la surface de la terre éprouvent des influences notables de la part du soleil et de la lune, pourquoi ceux qui sont contenus dans les vaisseaux des animaux en seraient-ils exempts? On me répondra sans doute que la force de la vie maîtrise les actions sidérales; mais il peut arriver que cette force soit peu énergique et que l'influence puisse se faire ressentir. On est du moins certain qu'elle agit d'une manière indirecte, sinon d'une manière directe, puisqu'il est constaté que l'état de l'atmosphère peut être influencé par l'action des astres.

Il appartient plus particulièrement à la météorologie de déterminer les influences sidérales sur l'atmosphère; nous devons nous borner à faire connaître les modifications que les divers états de l'air apportent sur les yeux; cependant l'influence directe des astres est aussi de notre ressort; nous ne pouvons, à cet égard, avoir que des probabilités, et s'il est vrai que l'action soit notable, ce ne peut être que sur des sujets faibles, chez des animaux de qui les yeux auront déjà éprouvé plusieurs inflammations, plusieurs accès qui leur auront enlevé une portion de leur vie, par suite des altérations qu'ils auront laissées après eux. Il est d'ailleurs extrêmement difficile de prouver si l'action est directe ou indirecte; il faudrait pour cela que pendant toute une lunaison l'état météorique de l'atmosphère fût constant; on saurait alors si la lune, d'après ses phases, agit d'une manière différente ou d'une manière semblable. Dans le cas où elle aurait une influence directe marquée, il serait de toute impossibilité de soustraire les animaux à la cause du mal; mais si cette action était indirecte et n'agissait qu'en changeant l'état de l'atmosphère, il serait possible de modifier la cause morbide et même de préserver les animaux de son action secondaire d'où résultent les vents, la pluie, la neige, les brouillards, le chaud, le froid, etc., etc.; tandis que s'il n'y avait que la tension de l'air, il deviendrait inutile de chercher à y remédier, en raison de la propriété du fluide aérien, qui fait qu'il cherche constamment à être en équilibre : il faudrait attendre forcément une influence contraire de l'astre qui a d'abord rompu l'équilibre de son attraction.

J'ai bien observé dans quelques circonstances des rapports qui liaient les phases de la lune avec les accès périodiques des ophthalmies; mais ces rapports existaient également avec l'état morbifique de l'atmosphère. Je n'ai jamais pu distinguer des résultats de l'influence directe, qui peut-être ont pu existe rsimultanément avec ceux de l'influence météorique. J'ai souvent observé une jument de cabriolet soumise à un régime ordinaire et travaillant très-peu à la selle, seulement depuis quelque temps : tous les quinze jours, lors des pleines lunes, il se déclarait un accès d'ophthalmie. J'ai vu une autre jument qui avait tous les quinze jours des fluxions, mais aux quartiers de la lune. Souvent j'ai remarqué des accès périodiques tous les mois au déclin. Ces faits sont en rapport avec l'idée du vulgaire et des anciens hippiatres, qui sans doute ont eu cette croyance parce que l'expérience la leur avait suggérée. D'après mes propres observations de faits, la périodicité est beaucoup plus commune vers les équinoxes; c'est ordinairement à ces époques, particulièrement au printemps, que les ophthalmies sem-

blent prendre le type intermittent ou périodique, sans
doute plutôt à cause des intempéries que par l'effet de
l'action solilunaire, qui malgré cela doit être regardée
comme une cause première. Il est en général extrêmement difficile d'étudier avec exactitude les influences
sidérales, en raison d'une infinité de causes accidentelles qui viennent toujours compliquer la régularité
qui devrait exister dans cette hypothèse à l'égard du
développement des accès.

Lorsqu'un animal a la vue faible et qu'il est exposé
à une ophthalmie, la première influence météorique
provoque l'accès; si la maladie est abandonnée à elle-
même elle disparaîtra comme la cause qui y a donné
lieu. Un nouvel accès ne se déclarera qu'à une époque
indéterminée et qui sera en rapport avec toutes les
causes indiquées; il se dissipera, puis se renouvellera
encore, mais non d'une manière périodique; ce n'est
qu'après un grand nombre d'accès que le type régulier d'un an, de six mois, de trois mois, de deux mois
ou de quinze jours, s'établira, sans pour cela corres-
pondre exactement avec les lunaisons. Les accès périodiques d'un an s'observent le plus communément au
printemps ou à l'automne, ceux de six mois aux mêmes
époques; du reste je n'ai jamais rien observé de régulier. Il faudrait un concours nombreux d'observations
exactes pour décider un fait de cette nature. J'invite
donc encore une fois les vétérinaires à suivre mon
exemple à cet égard, et à noter exactement le jour du
soleil, celui de la lune, l'an, le mois et l'état météorique de la journée.

Je ferai encore observer que l'effet de la prédisposition ne se fait pas remarquer immédiatement après elle,
ce n'est qu'au bout de quelque temps; cependant on
voit quelquefois les gens de la campagne prédire le

beau ou le mauvais temps d'après l'état des yeux des chevaux lunatiques; mais alors la prédisposition, qui n'est pas sensible pour beaucoup de personnes, n'en existe pas moins dans l'atmosphère, et ce n'est que par l'effet qu'elles sont averties de la cause. On pourrait encore prédire, jusqu'à un certain point, la constitution atmosphérique d'une saison, d'après celle de la saison qui a précédé; mais je conseille aux économes ruraux qui élèvent des chevaux, et aux propriétaires qui s'en servent, au lieu de chercher à prémunir leurs animaux des influences morbides qu'ils auraient pu prévoir d'après l'état atmosphérique de plusieurs mois, d'étudier plutôt les moyens à l'aide desquels ils peuvent déterminer immédiatement ou presque immédiatement l'état morbifique de l'atmosphère qu'ils doivent éviter et dont ils doivent les garantir.

Qui ne connaît l'influence des localités sur les yeux des animaux? C'est de la disposition des terres et des êtres organisés qu'elles portent, que dépendent en grande partie les modifications variées de l'atmosphère. Une contrée couverte d'eaux stagnantes, très-boisée et par conséquent humide, deviendra la source des causes de l'ophthalmie intermittente. Il n'y a guère de pays où l'ophthalmie intermittente fasse plus de ravages que dans ceux qui se trouvent dans cette situation. Ce sont les eaux stagnantes qui fournissent les matériaux de ces brouillards infectes qui détériorent les yeux des animaux exposés à leur influence. L'air, ainsi sali par toutes les parties hétérogènes qui sont le fruit de la fermentation putride, n'est que difficilement remplacé par une nouvelle quantité, à cause de la multiplicité des végétaux qui interceptent les courans d'air. Par exemple, il existe le long de la Dive, petite rivière limitrophe du département de la

Vienne et de celui des Deux-Sèvres, des marais immenses, qui sont extrêmement pernicieux à la vue, où tous les ans vivent des animaux en grande quantité. On abandonne dans ces localités pendant plusieurs mois des bestiaux de tous âges, et l'on y en met souvent de malades pour les rétablir. Rien n'est plus commun que de voir les accidens les plus fâcheux résulter de ce séjour long-temps continué.

C'est des localités que dépendent presque toutes les causes de la périodicité et du renouvellement des accès; toutes choses égales d'ailleurs, selon la disposition du lieu habité, de la température, des courans d'air, de l'état de l'atmosphère, la nourriture sera de bonne ou de mauvaise qualité selon les localités. Le cheval préfère en général les pays moyennement élevés, les plaines, pays où l'on élève le moins d'animaux, à cause de la pénurie des pâturages. Je citerai à cet égard la région de plaines du Poitou : presque tous les chevaux, les mulets, les bœufs, les vaches, etc., que l'on rencontre dans les plaines qui sont au nord-est, à l'est et au sud-est de cette province, viennent du Bocage, pays froid et humide, couvert de haies, de bois et d'étangs, où l'on cultive presque exclusivement du seigle, et où l'on élève des bœufs de races différentes et des chevaux presque tous mal constitués et d'une forme irrégulière. Les fermiers y sont peu intelligens, peu actifs, et même imbus des préjugés les plus absurdes ; préjugés qui ne leur permettent pas de raisonner et qui paralysent tous les conseils qu'on peut leur donner. Il est rare qu'un cultivateur de ces contrées présente à un médecin un animal ayant une maladie d'yeux, avant que cette maladie n'ait fait des progrès et avant qu'une fluxion ne soit devenue intermittente ou périodique.

Les chevaux de la plaine, qui travaillent presque tous, sont beaucoup moins exposés à devenir ophthalmiques; mais ceux qui le sont déjà quand ils sont achetés dans des localités malsaines, deviennent promptement borgnes ou aveugles quand on les soumet à un travail de force; mais aussi il est plus aisé de guérir le mal par des moyens sagement administrés que lorsque les animaux restent au sein d'une atmosphère humide et infecte. J'ai été à même plusieurs fois de constater ce que j'avance.

L'expérience journalière nous prouve que les habitations mal disposées, celles qui sont humides et obscures, celles qui sont entourées de mares fangeuses, deviennent la cause première de la fluxion intermittente ou celle des accès, quand le type existe.

L'architecture rurale a de grandes réformes à faire dans la structure de certaines habitations. On voit tous les jours des écuries où l'on peut à peine entrer. On a les pieds dans l'eau ou dans l'urine putréfiée, et le corps dans une atmosphère chaude et humide. Les animaux logés dans de pareilles demeures sont toujours en moiteur. Calculez l'impression que doit faire sur un animal, dans un tel état, un passage brusque à un froid humide; il surviendra aussitôt des arrêts de transpiration, des affections catarrhales qui se développent sur toutes les parties qui peuvent en devenir le siége. L'œil nécessairement sera atteint, puisqu'il est un des organes les plus délicats.

Ces causes déterminantes des inflammations sont en rapport avec la différence de température qui existe entre l'atmosphère d'où sort l'animal et celle où il entre ensuite. Les changemens brusques de température qui font varier cette différence sont le plus ordinairement dus au passage subit d'un air ayant une certaine température, à un lieu où l'atmosphère en a une bien différente. Les vents deviennent donc une cause prédisposante et souvent occasionnelle de la fluxion : ou ils exercent leur influence sur les animaux en liberté, ou sur ceux qui sont en travail, ou enfin sur ceux qui sont à l'écurie. Ce n'est point tant la cause physique des vents qui agit sur les animaux aux pâturages, parce qu'ils ont l'instinct de les éviter et de se mettre à l'abri quand ils le peuvent, que le changement de température et l'humidité qui accompagnent souvent le transport des masses d'air. Les animaux de travail reçoivent des impressions bien plus funestes quand ils sont à l'ouvrage en butte à la violence des vents; ils sont contraints de suivre la direction que leur donnent les conducteurs, direction qui souvent est opposée à celle du vent. J'ai eu plusieurs fois occasion d'observer ce funeste effet sur une jument que je montais, et qui était sujette à l'ophthalmie intermittente. Tout le monde sait qu'un courant d'air qui frappe un œil impressionnable, l'enflamme et lui donne une propension à redevenir malade. On préviendrait cet inconvénient en fermant les issues des courans, ou en changeant l'animal de place.

Les pansemens mal faits, des litières constamment putréfiées, ne contribuent pas peu au développement, à l'existence de cette maladie comme à celui de toute autre; les yeux ont besoin d'être nettoyés comme les diverses autres parties du corps; les secours de la médecine devront donc, pour être suivis de quelques succès, être associés avec les soins hygiéniques, qu'il faut observer avec la plus grande attention pendant le traitement et mieux encore avant la naissance de la maladie. « Une vérité dont on ne saurait trop pénétrer le fermier, (dit M. Parmentier, article Hygiène, *Nou-*

(292)

veau Cours complet d'Agriculture, tome VIII, page 188,
année 1822), c'est qu'il existe plus de moyens pour
préserver les animaux des maladies, que de médicamens pour les guérir ; que la médecine vétérinaire
doit chercher ses secours les plus efficaces dans les agens
prophylactiques. » Je le répète, et il faut le redire à sa-
tiété, la fluxion intermittente est toujours le produit de
l'ignorance et du défaut de soins. Il n'entre pas dans
mon plan de donner des détails trop minutieux ; je
conseille aux personnes qui tiennent à la santé de leurs
animaux, de bien se pénétrer des principes hygiéniques dictés par M. Parmentier dans l'ouvrage que
je viens de citer.

La conformation extérieure et l'âge des animaux
indiquent le mode de travail qui leur convient. La
connaissance de l'extérieur de l'animal apprend à distinguer l'usage qui est le plus propre à les utiliser
sans courir les risques d'abuser de leurs forces et de
leur santé, et par conséquent de les exposer à devenir
malades. Il est imprudent de faire travailler les animaux trop jeunes ; on doit attendre leur accroissement
complet pour les soumettre à un emploi proportionné
à leur énergie. Un travail prématuré peut occasionner
des maladies, des affections catarrhales, par exemple, qui laissent souvent après elles des dispositions
à la fluxion, quand elle n'existe pas simultanément
avec les affections que l'on regarde comme causes premières. Un cheval avec des formes dégagées, sveltes,
des membres fins, soumis au trait, sera bien plus disposé à se fatiguer qu'un autre dont le corps sera trapu,
épais et les jambes fortes. Le premier, que la nature
a ainsi conformé pour la marche vite, est forcé d'aller
à pas lents ; l'autre au contraire, qui par ses formes est
destiné à cheminer lentement, sera exposé à des causes

morbides si on le contraint à aller vite, il se fatiguera
beaucoup plus tôt, s'échauffera et deviendra sujet à des
arrêts de transpiration, et par suite à l'ophthalmie, qui
deviendra intermittente, parce que la cause première
de l'ophthalmie simple n'aura pas cessé d'exister. Le
même raisonnement peut s'appliquer au cheval de selle
servant au trait. Ces animaux, qui souvent sont attelés
devant des bœufs ou devant des chevaux lourds, s'ex-
ténuent et s'épuisent. Ils s'efforcent en vain d'entraîner
un fardeau qui non-seulement est trop lourd, mais qui
même est retenu souvent par des animaux de forces in-
égales attelés à la même voiture.

Il est reconnu par une longue expérience que les
chevaux et les mulets appliqués au tirage sont très-
sujets à l'ophthalmie intermittente. Cette influence est
d'autant plus marquée que les individus sont plus
jeunes et d'une constitution lymphatique; influence
qui paraît dépendre d'une modification qu'exerce ce
genre de travail sur la circulation du sang, dont le
cours est interrompu lorsque ce liquide revient de la
tête; les vaisseaux des yeux sont distendus et ces organes deviennent rouges. La cause se répétant souvent,
l'œil s'habitue ainsi à devenir fluxionnaire, et finit par
se détruire. Certains animaux sont attelés par la tête :
dans ceux-ci deux causes principales concourent à l'afflux et à la stagnation des liquides vers l'œil; la modification de la circulation veineuse attribuée à l'inclinaison de la tête de devant en arrière et du haut en bas,
trouble les fonctions de l'œil et devient une cause bien
reconnue des maladies des yeux avec récidive. Si ce
raisonnement est vicieux, le fait n'est pas moins constant, et il faut nécessairement éviter le trait, de quelque manière qu'il ait lieu, si l'on veut utiliser les animaux affectés de fluxion intermittente.

Toutes les causes que nous avons indiquées à l'article Ophthalmie simple provoquent également l'ophthalmie intermittente et périodique, ainsi que des réitérations des influences morbides occasionnelles; les coups, les chutes, les courans d'air froid et rapide, l'action de certains corps irritans, comme le chlore, l'ammoniaque, l'acide nitrique, sulfureux, etc.; la répercussion d'émonctoires habituels, des maladies psoriques; le travail forcé, l'usage du trait; les causes de l'ophthalmie enzootique, c'est-à-dire une atmosphère humide contenant des matières animales et végétales en putréfaction, les pluies froides, les brouillards, les affections catarrhales préexistantes, une nourriture de difficile mastication, trop souvent la vicieuse administration de soins contr'indiqués et des opérations barbares pratiquées sur les yeux gras ou qui sont affectés d'onglet, de taies, de nuages, de leucomas, etc. Je n'entrerai dans aucun détail à l'égard de ces causes, qui le plus souvent ne font que déterminer les accès chez les chevaux affectés de la fluxion : elles agissent toutes comme irritantes.

L'ophthalmie intermittente offre des symptômes très-analogues à ceux de l'ophthalmie sans récidive : tantôt ils annoncent de la gravité, d'autres fois ils sont très-légers; cela dépend beaucoup, au reste, du nombre des accès, de la constitution de l'animal, de la cause prédisposante et de la cause occasionnelle.

Quand l'œil n'a supporté que deux à trois accès et qu'il a encore conservé ses dimensions, il n'est guère possible de distinguer l'ophthalmie intermittente de l'ophthalmie simple : les paupières sont tuméfiées, chaudes, appliquées quelquefois l'une contre l'autre; les larmes coulent sur les larmiers, les bords des paupières et les angles sont souvent garnis de chassie, les

salières se remplissent, la conjonctive devient d'un
rouge terne, la cornée est obscure, la circonférence
offre une infinité de petits vaisseaux rouges qui se perdent insensiblement dans le tissu du centre de cet organe; l'humeur aqueuse se trouble, l'impression de la
lumière est douloureuse. Ces symptômes se développent avec plus ou moins de rapidité; ordinairement
c'est dans l'espace de deux, trois, quatre jours. Après
avoir persisté pendant quelque temps, ils diminuent
insensiblement, mais non d'une manière constamment
complète; le plus souvent il reste quelques vestiges peu
ou point apparens, surtout quand on confie à la nature
le soin de les faire disparaître. Quelque simple que soit
l'affection, il est toujours utile, et important même, d'y
remédier promptement.

Lorsqu'on est appelé à l'instant même de l'invasion
de l'accès, il faut d'abord en rechercher la cause, et
la détruire, ce qui est de la première importance
pour toutes les variétés d'ophthalmies: ainsi, par exemple, on fait émigrer les animaux quand l'influence morbide réside dans les localités, et on évite les influences
qui pourraient aggraver le mal; on fait des lotions
émollientes d'eau de graines de lin mitigée avec de
l'eau de sureau jusqu'au second ou au troisième jour
ordinairement, parce que c'est à cette époque que les
symptômes cessent de s'aggraver et qu'ils sont stables;
on emploie alors les sétons à la nuque, les cautères
ou les vésicatoires; on purge l'animal avec du jalap et
de l'aloès, on lui administre des diurétiques, tels
qu'un mélange de résine et de nitrate de potasse fondue ou non fondue; on le soumet à un régime nourris-
sant afin de favoriser une guérison radicale de l'accès;
on lotionne les yeux avec de l'eau fraîche, de l'eau battue, des collyres astringens avec eau de plantain ou eau

de roses et sulfate de zinc ou acétate de plomb, etc., etc.
Les symptômes presque totalement disparus, on anime
le séton, on purge une seconde fois, on ajoute aux collyres astringens des excitans, comme de l'alcool, des
eaux distillées aromatiques; enfin on termine le traitement par un purgatif après avoir supprimé le séton.
Je suppose, dans tous les cas, que les voies digestives
ne soient pas primitivement irritées, car alors on évi-
terait d'administrer des purgatifs.

Le 22 mars 1821 on m'amena une jument de quatre
ans; elle pleurait depuis deux jours des deux yeux.
Elle avait été exposée à un vent froid pendant six à huit
heures, attelée à une charrette. Deux fois déjà elle avait
éprouvé des accès semblables; le premier accès eut lieu
les premiers jours du mois de janvier, après une
gourme qui avait duré près d'un mois et demi; l'autre
à la fin de février. Symptômes d'irritation sans ophthalmie interne bien apparente; cornées obscures. Lotions mitigées d'eau de sureau et d'eau de mauve. Le
24, douloureuse impression de la lumière, mais pas
aussi intense que les premiers jours : séton à la nuque;
purgatif avec une once d'aloès; lotions d'eau battue;
séjour à l'écurie. Le 27, beaucoup de mieux; cependant la cornée était un peu obscure et un peu injectée;
purgatif, onguent suppuratif animé au séton. Le 29, du
mieux; cornée légèrement trouble : eau de plantain
avec acétate de plomb, quatre fois le jour; séjour à
l'écurie. Le 4 avril, trouble presque imperceptible de la
cornée : continuation du même collyre, auquel on
ajoutait, sur une verrée, deux cuillerées d'eau-de-vie.
La jument conserva le séton jusqu'au 20 avril. Elle fut
purgée. Il ne lui est survenu aucun mal aux yeux depuis cette époque. Elle porte, au lieu de servir comme

bête de trait, ce que commandait d'ailleurs sa desti-
nation naturelle.

L'accès n'est pas toujours aussi léger que dans le sujet que l'on vient de citer pour exemple ; il est, au contraire, souvent beaucoup plus grave. Alors le second
ou le troisième jour de l'invasion, après le développement des premiers symptômes inflammatoires, la
chambre antérieure s'obscurcit ; il surnage dans l'intérieur des flocons blanchâtres albumineux qui ont été
sécrétés par des vaisseaux sanguins exhalans, et qui se
précipitent à la partie inférieure de la chambre pour
former une masse plus ou moins grande. La cornée, à
cette époque, est parsemée le plus souvent de vaisseaux gorgés de sang que l'on aperçoit très-bien vis-
à-vis le dépôt qui réfléchit une nuance blanchâtre ou
jaunâtre. La conjonctive est rouge-violacée, la pupille
est contractée, l'impression de la lumière est douloureuse dans le principe. Le dépôt augmente sensiblement, quelquefois même il parvient jusqu'à l'ouverture
de la pupille. La maladie qui parvient à ce période du
quatrième, cinquième, sixième au huitième jour de
l'invasion apparente et quelquefois plus tard, reste sensiblement stationnaire, et cela d'autant plus long-temps
que l'animal est soumis à des causes morbides, ou qu'il
est abandonné à la nature. Le dépôt disparaît ensuite ;
les paupières s'ouvrent, se rident ; la conjonctive, toujours rouge, devient flasque ; la caroncule se gonfle
quelquefois ; le larmoiement, qui est presque toujours
constant pendant la durée de l'accroissement de l'accès,
diminue sensiblement ; la cornée s'éclaircit ; les vaisseaux restent cependant engorgés sur ses bords ; la
lumière entre dans l'œil sans faire beaucoup d'impression douloureuse. Quatre, cinq, six, sept jours après

la formation du dépôt, il n'en reste que quelques vestiges peu apparens ; on remarque alors que la partie de l'iris qui servait de parois à l'enveloppe qui le contenait devient jaune roussâtre ou feuille-morte ; la cornée reste encore obscure, et le plus souvent l'œil ou les deux yeux deviennent plus petits. Il est assez rare de rencontrer deux hypopions à la fois sur le même animal ; ordinairement il en existe un dans un œil, et l'autre ne survient que quand le premier est disparu sensiblement. Il en est en général de même des accès ; le plus souvent les deux yeux sont affectés alternativement ; il y a même toujours un intervalle plus ou moins long entre les accès, quelquefois huit jours, d'autres fois quinze jours, un mois, deux mois, six mois, etc. ; cela arrive notamment quand la fluxion est causée par un vice de constitution ou par une influence atmosphérique qui a agi en même temps sur les deux yeux ; autrement c'est l'œil qui a d'abord été altéré isolément, par une cause quelconque, qui seul est affecté de récidive.

Les moyens à opposer à ce degré de la maladie sont à peu près les mêmes que ceux que nous avons indiqués d'abord ; on use des émolliens jusqu'à ce que l'hypopion soit stable, et des toniques astringens jusqu'à guérison complète.

Le 18 septembre 1820 on m'amena un âne qui était devenu aveugle tout-à-coup. Le propriétaire s'était d'abord aperçu d'un léger larmoiement de l'œil gauche, le 16 ; le 17 l'âne fermait et ouvrait souvent les paupières ; le 18 il y avait cécité complète ; deux ophthalmies internes très-intenses. Le propriétaire avait remarqué plusieurs fois que son âne, quand il faisait un vent froid, pleurait des deux yeux, quoiqu'il n'eût jamais été attaqué des deux yeux à la fois.

Cornées très-injectées et obscures ; conjonctive d'un rouge veineux ; larmoiement abondant ; paupières gonflées et fermées. Lotions d'eau de mauve et d'eau de sureau. Le 19, inflammation un peu dissipée ; commencement d'hypopion aux deux yeux ; séton à la nuque ; lotions d'eau battue. Le 20, mieux ; le séton était très-enflammé, les paupières entr'ouvertes : mêmes soins. Le 21, beaucoup mieux. Les hypopions, au lieu d'augmenter, se dissipaient. Lotions avec eau végéto-minérale et eau de plantain, jusqu'au 26 ; beaucoup de mieux ; cornées éclaircies. Purgatif ; lotions d'eau de rivière fraîche. On supprima le séton au mois de novembre ; on purgea une seconde fois. L'animal n'a pas eu d'accès depuis.

Le 15 septembre 1821 on me consulta pour une jument de trait, de neuf ans, qui avait déjà eu cinq à six accès depuis trois ans. Elle habitait la plaine depuis quatre ans ; elle avait été élevée dans le Bocage ; jamais elle n'avait eu un accès comme celui que je vais décrire. Depuis cinq jours l'œil gauche était malade ; la bête avait d'abord commencé à pleurer ; l'œil était devenu trouble le second jour de l'invasion apparente. Hypopion occupant les deux tiers de la chambre ; cornée obscure ; pupille resserrée ; impression de la lumière douloureuse ; globe beaucoup plus petit que le droit ; paupières ridées ; chassie abondante. Séjour à l'écurie ; séton à la nuque ; purgatif de deux onces d'aloès ; lotions de collyre astringent avec sulfate de zinc et hydrochlorate d'ammoniaque, quatre fois le jour. De l'avoine, de l'eau blanchie, de la paille et un peu de foin. Le 20 septembre, beaucoup de mieux ; hypopion disparu ; iris couleur feuille-morte à la partie inférieure ; cornée obscure ; léger nuage : collyre avec sulfate de fer et tutie ; séton animé ; purgatif avec deux onces d'aloès. Le 25, cornée beaucoup plus claire; iris presque dans son état naturel; apparition d'un point blanchâtre vers la partie latérale droite du cristallin; conjonctive rouge et gonflée. Onction trois fois le jour avec de la pommade mercurielle, et lotions de collyre astringent et excitant, avec sulfate de zinc et alcool vulnéraire. Purgatif avec jalap et aloès. Purgation ample. Le 28 octobre, guérison, à cela près d'une diminution de volume de l'œil malade; disparition de la tache du cristallin; suppression du séton.

Le 2 novembre, l'œil droit devient larmoyant comme le premier; conjonctive enflammée; cornée obscure; impression douloureuse de la lumière; chaleur et gonflement extrêmes aux paupières : saignée à la queue; cataplasme avec farine de graine de lin et décoction de têtes de pavots. Le 4, hypopion très-léger : séton à la nuque; lotions d'eau fraîche jusqu'à guérison apparente. On ne supprima le séton que pour le transporter sous la poitrine. L'animal servit encore huit mois dans la même maison sans éprouver de récidive.

Lorsque la cause occasionnelle a agi avec intensité sur un œil qui a déjà éprouvé des accès, le troisième ou le quatrième jour de l'invasion, après l'impétuosité de l'inflammation de la conjonctive, toutes les parties vasculaires internes se gorgent, le sang sort même de ses limites naturelles, et il y a hémorragie et trouble de l'humeur aqueuse, qui devient sanguinolente; l'animal souffre horriblement; à peine entend-il du bruit, qu'il cherche à éviter le corps mouvant qu'il croit devoir l'atteindre; l'œil se rétracte, il est emporté par les muscles dans le fond de l'orbite. Comme il est rare de rencontrer deux hypopions, de même il n'est pas commun de voir deux ophthalmies internes intenses affecter en même temps les deux yeux ; j'en ai vu cependant plusieurs exemples. J'en rapporterai un, pour offrir le tableau de cette période de la fluxion. Le plus ordinairement, quatre à cinq jours après l'invasion, le dépôt sanguinolent disparaît pour être remplacé par un mélange de matière puriforme et de la matière albumineuse de l'hypopion, qui proviennent du sang épanché; car il est probable que le sang sorti des vaisseaux n'a pas été résorbé dans le même état, et que sa nature a changé. Quand le dépôt de ces substances n'est pas trop volumineux, il disparaît par l'absorption, que l'on facilite à l'aide des agens toniques et même des excitans. Dans le cas contraire on est obligé de pratiquer la ponction pour évacuer l'amas et prévenir la rupture inévitable de la cornée, et souvent la mort, comme on en a des exemples après l'action de causes violentes. Il est rare qu'à la suite de tels ravages il ne reste pas quelques vestiges, qui en augmentant deviennent des causes inévitables de la perte de la vue, comme la taie, la cataracte, le glaucôme, la goutte sereine et souvent l'atrophie de l'œil, quand un accès aussi intense a été précédé d'un assez grand nombre d'autres.

Si le médecin est appelé au moment de l'afflux du sang et de la période d'excitation, il pratiquera aussitôt une saignée à la queue ou à la veine sous-cutanée du bras et du thorax; on peut aussi appliquer les sangsues, employer les cataplasmes émolliens et anodins, faire des lotions émollientes et anodines, jusqu'à ce que l'irritation insupportable soit disparue sensiblement; l'hypopion est alors formé, ou il se forme. On applique un séton ou deux cautères animés; les symptômes diminuent; on obtient la guérison par des lotions astringentes; on anime les exutoires; on purge avec l'aloès et le jalap. Dans le cas où le dépôt serait

trop volumineux pour en espérer une absorption complète, on ponctue la cornée à la partie inférieure avec
une lancette, en ayant soin de pratiquer l'incision obliquement et non transversalement au petit diamètre de
l'œil, afin de prévenir les accidens qui arrivent souvent
après l'opération de la cataracte par extraction. La
ponction faite, on abandonne l'œil; la contraction
des muscles, jointe au poids du liquide, détermine la
sortie de la matière accumulée. Cette opération produit constamment une nouvelle inflammation qui se
dissipe promptement par les émolliens, que l'on doit
employer pendant deux à trois jours au plus; on les
remplace ensuite par de l'eau fraîche, battue autant
que possible; on varie ensuite le traitement subséquent
suivant les complications ou les suites. Il ne faut jamais, et l'on ne saurait trop le recommander, abandonner l'œil à la nature que lorsqu'il est totalement
sain d'après toutes les apparences, ou qu'il est perdu
entièrement. Quand la maladie est négligée l'hypopion
est quelquefois remplacé par un empyème. Nous traiterons de cette maladie séparément, de même que de
l'hypopion et des autres complications.

Le 4 février 1819 un cultivateur m'amena un cheval de six ans, ayant déjà éprouvé quatre à cinq accès
aux deux yeux à des époques que je ne puis déterminer; le propriétaire avait cependant remarqué que
l'ophthalmie ne survenait que lorsqu'on faisait travailler trop fortement l'animal au trait, et attelé par la
tête. Deux ophthalmies intenses internes; paupières
extrêmement chaudes et gonflées; larmoiement très-
abondant et très-âcre; flux puriforme; cornées ob-
cures et rougeâtres; onglet volumineux : amputation
de la queue; évulsion de 5 décil. (½ litre) de sang
artériel et veineux; cataplasmes émolliens et anodins

avec mauves, de décoction de têtes de pavots; diète. Le lendemain point de mieux; rougeur et douleur aussi intenses : saignée à la veine souscutanée du bras, de 5 hectogrammes (1 livre); lotions d'eau tiède sur les yeux; chassie abondante. Le 8, mieux; deux hypopions sanguinolens : séton à la nuque; purgatif avec 4 onces de sulfate de magnésie dans deux pintes de décoction de pruneaux. Le 9, purgatif avec aloès et jalap; lotions d'eau de sureau. Le 12, beaucoup de mieux, surtout à l'œil droit; lotions avec collyre astringent composé de tutie, d'acétate de plomb liquide et d'une décoction de feuilles de plantain. Le 18, cornée de l'œil droit un peu obscure et veinée; iris pâle vers sa partie inférieure; fond de l'œil gauche vert foncé; iris éraillé; pupille dilatée; iris peu contractile; bulbe diminué de volume; paupières affaissées et ridées : usage de la pommade mercurielle avec hydrochlorate d'ammoniaque; purgatif énergique. Le 4 mars, œil droit clair; œil gauche presque sans espoir, sa couleur verte pâlissait, une tache blanche apparaissait au centre du cristallin. On ne supprima le séton et les lotions d'eau fraîche que quinze jours plus tard. La cataracte accroissait de plus en plus. J'ai vu l'animal en 1822, au mois de mai; il n'était que borgne, l'œil gauche avait recouvré la santé de manière qu'il aurait été difficile de pouvoir dire si cet organe avait été malade auparavant.

Au commencement de mars 1820 j'avais acheté une jument gris pommelé, boiteuse, je la mis dans un pâturage pour la faire remettre. On vint m'avertir le 10 que ma bête était aveugle depuis la veille; je me transportai aussitôt sur les lieux. En effet, la jument, qui avait six ans, offrait deux ophthalmies très-intenses avec trouble sanguinolent de l'humeur aqueuse : je retirai ma bête du pâturage où elle était restée plusieurs jours exposée au vent et à la pluie, malgré les précautions que j'avais recommandées, précautions qui consistaient à la rentrer s'il venait à faire mauvais temps, parce que je savais qu'auparavant elle avait éprouvé des accès de fluxion; et d'ailleurs j'aurais indiqué les mêmes soins sans cette circonstance. Paupières gonflées et fermées; larmoiement extrême : dix sangsues de chaque côté, autour des paupières; lotions d'eau de mauves et d'eau de sureau. Le 11 mars, paupières et conjonctives engorgées; commencement d'un hypopion blanc sanguinolent aux deux yeux, notamment à l'œil gauche : séton à la nuque; régime rafraîchissant. Le 12, gonflement extrême au séton; hypopion droit diminuant, le gauche augmentant : lotions d'eau de roses sur les deux yeux. Le 13, beaucoup de mieux à l'œil droit; œil gauche très-obscur; hypopion sanguinolent continuant constamment à augmenter : purgatif avec 48 grammes (1.once et ½) d'aloès et 8 grammes (2 gros) de jalap dans deux pintes d'eau tiède; collyre avec eau de roses et sulfate de zinc. Le 14 au matin, point de mieux à l'œil gauche; ponction de la cornée; sortie de l'humeur aqueuse avec la matière de l'hypopion rouge blanchâtre sale : bandage de toile fine recouvrant l'œil opéré; œil droit beaucoup mieux: lotions d'eau tiède sur l'œil gauche vers le soir. Le 15, mêmes soins. Le 16, lotions d'eau de roses jusqu'au 20; cicatrisation. Continuation d'un collyre de décoction de plantain et de feuilles de ronces jusqu'à la guérison, qui eut lieu le 28. Cette guérison n'était pas parfaite, il restait un léger trouble de la cornée, surtout vers la partie où la ponction avait été faite : purgatif; usage de la pommade ophthalmique. La bête fut vendue droite et comme ayant deux bons yeux, le gauche était cependant plus petit.

Il arrive fort souvent que les accès surviennent sans symptômes bien apparens ; alors il y a rougeur sans douleur bien marquée. Dans ce cas, on doit avoir recours dès le principe aux sétons, aux purgatifs et aux toniques appliqués immédiatement sur les yeux. Si ces moyens ne suffisent pas, et que les accès se renouvellent, on aura recours au calorique appliqué par rayonnement ou par contact médiat. Cette variété d'ophthalmie a toujours pour cause première une prédisposition constitutionnelle individuelle. Les animaux lymphatiques qui ont été élevés dans des lieux humides et bas y sont très-sujets. Il est impossible de détruire entièrement la cause dans les vieux chevaux ; ce n'est qu'en fortifiant les yeux que l'on prévient les retours rapprochés des fluxions, qui deviennent alors habituelles et périodiques. A l'égard des jeunes chevaux, il est plus facile de corriger ce vice de constitution, par un régime approprié et un service en rapport avec leur constitution et leur force.

Le 20 janvier 1820, je fus appelé pour donner des soins à une jument de quatre ans. Cette bête était sans énergie ; la moindre course devenait une cause intense d'affections catarrhales ; elle toussait fréquemment ; tout le système lymphatique était gorgé de liquide ; elle jeta fort long-temps par le nez ; on lui passa des sétons au moment où l'irritation pulmonaire était portée au plus haut degré ; tous les matins on lui administrait une demi-once de crocus dans du son ; on la faisait fumer sur du genièvre en combustion. Deux ophthalmies intenses se déclarèrent ; ce fut alors que l'on me demanda : la jument était dans un état déplorable : battement de flancs ; toux sèche et souvent répétée ; membrane interne du nez rouge et sèche ; paupières tuméfiées ; salières pleines. En examinant l'encolure, je m'aperçus qu'on avait déjà passé un séton du côté gauche. Par les soins hygiéniques et médicinaux, je fis disparaître l'affection de poitrine et celle des yeux à l'aide des sétons et des purgatifs après la période inflammatoire, mais ce ne fut que momentanément. Six mois après, en juillet 1820, l'ophthalmie reparut sans cause présumée, avec tous les symptômes inflammatoires, qui ne durèrent que deux jours; les yeux, d'abord fermés, s'ouvrirent; la douleur disparut; la cornée et l'humeur aqueuse s'éclaircirent par des lotions simples d'eau de rivière. En octobre 1820, trois mois après, la maladie reparut, et le propriétaire se contenta encore une fois de lotionner les yeux, qui devenaient malades alternativement quinze jours l'un après l'autre. Quatre mois écoulés, en février 1821, nouvel accès, mêmes soins. Je ne fus consulté pour la seconde fois qu'au mois de juillet 1821, époque à laquelle la bête éprouva un accès violent : deux ophthalmies intenses, avec hémorragie interne, se déclarèrent à la fois. L'amputation de la queue, les sangsues, les lotions et les cataplasmes émolliens, les collyres astringens, les purgatifs, les sétons, le régime firent disparaître en grande partie les symptômes; mais il restait encore une teinte verdâtre dans le fond de l'œil gauche et une nuance feuillemorte à la partie inférieure de l'œil droit; cependant l'animal voyait encore des deux yeux, et même assez pour que le propriétaire pût le vendre à un homme peu connaisseur, qui l'acheta de confiance. Deux mois après l'acquisition, le 4 novembre 1821, nouvel accès, sans cause connue. L'inflammation existait depuis deux jours quand le propriétaire me fit appeler : l'œil droit offrait déjà un hypopion; l'œil gauche était seulement un peu trouble, sans douleur notable : tonique, purgatif, séton à la nuque. Le 12 novembre, guérison apparente; mais les yeux étaient déjà sensiblement diminués de volume, surtout le droit, qui, à son tour, devint verdâtre dans son fond. Les deux yeux, de semblable nuance, auraient pu alors exciter une méprise pour une personne inhabile dans le choix des chevaux. On supprima le séton au mois de janvier; je le remplaçai par un cautère à la partie inférieure de la poitrine, qui n'empêcha pas l'intermittence d'exercer son empire. Le 1er mai 1822, nouvel accès à l'œil droit; hypopion le lendemain de l'invasion apparente, sans douleur sensible : collyre astringent; disparition du mal. Le 15, nouvel accès à l'autre œil; mêmes moyens. Le 19, guérison. Le 2 juin, nouvel accès aux deux yeux; paupières ouvertes; hypopions très-légers. Le 6, guérison apparente : application du feu sur les deux paupières; interruption de la périodicité. Le 6 août, nouvel accès à l'œil gauche; léger nuage que j'attribuai à une légère contusion que reçut l'œil la veille. Le 12 l'œil droit devint larmoyant, sans douleur ni chaleur marquées; l'opacité du glaucome augmentait insensiblement. Le 18 septembre, œil gauche incapable de voir; pupille dilatée; commencement de cataracte membraneuse vers la partie latérale externe du cristallin. On vendit la jument peu de temps après.

Le 16 août 1822, un propriétaire me présenta une jument de selle, alezan clair, de huit ans. Elle avait déjà éprouvé plusieurs accès de fluxion; l'œil droit était très-petit et dans un très-mauvais état; l'iris blanchâtre pâle, éraillé; la cornée obscure bleuâtre et peu tendue; hypopion jaunâtre : œil gauche obscur; cornée ardoisée; vue incertaine. Je conseillai au propriétaire de sacrifier l'œil droit pour conserver le gauche, en lui proposant cependant de tenter la guérison des deux auparavant; il consentit à tout. Séton à la nuque;

purgatif avec aloès; usage de la pommade ophthalmique deux fois le jour. Le 23, mieux sensible; l'iris avait
repris sa nuance naturelle, à quelque chose près. L'œil
gauche était beaucoup plus clair. Continuation de la
pommade. Le 9 septembre, les deux yeux étaient très-
clairs, mais inégaux. J'appliquai le feu par rayonnement sur les deux yeux. Le séton fut supprimé le 2
novembre, après l'administration d'un purgatif. Au 3
décembre, l'accès, qui se montrait ordinairement tous
les quinze jours, n'avait pas encore reparu.

Le 9 septembre 1822, un cultivateur m'amena une
jument gris sale éprouvant des accès de fluxion périodique tous les quinze jours, depuis quatre mois. L'œil
gauche était clair, mais petit; le droit était le siége
d'un accès sans beaucoup de douleur ni de rougeur.
Séton à la nuque; diurétique pendant huit jours; purgatif. Usage de la pommade ophthalmique. Le 15 septembre j'appliquai le feu sur les paupières par contact
médiat. La fluxion ne s'était pas encore renouvelée au
10 décembre.

Le 22 juillet 1821, un propriétaire cultivateur
m'appela chez lui pour donner des soins à une jeune
bête de quatre ans qui boitait. Elle était également atteinte de la fluxion intermittente à l'œil gauche depuis
deux mois. Elle pleurait tous les quinze jours à peu
près. Séton à la nuque; usage de la pommade ophthalmique jusqu'au 1er août. Application du feu par
rayonnement. Les accès ne se sont plus remontrés; à la
vérité, la jument, qui travaillait d'abord au collier, n'a
plus servi qu'à la selle.

Je pourrais citer un grand nombre d'observations
semblables. J'avouerai que je n'ai pas réussi dans toutes
mes tentatives, et plus particulièrement toutes les fois
qu'il y avait lésion organique. Je dirai plus tard quels

sont les moyens que l'on doit opposer à celles de ces dernières affections qui peuvent être curables. Il m'a échappé une multitude d'observations que j'aurais pu noter et ajouter ici, dont les sujets ont été guéris par les moyens que j'avais prescrits. Je ne pourrais présenter que les résultats, sans aucun détail exact.

Les exutoires naturels, comme les artificiels, deviennent quelquefois des moyens de guérison. On voit souvent des animaux affectés de fluxion intermittente guérir après plusieurs accès, lorsqu'ils éprouvent une maladie externe quelconque.

J'ai constaté, au mois de juin 1820, sur un animal qui avait déjà éprouvé plusieurs accès de fluxion intermittente, une guérison radicale à la suite d'un mal de garrot grave dont la cure complète exigea deux mois.

De même que l'on voit une fluxion avec récidive se développer après la suppression d'affections psoriques, on a également des exemples de guérison spontanée à la suite d'un écoulement abondant d'eaux aux jambes; il est prudent, dans ces deux cas, de laisser persister l'affection des jambes, qui est toujours moins grave que celle des yeux.

Il est extrêmement rare qu'un médecin vétérinaire soit consulté pour opposer des moyens aux premiers symptômes d'une fluxion intermittente; il ne voit le plus souvent que les accès qui ont été précédés par un plus ou moins grand nombre d'autres, ou même que les suites des désastres qu'ils ont produits. Je pourrais en rapporter un grand nombre d'exemples assez remarquables; je me bornerai à indiquer les symptômes que j'ai observés et les moyens que j'ai opposés aux lésions.

Après quatre ou cinq accès les paupières se flétrissent, la conjonctive se gonfle, se ride; la troisième paupière devient infiltrée et saillante, la caroncule se tuméfie. Je conseille, ce qui m'a quelquefois réussi, l'usage des excitans, l'eau froide avec l'eau-de-vie, la lumière réfractée par des verres, le calorique appliqué de diverses manières, ou médiatement ou immédiatement, ou par rayonnement, et les exutoires.

Le 10 août 1822 un propriétaire vint me consulter pour une ophthalmie périodique qui s'était déjà renouvelée plusieurs fois : lotions d'un collyre avec eau végéto-minérale et eau-de-vie, pendant quinze jours; séton; le feu par contact médiat. Point de récidive jusqu'au 10 novembre.

Quand un œil ou les deux yeux diminuent de volume par l'influence répétée des accès, on cherche encore à les exciter dans l'intervalle de temps qui sépare les accès des fluxions; et quand on ne réussit pas, que la maladie se renouvelle malgré tous les soins, et que les deux yeux sont menacés d'une perte inévitable, on en sacrifie un pour conserver l'autre. Ce moyen, qui paraît cruel, réussit dans un grand nombre de circonstances; la raison et l'observation l'indiquent d'ailleurs : n'est-il pas constant que lorsque de deux organes symétriques l'un n'existe plus, l'autre prend de l'énergie et profite des sucs nourriciers qui devaient servir à entretenir la vie de l'organe opposé? L'expérience prouve souvent la justesse de cette théorie; mais il faut, pour que ce moyen soit suivi du succès, que l'œil le moins malade ne soit pas le siége de lésion organique incurable par elle-même. Il est évident que si les deux yeux étaient affectés de glaucome, de taie, de goutte sereine complète par suite d'une compression des os ou des membranes méninges, la perte de l'un ne guérirait pas l'autre. Il faut, pour recourir à ce moyen extrême, n'avoir à redouter qu'une prédisposition, qu'un dérangement simple dans les fonctions, dont on ne peut attribuer l'irrégulière exécution qu'à la partie qui leur sert d'instrument, et qui n'est pas assez nourrie, assez vivante pour que son action ait lieu comme dans l'état de santé. Ainsi donc, si un animal était sujet à des accès intermittens ou périodiques rapprochés qui affectassent les deux yeux alternativement, que tous les moyens que la médecine possède eussent échoué, que l'œil destiné à être conservé soit seulement obscur, affaibli, que la pupille soit contractile, qu'en un mot l'animal s'en serve encore pour voir, on sacrifie le plus malade, celui qui est le plus petit, dont les altérations sont les plus profondes. Il n'est pas très-aisé de distinguer exactement cette nuance de vitalité; on peut commettre des fautes graves à cet égard, et sacrifier le bon pour conserver le mauvais. Il peut arriver, par exemple, qu'un animal, après plusieurs accès, soit affecté d'une goutte sereine, et qu'il ait l'œil extrêmement clair, tandis que l'autre sera obscur ou ardoisé; l'homme peu expérimenté ne balancera pas à détruire le moins clair. Les mouvemens de la pupille suffisent à un médecin pour lui indiquer la bonne route; celui que l'étude et l'observation n'ont point éclairé ne s'appuiera que sur des moyens incertains et hasardeux pour découvrir le mal. Je suppose donc qu'on ait acquis la certitude qu'un animal doit infailliblement perdre la vue; le plus sage parti à prendre, et qui a été indiqué par plusieurs auteurs et même par un grand nombre d'empiriques qui, au défaut du vrai talent, ont l'expérience pour eux, consiste à chercher un moyen de rendre l'animal complétement borgne. On y parvient de plusieurs manières, mais en général on crève l'œil avec un bistouri: pour moi, je préfère l'usage des caustiques légers, qui à la vérité font souffrir davantage l'animal, mais au moins qui ne lui laissent aucune difformité. On insuffle

à plusieurs fois répétées du sulfate d'alumine et de potasse calciné, ou l'on applique dessus l'œil de l'ammoniaque liquide ou une dissolution de potasse caustique;
il survient aussitôt une ophthalmie intense, qui se termine le plus souvent par la cécité, ou il en résulte une
paralysie du nerf optique, ou un glaucome, ou une cataracte, ou des nuages, des leucomas même, lorsque
l'usage des caustiques a été suivi de plaies larges et
profondes; la terminaison, du reste, dépend de l'irritation première. Il suffit même souvent de faire agir
de simples causes occasionnelles pour renouveler fréquemment les accès et évacuer la perte complète de la
vue, des corps inertes en poudre, de la brique pilée,
de la coquille d'huîtres, de limaçons, aussi pilée. L'efficacité de ces moyens, d'ailleurs, ne nous est-elle pas
démontrée tous les jours par l'ignorance des maréchaux,
qui, par l'usage de ces substances, rendent au moins
autant d'animaux borgnes ou aveugles qu'ils en guérissent? Pendant que l'on s'occupe à faire perdre un
œil à un animal, il faut fortifier l'autre par tous les
moyens que nous avons déjà indiqués.

Je montais en 1822 une jument bai-cerise de six ans,
que j'achetai à l'âge de quatre ans, ayant déjà éprouvé
beaucoup d'accès d'ophthalmie intermittente dont la
cause était certainement un travail prématuré et immodéré au trait. Cette bête, d'une qualité rare, ti-
rait au collier avec beaucoup de courage et d'activité;
son œil droit était larmoyant et obscur, et avait diminué un peu de volume; le gauche, beaucoup plus petit, était également larmoyant, la paupière supérieure
ridée; la cornée offrait deux taies, était très-épaisse et
inégale à la surface; l'iris très-peu contractile et de
couleur feuille-morte à la partie inférieure et interne;
et blanchâtre à la partie externe. N'ayant pas l'espoir

de pouvoir lui conserver les deux yeux, je provoquai à trois fois différentes une ophthalmie intense avec un mélange d'alun et d'hydrochlorate d'ammoniaque. Trois semaines après, l'iris était insensible ; le fond de l'œil était brun et réfléchissait une teinte fauve jaunâtre ; la cornée devint transparente, le larmoiement cessa pour toujours. Tous les matins je lavais l'œil droit avec de l'eau fraîche et un peu d'eau-de-vie. Je suis parvenu de cette manière à lui conserver un œil, qui est aussi sain qu'on peut le désirer. La bête est complétement borgne, mais sans beaucoup de difformité. Je m'en sers depuis deux ans et demi, sa vue n'a varié en aucune manière.

Le 1er septembre 1820 on me consulta pour une jument gris sale qui avait éprouvé un grand nombre d'accès. Son œil gauche offrait une cataracte incomplète qui n'empêchait cependant pas l'animal de distinguer les objets ; l'autre était très-obscur : inflammation chronique de la conjonctive ; cristallin et humeur vitrée d'un vert bouteille, pas très-foncé ; iris contractile ; vision très-confuse. Je conseillai d'insuffler de l'alun calciné plusieurs fois ; la bête devint complétement borgne ; son autre œil prit de l'énergie, il devint très-clairvoyant.

Je pourrais multiplier les observations de cette nature, qui m'ont été communiquées ou que j'ai faites moi-même. Toute tentative est infructueuse quand il y a lésion profonde des deux yeux ; cependant j'ai provoqué la perte d'un œil dans un cheval de six ans qui avait deux cataractes commençantes ; à l'aide des purgatifs, des sétons et des médicamens ophthalmiques accoutumés, et surtout de la pommade mercurielle, je suis parvenu à faire disparaître cette cause d'un mal qui, sans doute, aurait toujours augmenté. J'invite donc les vétérinaires à ne pas abandonner des maladies qui, le plus souvent, sont regardées comme incurables, et qui, cependant, offrent quelques lueurs d'espoir, quand l'œil n'est pas trop dépéri, et que le mal est survenu par un excès de travail ou par un accident.

Si le médecin est consulté pendant l'accès de l'œil qui, par son état, est destiné à être conservé, il doit user des mêmes moyens que lorsqu'il a à combattre un accès ordinaire de fluxion intermittente.

Le 29 mai 1822 un de mes abonnés m'envoya une jument gris veineux, de sept ans. J'appris qu'elle avait éprouvé quatre à cinq accès; l'œil gauche était larmoyant, chassieux, les paupières gonflées, la conjonctive rouge violacée, le bulbe gauche plus petit que le droit, la cornée injectée et obscure, l'iris éraillé dans sa partie supérieure; plusieurs lambeaux erraient dans les chambres aqueuses, le cristallin ou sa membrane était en partie opaque : l'autre œil était obscur, ardoisé. Séton à la nuque, insufflation d'un mélange de sulfate d'alumine et de potasse calciné et d'hydrochlorate d'ammoniaque dans l'œil gauche; lotions de décoction de plantain sur l'œil droit pendant quinze jours. Le 4 novembre l'œil gauche était beaucoup plus petit que le droit, et il était cataracté. Le droit est très-clair et a même augmenté de volume; ses paupières se sont déridées.

Le 10 juin 1821 un fermier m'amena un âne de sept ans qui avait déjà éprouvé plusieurs accès de fluxion aux deux yeux; le gauche, qui était le plus affecté, offrait une ophthalmie chronique; le volume du bulbe était diminué sensiblement; l'iris peu contractile grisâtre; le cristallin opaque, mais d'une nuance pâle et non d'un blanc mat; la cornée obscure veinée et inégale à sa surface; vue très-incertaine : œil droit, ophthalmie chronique intense, larmoiement, trouble de l'humeur aqueuse, hypopion : séton; purgatif avec aloès et jalap; lotions astringentes. Le fond de l'œil paraissait assez sain d'ailleurs, d'après quelques apparences : injections d'ammoniaque liquide dans l'œil pendant trois jours : ophthalmie intense. Le 15, œil gauche beaucoup mieux, hypopion presque disparu : œil droit, hypopion sanguinolent : aucun soin. Le 25, cécité complète du côté droit, œil gauche dans un très-bon état; vision assez nette. L'âne, que j'ai vu le 29 août 1822, a conservé un œil clairvoyant et une cataracte très-blanche et complète du côté droit. Je l'opérai peu de temps après.

Le 10 août 1822 je vis une jument de selle de sept ans, que l'année précédente on m'avait déjà fait visiter pour avoir mon avis sur l'état de ses yeux. Le gauche était très-dépéri, et offrait un glaucome commençant; le droit était ardoisé et diminué aussi de volume. Je conseillai de sacrifier le plus malade; on insuffla de la coquille de limaçon dans le gauche, et on lava constamment le droit avec de l'eau fraîche; il devint très-clairvoyant dans la suite. L'œil gauche se cataracta et je l'opérai peu après.

Le 19 août 1821 je vis un âne qui pleurait des deux yeux, notamment du gauche, qui était affecté d'une ophthalmie interne aiguë depuis trois jours. Le droit offrait un hypopion que le propriétaire avait vu se renouveler sept à huit fois sur le même œil, tandis que le gauche n'avait jamais été malade. Séton à la nuque, lotions de décoction d'eau de plantain et d'eau de sureau sur les deux yeux, car le gauche offrait déjà quelques petits flocons blanchâtres qui nageaient dans l'humeur aqueuse. Le 4 septembre il restait un glaucome visible à l'œil droit, et le gauche devint clair et s'est toujours maintenu dans cet état, ou du moins jusqu'au 22 août 1822, époque à laquelle je vis l'âne. L'œil droit était totalement perdu, une cataracte commençait à se former.

Les accès répétés d'ophthalmie intermittente détériorent l'œil d'une infinité de manières. Sans les décrire toutes, ce qui me serait difficile, parce qu'il s'en faut que je les aie toutes observées, j'exposerai ici succinctement les divers états des yeux qui ont été plusieurs fois le siége de cette maladie redoutable abandonnée à elle-même, incomplétement combattue, ou traitée par une méthode vicieuse.

Il n'est malheureusement que trop répandu dans les villes comme dans les campagnes, que la lunatique est incurable; les propriétaires, dans cette funeste persuasion, abandonnent leurs animaux après un plus ou moins grand nombre d'accès. Le plus souvent le terme ordinaire de la série de phénomènes répétés est la perte d'un œil et quelquefois des deux. Le volume de l'œil, dans cette crise, est toujours moindre que dans l'état naturel; les paupières sont ridées et lâches, quelquefois renversées; conjonctive infiltrée ou ridée. Les divers organes sont tous atteints en même temps, ou partiellement attaqués : tantôt la cornée est épaisse, inégale à sa surface, ou couverte de nuage, de taie; tantôt elle réfléchit une teinte ardoisée, ou offre une injection des vaisseaux sanguins variqueux qui se dirigent de la circonférence au centre; cette injection est beaucoup plus apparente à la partie inférieure qu'à la partie supérieure et sur les côtés. Les chambres contiennent une plus faible quantité de liquide par suite du défaut d'équilibre des sécrétions et des absorptions; quelquefois l'humeur aqueuse n'existe plus et se trouve remplacée par un liquide de couleur et de consistance

de la lie de vin rouge, qui sans doute est le résultat
d'une hémorragie passive, ou celui d'une sécrétion particulière. L'iris, devenu presque totalement insensible, est ou éraillé ou aminci vers ses bords près la
pupille, ou coloré de diverses manières; il est ou
feuille-morte, ou jaunâtre, ou parsemé de points
blancs, et jamais que sur quelques-unes de ses régions. Il n'est pas rare de voir quelques lambeaux de
cette membrane vasculaire errer dans la petite portion de l'humeur aqueuse qui est restée; la pupille est
alors irrégulière dans sa forme; d'autres fois elle devient presque ronde et très-large, ou elle reste contractée et à peine apparente : souvent les fongus en
obstruent complétement l'ouverture. La chambre postérieure subit les mêmes changemens que l'antérieure.
La membrane cristalline devient opaque, et ses vaisseaux apparens, de manière que le cristallin paraît
couvert d'une membrane injectée; d'autres fois elle est
osseuse et renferme même des concrétions d'une semblable nature. J'en ai vu plusieurs exemples remarquables.
Cette membrane se détruit même quelquefois. Le cristallin devient aussi opaque; il réfléchit des couleurs
variées; tantôt il est verdâtre, noirâtre, tantôt jaunâtre ou d'un blanc sale ou mat; il peut se déplacer et
tomber spontanément dans la chambre postérieure;
d'autres fois il est totalement absorbé et il ne reste plus
que la membrane qui lui servait d'enveloppe. L'humeur vitrée change de consistance; elle devient opaque ainsi que sa membrane, et prend ordinairement
une nuance vert de mer. Le bulbe, toujours plus petit, peut rester transparent et laisser apercevoir dans
son fond une teinte fauve jaunâtre, qui est celle qui a
remplacé la couleur bleue azurée du tapis de la choroïde. Enfin la rétine est souvent privée de la sensibi-

lité, et est même quelquefois détruite ; le nerf optique, dont elle n'est qu'un épanouissement, diminue de volume. M. Barthelemy, dans son cours, nous a observé qu'en le coupant on le voyait rouge en dedans : je n'ai pas eu l'occasion de constater ce fait. Chacune de ces altérations offre encore des variétés nombreuses que nous remarquerons quand nous traiterons de chacune de ces maladies en particulier.

La fluxion intermittente est très-commune chez les ânes, elle s'observe souvent aussi chez les mulets. Ces animaux exigent absolument les mêmes soins que les chevaux. Cette espèce d'ophthalmie résiste moins, en général, dans le mulet et l'âne que dans le cheval, ce qui tient probablement à la constitution plus robuste et moins frêle, comme celle de certaines races de chevaux : en outre, les mulets, élevés seulement jusqu'à l'âge de deux ans dans des pâturages humides, sont transférés ensuite dans des contrées de plaines ou dans des lieux montueux pour servir de bêtes de trait ou de somme ; ce dernier service les met à l'abri d'une infinité de causes prédisposantes. Ce fait est si bien connu qu'aussitôt qu'un propriétaire s'aperçoit qu'un mulet tend à devenir lunatique, il le vend pour servir de bête de somme, et que l'acquéreur n'attend pas même la déclaration de la maladie pour l'acheter.

Les bœufs et les moutons sont également sujets à cette infirmité ; les habitans n'y apportent aucun soin ; elle est surtout commune dans les animaux gras que l'on a nourris abondamment. Les suites les plus ordinaires qui peuvent en résulter sont : l'onglet, les nuages, les taies, la cataracte, maladie très-commune chez le mouton. Dans certains pays on se contente, pour tous remèdes, de souffler des corps excitans dans les yeux des animaux lunatiques : en Suisse on introduit de la suie dans les yeux des moutons; dans le bas Poitou on se sert de coquille de limaçon grossièrement pulvérisée. Je laisse à penser quel doit être le résultat le plus ordinaire de cette pratique dangereuse : la cécité. Il est rare de voir des bœufs devenir aveugles à la suite de la fluxion périodique. Quand ils ont quelque tendance à perdre la vue, on les sacrifie pour la boucherie, de même que les moutons.

Pour traiter un sujet aussi important avec tout l'intérêt dont il est susceptible, il faudrait une expérience que je suis loin d'avoir acquise. Je suis cependant parvenu à triompher d'un assez grand nombre de maladies d'yeux chez les animaux sujets à l'intermittence ou à la périodicité, et je ne saurais trop recommander la constance et l'exactitude dans les soins que j'ai prescrits, et que j'ai employés rarement sans succès.

3o *Maladies de la cornée lucide.*

Cet organe, qui, après les paupières, se trouve le plus exposé à l'influence des corps étrangers, devient le siége d'un grand nombre de maladies. Nous comprendrons dans cet article les affections de la lame de la conjonctive que l'on croyait recouvrir la cornée, et celles des lames de la vitre, en raison de l'étroite union et de la dépendance mutuelle qui lient ces parties entre elles.

A. La cornée, par l'effet d'une inflammation chronique, s'obscurcit; de transparente elle devient bleuâtre, ardoisée. On doit attribuer cette nuance au passage du sang dans les vaisseaux sanguins incolores dans l'état de santé, dont les principales ramifications, qui s'observent à la circonférence de la cornée, sont très-apparentes. J'ai déjà plusieurs fois fait mention de cet état et des moyens indispensables à leur opposer; je ne reviendrai pas sur ce sujet.

B. Après plusieurs accès de fluxion ou plusieurs ophthalmies, la cornée s'épaissit et devient inégale à sa surface, sans doute parce que les principaux vaisseaux, qui rampent dans l'épaisseur de la conjonctive, sont dilatés par les liquides que le défaut de contractilité y a laissés aborder sans résistance.

C. Par une raison semblable, les liquides blancs se déposent dans les cellules du tissu de cet organe et le rendent infiltré. Je me suis convaincu de l'infiltration de la cornée en fendant sa substance immédiatement après la mort de chevaux qui avaient éprouvé pendant leur vie un grand nombre d'accès de fluxion périodique, toujours privés des soins si nécessaires dans cet état.

Je ne fais qu'indiquer ces affections, il en a déjà été question dans plusieurs chapitres de cet ouvrage.

Ainsi donc, la cornée peut devenir obscure, elle peut augmenter d'épaisseur, être inégale, s'infiltrer; elle peut encore être blessée superficiellement ou traversée dans toute son épaisseur; elle est quelquefois le siége d'abcès, d'ulcères, de nuages, de taies, de leucomas, de staphylomes, de fongosités.

D. *Plaies de la cornée.*

Les plaies de la cornée varient infiniment de gravité quand elles ne sont que superficielles, comme cela arrive souvent à la suite de coups de fouet, de coups de cravache, de coups de dents, d'égratignures, ou par l'usage funeste de corps étrangers irritans ou caustiques, même comme moyen de guérison; il est généralement facile d'en triompher. Leur gravité dépend de leur position. Placées vis-à-vis la pupille, elles interceptent la lumière, non-seulement pendant qu'elles existent, mais encore après leur cicatrisation, qui est toujours accompagnée d'une tache : si l'ophthalmie qui en est une suite inévitable est forte, on calme l'irritation par des émolliens que l'on remplace ensuite par des toniques. Nous indiquerons plus tard les moyens de détruire la tache. Les complications devront être combattues par tous les moyens que nous avons déjà indiqués.

Les plaies pénétrantes ne sont pas non plus très-rares chez les animaux (je ne veux parler que des plaies accidentelles); elles sont ordinairement produites par des coups de dents, de fouets, de fourches, de cornes, ou par des épines qui frappent l'animal. La gravité dépend de l'intensité de la cause, des lésions qui en ont été la suite, et de la position. La perforation de la cornée est toujours suivie de la sortie de l'humeur aqueuse; quelquefois l'iris est dilacéré et entraîné par le liquide, il vient alors se présenter à l'ouverture de la plaie, il la dépasse quelquefois et fait hernie. Il est même arrivé que le cristallin et l'humeur vitrée sont sortis à la fois après des accidens graves. On se contente dans ces diverses circonstances de calmer l'inflammation inévitable par les moyens connus, mais il n'y a plus dans ce cas d'espoir de conserver l'œil. Nous parlerons bientôt de la hernie de l'iris. L'écoulement simple de l'humeur aqueuse est curable : on calme l'ophthalmie; on évite autant que possible toutes sortes de mouvemens brusques à l'œil, que l'on met à l'abri du contact de l'air et des corps étrangers, à l'aide de bandages appropriés. La cicatrice qui est toujours persistante peut devenir une cause de cécité quand elle se trouve intercepter les rayons directs qui doivent pénétrer la pupille. Les soins particuliers à apporter à la plaie consistent à tourmenter le moins possible l'organe malade lors des pansemens; cependant si après une morsure il existait des lambeaux meurtris, il conviendrait de les exciser avec des ciseaux courbes ou d'autres instrumens tranchans.

Ces blessures pénétrantes sont souvent suivies des accidens les plus graves, d'ophthalmies internes intenses, du gonflement énorme du bulbe, qui quelquefois est suivi de gangrène. Nous ne reviendrons pas sur les moyens déjà conseillés dans pareilles circonstances. On a l'exemple de mort à la suite d'un coup de fourche; à la vérité on eut l'imprudence de faire l'amputation complète de l'œil, qui fut bientôt suivie d'une affection cérébrale mortelle.

Le 29 octobre 1821 un cheval de trois ans reçut, on ne sait trop comment, un coup sur la cornée droite qui la traversa complétement (je pense que ce fut un coup de fourche de fer). L'humeur aqueuse s'écoula, l'iris vint se présenter à l'ouverture accidentelle, qu'il franchit même. Je vis l'animal dans cet état : l'œil était très-enflammé, les paupières fermées et la plaie saignante. L'iris formait une tumeur grosse comme une lentille. Je réduisis la hernie et j'appliquai un bandage avec des compresses de linge fin. Je conseillai les lotions émollientes. Le propriétaire, croyant l'œil de son animal perdu, négligea tous les soins. Deux mois après je revis le cheval : la plaie était cicatrisée, mais l'iris, qui de nouveau avait fait hernie, formait une tumeur extérieure de la grosseur de quatre têtes d'épingles réunies. J'excisai cette partie avec des ciseaux courbes, sans d'autres précautions. La vue n'était pas totalement perdue; le leucoma qui existait à la partie inférieure de la cornée permettait encore aux rayons d'arriver en assez grande quantité sur la rétine pour transmettre l'image des objets.

Le 2 août 1822 on m'amena une mule qui venait de recevoir dans l'œil un éclat de manche de fouet qui avait traversé la cornée de l'œil gauche dans sa partie externe inférieure. Je me contentai de nettoyer la plaie avec de l'eau tiède et d'appliquer des compresses de linge fin et un bandage approprié. On renouvelait l'appareil tous les matins, on le remplaçait par des linges blancs, après avoir fait des lotions d'eau de mauve. L'inflammation se dissipa et la cicatrisation se fit très-bien. L'animal ne perdit point l'œil, sur lequel il resta seulement un leucoma qui remplaça la blessure. J'ai cité ailleurs d'autres exemples de plaies à la cornée.

E. *Abcès de la cornée.*

Les abcès de la cornée surviennent à la suite de coups, après les ophthalmies intenses; ils se rencontrent encore sur les chiens affectés de la maladie, sur les moutons claveleux, etc.; quand ils sont superficiels on les ouvre avec une petite lancette bornée, ou mieux avec l'instrument que j'ai indiqué comme très-utile pour extraire les corps étrangers engagés sous la conjonctive. Lorsqu'ils sont déterminés par la présence d'une balle ou d'un gravier, on use du même moyen; on extrait le corps étranger, le pus s'écoule en même temps. J'ai cependant observé sur une bête de neuf à dix ans un abcès superficiel de la largeur d'une lentille, qui s'est dissipé par l'usage seul de la pommade ophthalmique. Il est, en général, préférable de les ouvrir quand, au lieu de diminuer, ils augmentent, afin de prévenir l'ulcération et même la perforation de la cornée. Le chien est sujet quelquefois à avoir un plus ou moins grand nombre de petits abcès sur une même cornée, de manière qu'il est impossible de les ouvrir tous; on cherche alors à déterminer l'absorption de la matière puriforme renfermée entre les lames de la cornée par des toniques, des sétons, des purgatifs. La pommade mercurielle, ou une autre, préparée avec de l'hydrochlorate d'ammoniaque, m'ont réussi sur deux chiens de chasse, chez lesquels plusieurs des abcès qui n'ont pas disparu ont été remplacés par des ulcères.

L'ouverture de l'abcès occasionne toujours une légère inflammation ; on l'abandonne à la nature, et le second ou le troisième jour on fait des lotions sur l'œil avec un peu d'eau dans laquelle on mêle un peu d'eau-de-vie. La cicatrisation des abcès est, comme celle des plaies simples, toujours suivie d'une tache blanche qui se dissipe facilement quand elle est superficielle.

L'abcès de la cornée est toujours précédé de l'inflammation de cette partie et notamment de celle des lames les plus superficielles, en supposant que la conjonctive n'existe pas. Il est toujours de fait que les abcès sont le plus ordinairement superficiels, et dans ce cas les taches qui leur succédent se dissipent très-facilement, sans doute parce que la circulation est plus active dans les lames externes que dans celles qui sont profondes.

A la suite des contusions, des coups de fouets, et notamment après l'introduction des balles, les parois externes deviennent quelquefois fongueuses. Dans ce cas, l'abcès ouvert est toújours suivi d'ulcération, parce que déjà il y a prédisposition à un vice de nutrition et même à la désorganisation. Pour ne pas trop multiplier les exemples je renverrai à ceux que j'ai cités.

Les bœufs sont très-sujets à ce genre de maladie à la suite de piqûres, de l'introduction de balles, et même après certains états météoriques qui font régner cette affection d'une manière enzootique chez ces animaux.

Aux abcès qui ne sont pas remplacés par des ulcères et par des leucomas succèdent souvent des taies profondes dont les dimensions sont en rapport avec celles des abcès. Cette circonstance ne se présente aux observateurs que lorsque les abcès sont profonds et qu'ils ne sont pas ouverts.

F. *Ulcères de la cornée.*

L'ulcère de la cornée comme celui des autres régions des corps est une solution de continuité qui cherche toujours à s'étendre.

Les ulcères sont ou superficiels ou profonds. Les premiers, qui reconnaissent plusieurs causes, comme les plaies légères sur des yeux déjà malades, de petits abcès de la conjonctive ouverts spontanément, ou quelques vices internes, quelques affections répercutées, disparaissent assez facilement par l'usage simple des collyres avec sulfate de zinc et acétate de plomb, quand toutefois ils ne sont pas compliqués d'affection générale ; dans ce dernier cas on a recours aux remèdes généraux. Les ulcères superficiels se présentent sous la forme de petites excoriations à bords irréguliers ; il semble qu'il n'y a que la lame de la conjonctive ou une portion seulement de détruite. Le pourtour est d'un rouge plus vif ; le liquide qui découle n'est pas aisé à bien décrire ; on observe seulement dans le fond de la cavité ulcérée, une matière d'un blanc sale et sanieuse, mais elle n'existe jamais qu'en petite quantité. Les ulcères sont quelquefois accompagnés d'ophthalmie légère ; on abandonne l'affection secondaire à la nature, pour diriger tous ses soins vers la maladie principale.

Les chiens sont les animaux sur lesquels on rencontre le plus souvent les ulcères superficiels ; ils accompagnent les flux puriformes des jeunes chiens. Ils ne

sont pas rares non plus chez les chiens dartreux, galeux. On réunit alors le traitement antipsorique à la
médication locale.

Les ulcères superficiels sont quelquefois épizootiques chez les bœufs, comme les aphthes qui les accompagnent souvent dans les jeunes bêtes qui habitent près
des lieux marécageux. Une ophthalmie intense enzootique se déclare d'abord, des abcès superficiels lui
succèdent, et enfin des ulcères se montrent. L'ophthalmie disparaît, l'ulcère persiste quelque temps, et
finit aussi par guérir spontanément après plusieurs
jours, mais toujours plus lentement que si on l'avait
traité avec des excitans, comme de l'eau vinaigrée, de
l'eau et de l'eau-de-vie, et même du vin.

L'usage imprudent des caustiques pour les maladies
des yeux et des collyres secs mal préparés, deviennent
souvent encore des causes d'ulcérations superficielles.
On en triomphe toujours, quand ils sont encore à l'é-
tat de simplicité, par des lotions d'eau fraîche et
d'eau-de-vie.

Les ulcères profonds sont beaucoup plus graves, il
arrive même qu'ils perforent complétement la cornée,
quand ils sont abandonnés à eux-mêmes ou quand ils
sont mal médicamentés. Les causes les plus ordinaires
de cette espèce d'ulcères, sont les plaies profondes
jointes à une disposition générale de l'individu qui
tend constamment vers la destruction, ou simplement
à une atonie marquée de l'œil blessé. Nous rangerons
encore parmi les causes de cette lésion optique grave,
les abcès profonds, la présence des corps étrangers, le
flux puriforme corrodant et ancien.

L'ulcère profond est facile à distinguer d'une plaie
simple; il se présente sous l'aspect d'une cavité infun-
dibuliforme à bords épais et rouges; le fond est toujours

rempli d'une matière sanieuse; le pourtour, comme
dans l'ulcère superficiel, est constamment blanchâtre
et offre une sorte de taie plus ou moins large, qui finit
ordinairement par disparaître. L'animal témoigne de
la douleur, il pleure, ferme les paupières; la cavité au
lieu de cesser s'accroît toujours, et finit par perforer
totalement la cornée; l'humeur aqueuse s'écoule; l'iris
souvent est entraîné et vient s'offrir à l'ouverture,
qu'il franchit même quelquefois; les bords de l'ulcère deviennent fongueux, quand l'abcès qui en a été
la première cause n'offrait pas d'abord ce premier genre
de maladie sur les parois externes, comme la chose
a souvent lieu lors de l'introduction de corps étrangers
dans la substance de la cornée. (J'en ai plusieurs exemples.)

L'art doit venir le plus promptement possible au
secours de la nature, afin de prévenir les ravages inévitables que produisent ces lésions destructives. L'u-
sage des collyres détersifs, qui a été long-temps recom-
mandé, est, selon moi, un moyen peu raisonné dans une
pareille circonstance. Ces médicamens ne font qu'aggraver le mal en augmentant l'inflammation qui entretient
et même étend l'ulcération. Les collyres agissent sur
toute la surface de la conjonctive avec une égale intensité, tandis que l'indication naturelle est de combattre
avec énergie seulement la partie ulcérée, et de modérer
l'inflammation générale quand elle est trop forte : d'ailleurs cette phlegmasie, qui n'est que consécutive, disparaît assez promptement quand la cause est détruite ;
on y parvient en attaquant l'ulcère seul par des caustiques, et l'on doit préférer à tout autre le nitrate
d'argent, auquel on donne la forme exacte de l'ulcère. L'application de cet agent trois à quatre fois
répétée suffit pour détruire la propension destructive

et favoriser une bonne cicatrisation. Il faut bien se garder de continuer l'emploi du même moyen, une fois que la plaie tend à une bonne cicatrisation ; on détruirait alors le bien que l'on a produit d'abord. Ce moyen m'a réussi sur des chiens de chasse galeux dont deux déjà avaient perdu chacun un œil par la même cause, et sur quatre chevaux sujets à la fluxion intermittente qui avaient reçu des coups sur l'œil le moins malade. Je commençai le traitement par déterminer la perte de l'organe le plus endommagé, et je guéris ensuite les ulcères profonds à l'aide de nitrate d'argent.

Le 7 novembre 1819 on m'amena une jument grise pleurant de l'œil droit, à la suite d'un coup de fouet donné depuis vingt-quatre ou vingt-cinq jours ; l'œil gauche avait un commencement de cataracte ; la bête était lunatique depuis deux ans. J'écartai les paupières et j'aperçus à la partie latérale externe un ulcère profond de la largeur d'une lentille à son ouverture, ayant les bords relevés et rouges. Je cautérisai le fond de l'ulcère après avoir fixé l'œil comme si j'eusse voulu opérer la cataracte. J'insufflai dans l'autre un mélange d'alun calciné et d'hydrochlorate d'ammoniaque. Le 11 le larmoiement et la douleur continuaient ; nouvelle cautérisation ; l'œil gauche était très-malade. Le 15, chute de l'escarre ; écoulement en dehors de l'humeur aqueuse, qui était sans doute retenue par une partie desséchée de la matière sanieuse de l'ulcère qui tomba avec l'escarre. Procidence de l'iris ; lotions d'eau de mauve ; hypopion à l'œil gauche ; séton à la nuque. Le 20, cautérisation de la tumeur herniaire ; œil gauche très-éclairci. Le 23, nouvelle cautérisation de l'iris. Le 30, cicatrisation presque complète ; leucoma. Je ne revis l'animal qu'au mois de janvier ; il voyait des deux yeux, mais d'une manière incomplète.

(329)

Le 15 juin 1821 je vis une jument gris sale, âgée de cinq ans, qui avait déjà éprouvé plusieurs accès de fluxion. OEil droit affecté de glaucome; œil gauche offrant à sa partie latérale inférieure et interne un ulcère survenu à la suite du séjour d'une portion de balle de seigle. Cautérisation; séton, parce que l'humeur aqueuse était très-trouble. Insufflation d'alun calciné. Le 25, nouvelle opération : ophthalmie intense du côté droit. Le 30, nouvelle cautérisation : œil droit éclairci en partie. Le 5 juillet, l'ulcère avait diminué de profondeur; l'œil droit était devenu clair; le glaucome apparent était d'une nuance beaucoup moins foncée : on continua à laver les deux yeux avec une décoction de feuilles de plantain. On supprima le séton au mois d'août, après avoir purgé l'animal. Il existait encore un leucoma peu large, et l'œil droit était beaucoup mieux. La jument fut vendue pour la remonte comme ayant les yeux sains.

Le 1er septembre j'employai avec succès les mêmes moyens sur une jument de voiture qui avait perdu un œil par une cataracte et qui conserva l'autre quoique ayant reçu un coup de fouet sur la partie inférieure de la cornée, auquel avait succédé un profond ulcère.

Le 10 janvier 1821 on me consulta pour un cheval hongre qui avait fait une chute contre une haie, douze jours auparavant. Il s'était introduit une portion d'épine dans la cornée gauche. L'œil droit était perdu, il y avait paralysie de la rétine. L'ulcère qui avait remplacé la plaie était déjà profond. Cautérisation; bandage. Le 15, mêmes soins; le 20, encore mêmes soins. Le 25, ulcère diminué de profondeur. Lotions d'eau fraîche et d'eau-de-vie; guérison.

Les dérivatifs sont souvent nécessaires pour détruire la propension des yeux malades à redevenir encore une fois disposés à la fluxion, ou pour prévenir la répercussion dans le cas d'affection psorique. On purge aussi quand les ulcères sont tenaces, ou lorsqu'ils font des progrès malgré tous les soins qu'on leur prodigue. Il est encore nécessaire de modérer l'inflammation quand elle existe avec trop d'intensité, comme cela arrive quelquefois chez les animaux énergiques et irritables. Je vais citer un exemple remarquable qui confirmera ce que j'avance.

Le 4 décembre on me consulta pour un chien galeux depuis quatre à cinq ans. Les deux yeux étaient chassieux, les bords des paupières ulcérés; la cornée lucide gauche offrait d'abord un abcès assez profond qui fut remplacé quatre ou cinq jours après mon examen par un ulcère. J'entrepris la cure de la gale de ce chien; je ne réussis pas à guérir l'affection générale, mais je triomphai de la maladie d'yeux. Après avoir plusieurs fois inutilement employé la pommade ophthalmique, j'appliquai un séton à la nuque; je continuai la pommade ophthalmique, et je cautérisai avec le nitrate d'argent fondu l'ulcère profond de la cornée. Douze jours après la première cautérisation, que je réitérai deux fois dans quatre jours, l'œil devint très-enflammé; on le lotionna avec de l'eau de mauve. L'animal guérit, à un leucoma près. On supprima le séton et l'on purgea le malade; la gale disparut par les bains chauds de dissolution de potasse; mais le chien retomba quelque temps après.

Quoique d'abord nous ayons reconnu que l'usage des collyres détersifs était un moyen peu méthodique dans le cas d'ulcère à la cornée, parce qu'il est préférable de n'irriter que la partie ulcérée seulement sans appliquer d'excitans sur la totalité de la cornée; ce mode d'application des médicamens optiques peut cependant être de quelque secours quand on n'a pas d'autres agens sous la main.

Les bœufs et les vaches sont très-sujets aux ulcères profonds, par suite du séjour des corps étrangers dans la cornée ou plutôt dans l'épaisseur de la conjonctive si elle existe. Je pourrais citer plusieurs exemples de guérison à l'aide de la pommade ophthalmique et des collyres avec de l'eau de plantain et du jus de feuilles de chélidoine. Ces médicamens m'ont été avantageux dans plusieurs circonstances sur des moutons et des. chiens, quand il n'était pas à ma disposition de me servir de nitrate d'argent ou d'autres caustiques.

G. *Nuages de la cornée.*

Le nuage de la cornée est une terminaison malheureuse et presque constante de l'ophthalmie chronique qui a été négligée, notamment chez les jeunes et les vieux chevaux d'une constitution faible. Il consiste dans l'opacité partielle de la lame externe de la cornée. Son siége, qui semblait bien déterminé, est la conjonctive. Scarpa a étudié sa formation chez l'homme avec une sagacité admirable; je pense, et cela me paraît indubitable, que le mécanisme de la formation est absolument le même chez les animaux. « Les vaisseaux vei-
» neux de la conjonctive, assez relâchée dans cet état
» d'ophthalmie, dit Scarpa (Ophthalmie chronique),
» cèdent chaque jour davantage au sang, dont le cours
» est ralenti dans leur intérieur; ils deviennent par
» degrés plus gorgés et plus relevés que dans l'état
» naturel; ils paraissent ensuite réguliers, noueux,
» d'abord dans leurs troncs, puis dans leurs rameaux
» vers l'union de la cornée avec la sclérotique, enfin
» dans leurs plus petites racines provenantes de la
» lame subtile de la conjonctive qui recouvre l'exté-

(332)

» rieur de la cornée. Il n'est pas facile de déterminer
» si une semblable dilatation a lieu ou non, même
» dans les plus petites ramifications artérielles corres-
» pondantes à ces mêmes racines veineuses. Ce qu'il
» y a de certain, c'est que le retour du sang par les
» veines de la conjonctive devenues variqueuses, est
» notamment retardé par la flaccidité de ces vaisseaux,
» par leurs nodosités et tortuosités, comme aussi par
» les plis de la conjonctive relâchée dans les différens
» mouvemens du globe de l'œil. » Dans un autre passage, le même auteur dit, en parlant de cet état du
système vasculaire de la conjonctive : « Là, et consé-
» quemment sur la surface de la cornée, commencent
» à paraître quelques lignes rougeâtres autour des-
» quelles se répand peu de temps après une humeur
» laiteuse ou albumineuse qui offusque et couvre d'un
» nuage, dans ce point, le brillant et la diaphanéité
» de la cornée. » (*Traité pratique des maladies des
yeux*, 2ᵉ édition, traduit de l'italien, d'Ant. Scarpa,
par J. B. F. Leveillé, pag. 266 et 268, tom. 1ᵉʳ.)
Quel est l'observateur un peu attentif qui n'a pas remarqué ces phénomènes apparens sur les animaux
affectés depuis long-temps d'ophthalmie, et le plus souvent chez ceux de qui une série d'accès intermittens
avait affaibli l'énergie du système vasculaire de la conjonctive? Selon la période du nuage, la teinte de la
superficie varie : d'abord elle est bleuâtre, et c'est lorsque la liqueur albumineuse n'est pas encore répandue;
plus tard elle devient d'un blanc sale; enfin elle passe
au blanc qui n'est jamais très-net, vu la transparence
toujours partielle du nuage qui laisse apercevoir con-
fusément à travers son épaisseur les parties qui sont
situées postérieurement.

Si les nuages ne sont pas aussi communs que l'état

variqueux des vaisseaux de la sclérotique, c'est que le
tissu de la conjonctive de la cornée étant infiniment
plus dense et les vaisseaux beaucoup plus déliés, ils
offrent une résistance marquée au séjour des liquides,
et ne se dilatent que très-difficilement et très-lentement,
et seulement par l'effet intense et continu de la cause
première. Il peut exister sur un même œil plusieurs
nuages séparés ; on voit alors autant de troncs veineux
variqueux sur la sclérotique, qui correspondent avec les
radicules veineuses, aussi variqueuses, de la conjonctive de la cornée. Quand on abandonne la maladie, ce
relâchement de la circonférence au centre, et le nuage
même quelquefois, occupe toute la surface de la cornée : le plus souvent il n'est que partiel, et il a une
forme arrondie ou oblongue, rarement irrégulière ; il
varie également d'opacité selon l'état antérieur de l'œil
malade, selon la durée de l'affection, et enfin d'après
la durée de la cause affaiblissante. Il est rare que les
animaux ne distinguent en aucune manière les objets,
quand même leurs yeux sont couverts de nuages ; mais
la vue est toujours incertaine et l'animal est peureux.

La gravité des nuages est en rapport direct avec la
durée du mal, la faiblesse de l'œil affecté et la position
de la lésion. Le plus ordinairement le nuage est curable, et souvent même il disparaît spontanément.

Puisqu'il est bien démontré que le nuage est un résultat constant de la flaccidité des vaisseaux veineux,
il n'est pas difficile de se fixer sur la méthode curative
la plus avantageuse ; elle consiste en effet à donner du
ton aux tissus relâchés, à employer les toniques et les
excitans, même à l'extérieur, et à nourrir l'animal malade avec des alimens fortifians. Les toniques astringens les plus avantageux sont les collyres d'eau de
roses, d'eau de plantain, de décoction de feuilles de

ronces avec sulfate de zinc ou acétate de plomb. Ces substances agissent en diminuant la capacité ordinaire des vaisseaux veineux, et en rendant à leur tissu le contingent de forces dont ils doivent être animés dans leur état naturel.

Le 14 septembre 1821 on me consulta pour une jument qui avait un léger nuage sur l'œil gauche; les vaisseaux qui correspondaient existaient vers l'angle interne de l'œil. Injection de collyre avec sulfate de zinc 4 grammes, et eau de roses 250 grammes, quatre fois le jour, pendant une semaine consécutive. Guérison complète au bout d'un mois.

Ces moyens sont-ils insuffisans, on a recours aux excitans qui déterminent une inflammation aiguë, afin que, l'absorption devenant plus énergique, la matière albumineuse répandue dans le tissu de la cornée rentre dans le cours de la circulation, et qu'elle n'oppose plus d'obstacles au passage des rayons lumineux. En outre, il est constant que dans les résultats de cet effet les vaisseaux veineux qui viennent d'éprouver une augmentation instantanée dans leurs propriétés vitales, reviennent à leur état naturel, et se trouvent plus tard disposés à résister à une nouvelle distension atonique. La pommade ophthalmique avec oxide de mercure, oxide de zinc gris, sulfure de mercure et cérat, produit des effets admirables; on aide ce moyen par le calorique, les frictions sèches, les collyres secs d'hydrochlorate d'ammoniaque pulvérisé, de sulfure d'alumine et de potasse calciné, d'oxide de zinc gris, improprement dénommé, les vapeurs d'ammoniaque, etc.

Le 17 mai 1822 un cultivateur me fit voir une mule qui, après plusieurs accès de fluxion périodique, avait perdu l'œil gauche; l'autre offrait deux nuages sur la cornée qui existaient depuis trois mois environ; ils étaient accompagnés d'une ophthalmie chronique. Onction à la face interne du bord des paupières avec la pommade ophthalmique mercurielle, matin et soir ; lotions d'eau fraîche dans la journée. On continua ces moyens trois semaines. Le 29 août, guérison presque complète. On termina le traitement par des injections.

Le 23 septembre 1821 on me consulta pour un âne qui avait deux nuages sur la cornée droite. Je conseillai la pommade ophthalmique; on l'employa pendant six jours; on la remplaça par de l'hydrochlorate d'ammoniaque mélangé avec de l'alun calciné, dont on fit usage pendant quatre jours. Il se développa une ophthalmie intense ; quatre jours plus tard la résolution de l'inflammation commençait à avoir lieu. On termina ce traitement par des injections d'un collyre avec eau de plantain et sousacétate de plomb : les nuages disparurent, mais après des soins qui durèrent deux mois au moins.

Quand l'œil est disposé à une fluxion prochaine, ou même quand il a déjà été le siége d'une ophthalmie qui a eu plusieurs récidives on ajoute au traitement ordinaire l'application des exutoires et l'usage des purgatifs.

Tous ces moyens deviennent quelquefois infructueux, le nuage persiste malgré l'usage des topiques les plus énergiques; les vaisseaux veineux sont alors tellement distendus et relâchés qu'ils ne sont pas susceptibles de réagir sur les liquides qu'ils contiennent; la matière albumineuse ne peut être absorbée à cause de l'inertie, du défaut d'énergie des tissus. Il reste encore un dernier moyen qui est maintenant fréquemment en usage dans la médecine; on ne l'emploie que lorsque le nuage est très-étendu et ancien : il consiste à pratiquer non-seulement une solution de continuité entre le faisceau variqueux de la sclérotique et les ra-

dicules veineuses nébuleuses de la cornée correspon-
dantes, mais encore à exciser en partie ce faisceau vasculaire de manière à ce que la plaie semi-circulaire ait
pour centre celui de la cornée. On évite par cette excision la soudure des vaisseaux correspondans entre
eux, qui, en s'embouchant exactement, donneraient de
nouveau lieu à la même affection. Pour opérer méthodiquement, on fixe l'animal comme pour l'opération
de la cataracte; un aide écarte les deux paupières et
fixe le corps clignotant avec un crochet (pl. VII,
fig. 47) : l'opérateur pince le faisceau variqueux sur la
sclérotique, tout près de sa réunion avec la cornée;
puis l'interposant entre les lames des petits ciseaux
courbes (pl. V, fig. 30), il l'excise d'un seul coup.
On répète l'opération autant de fois qu'il y a de faisceaux variqueux; en un mot, on excise toute la partie
variqueuse, quelque étendue qu'elle soit.

Les soins subséquens se bornent à faire des lotions
d'eau de mauve tiède, ou simplement d'eau tiède : on
voit aussitôt les liquides contenus dans les vaisseaux
variqueux s'écouler, de manière que dans très-peu de
temps le nuage disparaît en presque totalité. On applique après l'opération un bandage qui maintient les
paupières fermées; on fait séjourner l'animal à l'écurie; on le met à la diète afin de prévenir l'inflammation
quand l'opération est grave. On renouvelle les lotions
d'eau tiède trois à quatre fois le jour; la plaie se ferme
insensiblement, et lorsque l'inflammation est dissipée
on remplace l'eau tiède par de l'eau froide, dont on ne
cesse l'emploi que lorsque la guérison est complète.
On a cependant quelquefois besoin d'avoir recours aux
collyres toniques et excitans, pour achever d'éclaircir
la cornée, qui offre encore des vaisseaux flasques et
proéminens.

Le cheval, le mulet, l'âne, le bœuf, le mouton , le chien, sont tous très-exposés à cette maladie; l'expérience m'en a fourni une infinité de preuves.

Le 19 janvier 1819, je vis une jument de 5 ans, d'une constitution molle, qui avait éprouvé au mois d'octobre 1818 une ophthalmie violente à la suite de la présence d'une balle de froment introduite dans l'angle interne de l'œil gauche, entre la troisième paupière et la sclérotique; la cornée était presque totalement couverte d'un nuage qui comprenait presque tout le segment interne de cette vitre, et dont la partie externe était arrondie irrégulièrement. Injection de collyre astringent pendant quinze jours; ophthalmie chronique moins apparente. Le premier mars, le nuage avait conservé sa largeur et son opacité. Usage de l'hydrochlorate d'ammoniaque en poudre, une fois le jour, pendant une semaine. Point de mieux. Le 12, injection très-marquée de la conjonctive; larmoiement; trouble de l'humeur aqueuse. Séton à la nuque. Le 20 mars, disparition partielle de l'ophthalmie. Excision des deux faisceaux variqueux ; lotions d'eau tiède ; hémorragie ; bandage approprié. Le 22, le nuage avait presque entièrement disparu; plaie rougeâtre. Le 23, lotions d'eau tiède. Le 24, inflammation de la conjonctive ; lotions avec eau de mauve trois fois le jour. Le 25, mieux ; plaie offrant dans son fond une matière purulente. Le 26, plaie rétrécie; œil peu sensible : lotions d'eau fraîche trois fois le jour. Le 4 mai il existait encore un léger trouble dans l'emplacement du nuage. Injections de collyre avec eau de roses et acétate de plomb. Guérison. Suppression du séton.

Le 26 septembre 1821, un cultivateur m'amena un âne qui portait sur l'œil gauche deux nuages d'une nuance assez mate; l'un couvrait une partie de la pupille et correspondait à l'autre. Cette dernière existait à la partie interne de la cornée par une bande blanchâtre irrégulière. On observait un gros groupe de vaisseaux veineux variqueux, dans lequel on distinguait cependant trois troncs qui se dirigeaient de l'origine de la cornée vers le fond de l'angle interne. Apres un mois de traitement avec les toniques et les excitans, n'ayant obtenu aucun résultat avantageux, je me décidai à faire l'excision des troncs, qui, réunis, avaient au moins trois lignes de largeur. Je gardai l'animal chez moi pendant huit jours. Je donnai les mêmes soins qu'au sujet précédent; je me dispensai de le purger. Il guérit radicalement après plusieurs semaines de lotions de collyre résolutif avec eau végéto-minérale, eau de plantain et alcool.

Au mois de mai 1819 j'eus occasion de voir un bœuf qui portait depuis quatre mois un nuage, de la largeur d'une pièce de vingt-cinq centimes, à la partie externe de la cornée droite; j'excisai sur-le-champ deux faisceaux apparens et très-variqueux; l'animal travailla dès le lendemain, il guérit radicalement. On aurait mieux fait de laisser reposer le malade; il n'ouvrit l'œil enflammé que deux à trois jours après l'opération. On pourrait citer, mais assez inutilement, de semblables observations faites sur des moutons, des chiens, des chats, etc.

H. *Taies ou albugo.*

La taie est une affection de la cornée beaucoup plus grave que la précédente; elle intéresse la substance même de la vitre, et est très-facile à distinguer du nuage, non-seulement par sa nuance qui est beaucoup plus opaque, mais encore par l'examen de l'œil sur le côté, qui fait connaître si la tache, toujours visible

(339)

quand on regarde l'œil en face, existe dans l'épaisseur
de la cornée, ou si elle se borne à la conjonctive. L'albugo diffère encore du nuage par ses causes et sa nature, il est toujours la suite funeste d'une ophthalmie
aiguë intense négligée ou mal combattue; elle est souvent une terminaison des abcès, des contusions. Elle
se forme d'une matière blanche concrescible liquide,
qui est sécrétée par l'extrémité béante des vaisseaux
artériels superficiels ou profonds; de là la différence
qui existe entre le siége variable de la taie, qui tantôt
peut être confondue avec le nuage à cause de sa situation superficielle, et tantôt au contraire peut être prise
pour un abcès profond : cependant un œil exercé saisira toujours sans peine cette différence. La taie offre
assez constamment sur ses bords des irrégularités, à la
vérité souvent assez peu apparentes quand elle est
profonde, tandis que l'abcès se termine régulièrement
et se trouve toujours ou ovalaire ou arrondi. Les taies
varient extrêmement de forme, de dimension, de position et de nuance : blanches bleuâtres dans l'origine,
elles finissent par devenir d'un blanc argenté. Elles
sont beaucoup plus rebelles que les nuages, notamment
chez les vieux animaux. L'énergie de l'absorption peut
seule en triompher, ce qui arrive heureusement assez
souvent quand elles sont récentes; mais il est assez
commun qu'elles ne cèdent à aucun des moyens connus, lorsqu'elles sont anciennes et très-opaques. On
parvient quelquefois à en diminuer l'étendue avec des
soins assidus et par des moyens énergiques. Les taies
deviennent souvent la cause de la cécité, ce qui a lieu
toutes les fois qu'elles sont assez étendues et qu'elles
occupent la partie de la cornée qui correspond en ligne
directe avec la pupille.

D'après la théorie de la formation de cet obstacle

22.

au passage de la lumière, il est facile d'établir une méthode curative. Tous les médicamens susceptibles d'exciter le système absorbant doivent être opposés à ce dépôt de matière étrangère et inerte que l'on doit tâcher de faire rentrer dans la circulation, quand toutefois l'ophthalmie est devenue chronique, et que l'on n'a pas à craindre une inflammation très-intense ; car il peut arriver que l'albugo se déclare pendant la période inflammatoire : on le combat alors comme si on avait à triompher d'une ophthalmie aiguë.

Les jeunes sujets, chez lesquels la force d'absorption est beaucoup plus énergique et les tissus moins denses, sont plus facilement débarrassés de cette incommodité ; elle cède le plus souvent à la nature, à laquelle on l'abandonne. Chez ces jeunes êtres, et même chez les individus déjà avancés en âge, mais d'une constitution robuste qui les défend des lésions organiques, les exutoires et les purgatifs triomphent fréquemment de cette affection, quand elle ne se dissipe pas promptement d'elle-même. Le tissu de la cornée est-il lâche, atonique et très-épais, on excite d'abord la partie pour obtenir une réaction, à l'aide de la pommade ophthalmique, des collyres secs d'hydrochlorate d'ammoniaque, d'alun calciné, d'oxide de zinc, de sucre, etc., qui agissent beaucoup plus efficacement quand ils sont aidés par les dérivatifs, quoiqu'ils suffisent seuls dans un grand nombre de cas pour déterminer l'absorption de la matière déposée. Les empiriques guérissent tous les jours des taies avec de la poudre de coquilles de limaçons, de coquilles d'huîtres, de la pierre divine, de l'alun, du sel ammoniac ; mais ces moyens, le plus ordinairement mal administrés, sont suivis d'accidens souvent très-funestes.

Il arrive malheureusement quelquefois que l'inten-

sité de l'ophthalmie aiguë désorganise le tissu de la
cornée et détermine le dépôt de la matière lymphatique; alors il y a impossibilité d'obtenir une cure complète, et par suite formation d'une sorte de cicatrice
qui fait rentrer la maladie dans la série des leucomas.
La taie peut, quoiqu'il n'y ait pas désorganisation,
devenir incurable chez les vieux sujets, où il n'est plus
possible d'exciter la cornée assez fortement pour déterminer l'absorption de la matière épanchée. Toutes
ces considérations prouvent que le traitement doit être
en rapport avec l'intensité du mal, et que la longueur
du traitement ne doit pas faire désespérer de la guérison.

Je me suis proposé dans ce travail de rapporter uniquement les bons procédés et d'abandonner à l'empirisme
ou à l'ignorance les méthodes populaires et vicieuses,
telles que celles qui consistent à râcler ou à perforer la
cornée dans l'intention d'enlever les taies ou les leucomas.

Les taies ne sont particulières à aucune espèce d'animaux domestiques; elles les affectent tous indistinctement.

Le 15 février 1820 on me présenta une jument de
cinq ans pour lui ôter une taie qui occupait la partie
centrale de la cornée droite. Son siége bien déterminé
était dans les lames mitoyennes de la vitre; elle
existait depuis un mois, à la suite d'un coup qui
avait été suivi d'une ophthalmie. Usage de la pommade ophthalmique; trois fois le jour on onctuait le
bord interne des paupières. Après huit jours de soins
on suspendit le traitement. Le 4 mars j'eus occasion
de revoir la bête; la tache avait beaucoup diminué
d'étendue. Je conseillai d'introduire tous les matins
avec les barbes d'une plume le volume d'un grain de
froment d'hydrochlorate d'ammoniaque, pendant quinze
jours. La taie disparut totalement.

Le 1" août 1822, en passant dans un village un cultivateur me fit voir une mule de neuf à dix ans, borgne de l'œil droit, qui était cataracté. Elle avait reçu un éclat de manche de fouet sur l'œil gauche. Quelques jours après l'œil devint opaque; ce fut après l'application de coquilles de limaçons grossièrement pulvérisées, que le propriétaire insuffla dans l'œil du malade, bien persuadé qu'il le guérirait par ce moyen: il survint aussi une ophthalmie extrêmement intense. Au moment où je vis la bête il existait une taie profonde, couvrant presque totalement l'œil; la cornée était ulcérée dans une infinité de points; la circonférence était extrêmement rouge, surtout à la partie inférieure; il y avait larmoiement et impression insupportable de la lumière. Lotions émollientes d'eau de mauves avec un peu d'eau de sureau. Le 6 je revis la bête : les symptômes inflammatoires étaient dissipés; une inflammation chronique et la taie seules existaient. Séton; lotions avec un collyre astringent d'eau de plantain et de décoction de feuilles de ronces. Le 20 on commença à faire usage de la pommade ophthalmique, que l'on continua jusqu'au 30. La taie devint beaucoup moins large. Le propriétaire ennuyé suspendit le traitement, étant satisfait d'être parvenu à mettre son animal en état de se conduire lui-même.

Au mois de février 1819, je triomphai d'une taie de la largeur d'une pièce de dix sols, qui était survenue sur l'œil d'un bœuf de cinq ans, à l'aide de la pommade ophthalmique préparée avec oxide de mercure 15 décigram. (30 grains), sulfure de mercure 2 décigrammes (4 grains), oxide de zinc 15 décigrammes (30 grains), axonge 32 grammes (1 once). La taie était survenue à la suite d'une ophthalmie aiguë produite par une piqûre d'épine. Cette piqûre avait eu lieu un mois environ avant le traitement.

Le 16 septembre 1820 je fus appelé chez un propriétaire pour traiter un chien qui était affecté d'une ophthalmie chronique intense; la cornée de l'œil malade était presque totalement opaque. Séton au cou; usage de la pommade ophthalmique matin et soir, pendant quinze jours. Le 4 octobre, mieux sensible; ophthalmie affaiblie; la cornée, qui d'abord était obscure, même dans les parties où la taie n'existait pas, devint nette. Je remplaçai la pommade par de l'hydrochlorate d'ammoniaque, que l'on introduisait deux fois le jour. Le 12, mieux; purgatif avec aloés 2 gros, jalap 1 gros : mieux. Le 26 il existait encore la largeur d'une lentille de la taie. Usage de l'alun calciné mélangé avec du nitrate de potasse, employé en faible quantité une fois le jour. Larmoiement intense lors des premières applications. Le 4 novembre, guérison; suppression du séton; purgatif. Je tiens de plusieurs cultivateurs et de chasseurs de bonne foi, que dans un grand nombre de circonstances ils ont détruit des taies avec le sucre pulvérisé et insufflé dans l'œil. J'ai été témoin plusieurs fois de l'efficacité de ce moyen bien simple, comme je l'ai vu souvent aussi insuffisant quand la maladie était ancienne, ou qu'après une première tentative du remède l'insouciance du propriétaire avait fait abandonner le malade.

I. *Leucoma.*

Le leucoma est toujours précédé d'une désorganisation du tissu de la cornée, et la suite constante des ulcères et des blessures de tout genre. Il consiste dans un nouveau tissu (une cicatrice) formé par le tissu cel-

lulaire; rougeâtre d'abord, il devient opaque et blanchâtre. La tache, toujours en rapport avec l'étendue
et la profondeur de la blessure, est incurable par sa
nature; on ne peut qu'en diminuer l'étendue en activant le système absorbant : d'ailleurs cette affection
abandonnée à elle-même diminue constamment d'étendue, jusqu'à ce que les parties les plus éloignées qui
sont encore pourvues d'un peu de sensibilité se soient
débarrassées des matières étrangères à leur état de santé.
Le leucoma diffère en cela de la taie, qui tend toujours
à s'étendre quand elle affecte des yeux faibles et que
l'on n'emploie contre elle aucun moyen curatif; il est
même prudent de ne pas chercher à combattre le leucoma dans la plupart des cas, et notamment quand il
n'occupe pas le centre de la cornée; on évite souvent
un plus grand mal, qui peut résulter de l'usage d'excitans énergiques, et qu'aggrave encore l'impatience
mal entendue d'avancer une guérison absolument impossible.

Les affections de cette nature ne sont pas rares chez
les diverses espèces d'animaux domestiques. Cette maladie est trop fréquente et trop connue pour que j'en
cite ici de nombreux exemples.

Le 15 juin je fus appelé pour donner des soins à
une jument affectée d'une angine pharyngée. J'observai
sur l'œil droit de cette bête un leucoma extrêmement
large et assez extraordinaire par sa forme : il offrait un
point central extrêmement blanc, entouré de six rayons
placés régulièrement. Cet animal avait reçu un coup
de manche de fouet. Il voyait encore, mais d'une manière très-incertaine.

Je vis, le 22 février 1821, une jument qui avait été
mordue par un cheval à la cornée gauche; il s'ensui-
vit une plaie très-large et plus tard un leucoma qui of-

frait dans sa partie externe une lame transparente, à l'aide de laquelle l'animal distinguait encore les objets.

Le 19 juillet je fus consulté pour une vache météorisée. Cette bête offrait sur le centre de sa cornée un leucoma très-étendu et très-irrégulier, survenu à la suite d'un coup de pied de cheval.

L. *Fongus de la cornée.*

Cette maladie, qui devient souvent la cause de la cécité chez les animaux par sa présence seule qui intercepte les rayons lumineux, est quelquefois suivie et plus souvent précédée d'ulcères profonds. La cause la plus ordinaire des fongus est l'introduction des corps étrangers dans le tissu de la conjonctive qui, par leur présence, déterminent une suppuration. Le pus, renfermé dans une enveloppe superficielle, finit par se frayer un passage assez grand pour l'évacuation totale de la matière liquide, mais trop étroite pour la sortie du corps étranger, qui le plus souvent est une balle ; les bords de l'ouverture se boursouflent ; le tissu de la conjonctive irrité pousse des bourgeons charnus, mous, qui en augmentant couvrent une plus ou moins grande partie de la cornée. Ces végétations croissent avec d'autant plus d'énergie que le tissu de la conjonctive est plus lâche et plus susceptible de permettre aux vaisseaux qui le forment de se gonfler. Ces rapides ravages annoncent assez combien il est urgent de les éviter. On enlève avec des pinces à bouches très-aiguës le corps étranger, qui par sa présence déterminerait bientôt un ulcère des lames de la cornée que remplacerait un leucoma ; on excise ensuite les fongosités le plus près possible de leur origine, et, si l'animal n'a aucune prédisposition maladive, l'affection ne tarde pas à disparaître entièrement, en raison de la vie qui anime la membrane muqueuse. Les moyens auxiliaires se bornent à faire des lotions d'eau tiède les premiers jours, et des lotions d'eau fraîche pour terminer la résolution de la tache plus ou moins large qui existe toujours.

La maladie ne se termine pas toujours d'une manière aussi avantageuse lorsque la négligence a laissé séjourner les corps étrangers très-long-temps, et qu'une ophthalmie chronique intense complique l'affection; l'ulcère creuse constamment; le tissu de la cornée se détruit et se trouve même quelquefois perforé en entier; des accidens graves en sont alors la suite, tels que la sortie de l'humeur aqueuse, la procidence de l'iris, etc. Il est rare que dans une pareille complication un leucoma ne termine pas cette série d'accidens.

La simple section de la fongosité ne suffit pas toujours pour triompher du mal quand il existe un ulcère; on a encore recours au nitrate d'argent, et pour arrêter les ravages de l'ulcère, et pour détruire la disposition de la membrane à devenir fongueuse.

Le 2 juillet 1822 on m'amena un mulet qui avait reçu sur le segment interne et inférieur de la cornée gauche un éclat de branche d'orme. Son œil était fermé; j'écartai les paupières, et j'aperçus un ulcère long de trois lignes qui paraissait être dû au séjour prolongé d'un corps étranger. La partie de l'ulcère la plus proche du centre de la cornée portait sur ses bords une fongosité allongée et conique. J'excisai avec des ciseaux courbes la portion restante de la lame membraneuse qui recouvrait le corps étranger; j'ordonnai de faire des lotions d'eau de mauves tiède trois fois le jour, puis avec de l'eau de plantain; de maintenir l'animal à l'écurie, et d'appliquer un bandage oblique. L'animal guérit.

Le 12 août 1822, la vache dont j'ai parlé plus haut éprouva un nouvel accident à l'œil qu'elle avait dejà malade : un gravier assez gros se fixa sur le bord externe du leucoma; il fut recouvert en peu de temps par une nouvelle membrane; il se forma un abcès volumineux qui s'ouvrit spontanément. Le corps étranger tomba, mais la plaie ne se cicatrisa pas; elle fut remplacée par un ulcère dont les bords devinrent fongueux, surtout du côté externe; l'animal paraissait souffrir horriblement. Comme à l'ordinaire, je pratiquai l'excision des chairs exubérantes, et je lotionnai l'ulcère avec du collyre astringent et détersif d'eau céleste, qui m'avait quelquefois réussi pour détruire de petits ulcères. Huit jours après, aucun mieux; cornée perforée; fongosités accrues. Cautérisation avec la pierre-infernale; je recommençai trois fois la même opération. L'animal guérit. Pendant le traitement, l'iris se présenta plusieurs fois à l'ouverture, mais ne la franchit jamais, à cause du peu de largeur qu'offrait le passage.

Le 5 octobre 1819 je fus appelé pour donner des soins à une vache borgne. Elle pleurait depuis dix à douze jours de l'œil gauche. Après l'avoir fixée, j'écartai les paupières, et j'aperçus au centre de la cornée une fongosité de la grosseur d'une semence de gesse odorante allongée; à la base existait une ouverture qui laissait écouler une humeur blanchâtre sale, et à sa partie externe une poche membraneuse allongée qui contenait les débris d'une balle d'avoine et du pus. Le reste de la cornée était obscur et injecté de même que toute la conjonctive. Je fendis légèrement la poche; j'enlevai la balle; j'excisai en dernier la fongosité : lotions d'eau tiède; séjour à l'écurie; bandage approprié. Le 26 octobre il existait encore une légère tache rouge blanchâtre; inflammation chronique de la conjonctive : lotions d'eau fraîche. Guérison complète, à un leucoma près.

M. *Staphylôme de la cornée.*

On appelle ainsi une tumeur arrondie ou conique qui apparaît à la surface de la cornée, et qui a reçu ce nom à cause de sa forme, qui a quelque analogie avec un grain de raisin. Beaucoup d'auteurs ne sont pas encore bien d'accord sur la nature de cette affection; quelques-uns nomment indistinctement staphylôme la procidence de l'iris, l'épaississement de la cornée sans foyer purulent, et enfin le gonflement progressif et lent de la vitre, dont la terminaison est un dépôt d'une matière variable en couleur. Je ne conserverai la dénomination de staphylôme qu'aux deux dernières variétés; je consacrerai à l'autre un article particulier. Je ne saurais dans ce moment offrir des notions trèsétendues sur cette maladie, dont je ne connais que trois exemples; deux avec abcès de la tumeur, et un avec gonflement extrême de la cornée.

a. La cornée lâche et très-molle des jeunes animaux paraît faciliter la formation du staphylôme, qui survient après les affections générales tendant à affaiblir l'économie en général. Les chiens, dans la maladie qui les attaque dans le jeune âge, offrent toutes les conditions nécessaires au développement de cet accident, qui paraît consister dans un épaississement qui se manifeste par une saillie conique vers le centre de la vitre. Cette saillie provient sans doute de ce que la cornée ne reçoit aucune résistance à son accroissement vers l'extérieur, tandis que les parties internes offrent constamment un obstacle. La cornée perd sa transparence, ce qui d'ailleurs est une suite nécessaire de son état atonique, état qui permet aux vaisseaux de se distendre et de devenir noueux. Je pense que le traitement auquel nous avons recours pour nous - mêmes réussirait également pour les animaux; il consiste à exciser la sommité de la tumeur et à procurer ainsi l'évacuation des diverses parties de l'œil, qui finit par s'atrophier. On évite par cette opération les douleurs atroces que souffrent les animaux.

On m'amena un chien de neuf mois pour lui passer un séton au cou, parce qu'il était chassieux, qu'il éprouvait un dégoût absolu, et qu'il toussait fréquemment depuis sept à huit jours. L'œil gauche était beaucoup plus gros que l'autre, la cornée plus saillante. Je jugeai en effet qu'un exutoire pourrait lui procurer quelque soulagement. J'ordonnai en outre un éméticocatarrhique, un grain de tartrate de potasse et d'antimoine et 32 grammes de sirop de nerprun. Je ne revis l'animal que six semaines après; la cornée de l'œil gauche était très-proéminente vers son centre. Le propriétaire me dit que son chien cherchait toujours à se gratter. Les autres symptômes avaient presque totalement disparu, à cela près d'un léger flux puriforme aux deux yeux. L'animal était déjà borgne; le sommet du staphylôme était rougeâtre, ce que l'on doit attribuer à ce que la membrane muqueuse de la cornée était très-épaisse et très-engorgée. Je n'ai pas eu occasion de revoir le malade; je sais seulement qu'il a perdu l'œil après plusieurs mois de souffrance, et que cet œil devint en suppuration par suite du frottement continuel qu'y exerçait le chien.

b. La seconde variété de staphylôme, qui paraît plus commune chez les animaux, n'occupe qu'une faible partie de la cornée; elle existe presque toujours vers le

centre. L'affection paraît d'abord avoir son siége dans la conjónctive seulement, qui devient rouge, s'épaissit insensiblement; la cornée, qui paraît encore intacte, commence à devenir opaque dans la partie qui correspond à la tumeur existante; plus tard la nuance de l'exubérance change; de rouge, elle devient violacée et même noirâtre; elle s'abcède; l'abcès est remplacé par un ulcère qui, s'il n'est pas combattu, a bientôt détruit toute l'épaisseur de la cornée, qui déjà, à cause de son état de flaccidité antérieure, est disposée à se désorganiser; l'humeur aqueuse s'écoule, et l'iris vient s'offrir à l'ouverture ulcérée. Je lis dans un manuscrit provenant de notes prises au cours de pathologie externe de M. Barthélemy aîné :« Les causes du staphylôme
» sont inconnues; on a seulement remarqué qu'il était
» assez fréquent chez les chiens, surtout dans ceux
» qui avaient la maladie. L'on peut d'ailleurs regarder
» le staphylôme comme très-grave et presque incura-
» ble, à moins qu'il ne soit pris dans son principe,
» car le plus souvent dans tout autre cas l'ulcération
» s'étend bientôt, et l'œil finit par diminuer de volume
» et s'atrophier. » J'ai remarqué que cette sorte de staphylôme était occasionnée et déterminée par l'atonie préexistante de la cornée. C'est précisément en raison de cette prédisposition que le mal est difficile à guérir. Lors de l'existence de l'ulcère, la cornée a déjà presque totalement perdu sa force de réaction, et par conséquent la faculté de seconder les effets des médicamens; cependant en agissant avec vigilance et en employant des agens énergiques, on peut en triompher. Les moyens que j'ai indiqués pour guérir les ulcères profonds de la cornée peuvent utilement s'employer dans ce cas; les parties de la tumeur qui constituait le staphylôme forment toujours sur les

bords de l'ulcère des fongosités qui végètent, comme cela a lieu à la suite des abcès; on les excise pour les détruire ensuite radicalement avec le nitrate d'argent. Le leucoma, la terminaison la plus heureuse que l'on doive espérer, est une suite inévitable de cette série de phénomènes.

Le staphylôme n'existe jamais seul, il est toujours accompagné d'ophthalmie chronique, de nuage ou de taie, et d'un épiphora plus ou moins intense, etc. On cherche d'abord à modérer tous les symptômes accessoires; l'on procède après à la cure du staphylôme ou plutôt de l'ulcère; car dans le plus grand nombre de cas les propriétaires attendent toujours le moment où ils sont trompés dans la confiance qu'ils avaient dans la nature : j'ai partagé moi-même cette dangereuse confiance avant d'être parvenu à connaître le traitement de cette maladie; la première fois que j'ai eu occasion de l'observer, j'ai négligé d'aller au-devant des accidens qui pouvaient en résulter; je ne me suis point hâté d'exciser le staphylôme; il fut bientôt remplacé par un ulcère qui exigea des soins très-assidus et très-multipliés pour guérir radicalement.

Le 16 mai 1819 je fus appelé chez un propriétaire pour visiter son équipage : j'aperçus sur l'œil gauche d'une jument gris sale une tumeur rougeâtre de la grosseur d'un gros pois; la cornée, vue de côté, n'offrait encore aucune altération. L'ophthalmie chronique durait depuis quatre mois, époque à laquelle la bête avait reçu un coup de verge de fouet sur l'œil, qui d'abord et très-long-temps avait été larmoyant. Je conseillai l'eau de plantain et de chélidoine pendant quinze jours. Le 12 juin, tumeur beaucoup plus volumineuse et violacée; cornée presque totalement opaque; la partie qui correspondait au staphylôme l'était encore davantage, elle réfléchissait même une nuance brune, noirâtre; aucune apparence d'abcès; le tissu de la proéminence paraissait compacte : collyre résolutif astringent. Le 4 juillet, la tumeur, d'hémisphérique était devenue conique, brunâtre et molle; sa consistance et le toucher annonçaient la présence indubitable d'un liquide extravasé; l'animal ne témoignait pas beaucoup de douleur; cependant le larmoiement était continuel. Incertain d'un succès, je n'osai pas tenter l'ouverture de la tumeur; je fis continuer le collyre; j'appliquai un séton à la nuque. Le 16 on m'amena la bête; la tumeur était ouverte du 14 dans la journée; le fond offrait une nuance noirâtre, et l'orifice extérieur était entouré de lambeaux de la conjonctive presque détruits. Excision de ces parties alors nuisibles; lotions avec collyre d'eau de roses et de sulfate de cuivre pendant cinq jours; bandage approprié. Le 22, perforation totale de la cornée; cautérisation avec le nitrate d'argent. Le 28, la partie inférieure libre de l'iris, qui s'était déjà présentée à l'orifice interne de l'ulcère de la cornée, était introduite dans l'ouverture de la vitre. Je cautérisai l'iris (je sais que j'ai trop tardé à voir l'animal après la première cautérisation); je gardai la jument chez moi. Le 1ᵉʳ août, chute du nouvel escarre; nouvelle cautérisation. Le 4, la portion de l'iris qui faisait hernie était presque entièrement détruite : mêmes soins. Toujours l'œil était couvert de compresses de linges blancs. Le 8, l'ulcère avait diminué de largeur et de profondeur; les parois sécrétaient du pus blanc : lotions avec le collyre astringent d'eau de roses et de sulfate de zinc, continuées jusqu'au 18. On remmena la bête : cicatrisation presque complète, qui ne fut achevée que les premiers jours de septembre. Il existait alors un leucoma assez large, qui diminua d'étendue par la suite ; mais l'iris resta constamment accolé à la cicatrice ; la pupille resta déformée, sans pour cela que la bête fût borgne ; le seul obstacle qui rendît la vue incomplète fut le leucoma. L'œil, sans doute à cause de ses altérations premières, devint plus petit que l'autre. On supprima le séton le 12 septembre, après avoir donné un purgatif à l'animal.

Le 1er mai 1820 on me consulta pour une jument de trait gris-ardoisé, âgée de six ans. La cornée gauche de cette bête présentait à la partie inférieure interne et presque centrale, une tumeur conique rouge-violacée, du volume et de la forme d'un noyau de cerise, de consistance assez molle, mais n'offrant aucun signe de la présence d'un liquide à son intérieur. En garde contre les accidens que j'avais vus arriver à la bête qui fait le sujet de l'observation précédente, je n'hésitai pas à faire l'excision de la tumeur superficielle d'un seul coup de ciseaux courbes; j'appliquai des compresses imbibées d'eau fraîche alunée, qu'on enleva deux jours après; je recommandai d'en imbiber continuellement les linges. Le 3, une inflammation assez intense s'était développée à la conjonctive; aucun changement bien notable dans la plaie. Lotions émollientes pendant quatre jours. Le 8, de petites fongosités, dépassant cependant la surface de la cornée, avaient végété, sans doute à cause de l'état maladif du tissu sousjacent. Légère cautérisation avec un cylindre de nitrate d'argent coupé droit. Je ne revis l'animal qu'un mois plus tard ; il était guéri, à un leucoma près, qui disparut presque totalement, parce qu'il n'affectait que la membrane muqueuse et le tissu cellulaire sousjacent, où il existe beaucoup plus d'énergie vitale que dans le tissu de la cornée.

L'histoire de cette maladie est bien incomplète; on

ne peut guère se baser sur trois faits pour décrire une maladie exactement et surtout complétement : je me suis aidé de l'analogie; j'ai emprunté de M. Scarpa son procédé opératoire à l'égard de la procidence de l'iris; j'espère que de nouvelles circonstances me mettront à même d'ajouter à cet article ce qui lui manque. Je ne veux cependant pas le finir sans prévenir les médecins qui n'ont pas eu occasion d'observer cette maladie, sur l'espèce d'analogie qu'elle peut avoir avec les fongosités de la cornée à la suite des ulcères; mais le staphylôme existe sans solution de continuité, et les fongosités au contraire suivent toujours ou une plaie ou un ulcère; la première croît lentement, les autres ont atteint leur développement en peu de jours.

4° *Maladies des chambres aqueuses dont l'existence se manifeste par les changemens du liquide que contiennent ces cavités.*

Ces affections, dont nous avons déjà plusieurs fois eu occasion de parler, sont : l'excès ou la diminution du liquide aqueux, son trouble blanchâtre, le trouble sanguinolent, l'hypopion et l'empyème.

A. L'humeur aqueuse est contenue dans une cavité à deux compartimens, formée par des membranes qui sécrètent ce liquide et qui en absorbent l'excès quand il existe. Dans l'état de santé l'humeur aqueuse est diaphane et en quantité telle, qu'elle maintient les organes qui l'entourent dans des formes convenables à l'acte de la vision. Les membranes deviennent – elles malades? nécessairement leur sécrétion sera troublée; tantôt elle sera excitée et tantôt diminuée, ou l'absorption sera trop active comparativement à la sécrétion, ou elle sera affaiblie.

(355)

a. L'excès de l'humeur aqueuse est dû, 1° ou à la
sécrétion trop active du liquide, 2° ou à une diminution dans la force absorbante des vaisseaux destinés à
reprendre les parties qui ne sont plus utiles à l'exercice
des fonctions.

Quelle que soit la cause, les altérations physiques du
globe sont toujours les mêmes à l'égard de la forme de
la cornée qui est dépendante de la quantité variable de
l'humeur aqueuse. Il résulte de la convexité de cet
organe un changement marqué dans la direction des
rayons lumineux qui, après avoir traversé un milieu à
surface convexe, se réunissent au foyer sur l'axe visuel,
beaucoup plus tôt que si la cornée avait sa forme ordinaire; la rétine ne reçoit alors que des rayons épars.
Les animaux chez lesquels on rencontre ce vice d'organisation sont appelés myopes; ils ne voient distinctement que de très-près, parce que la direction des
rayons qui arrivent à la surface de la vitre est telle,
que le foyer conjugué de l'objet vu est alors tout près
de la rétine.

L'œil offre-t-il des signes d'atonie, on l'excite avec
les médicamens déjà indiqués plusieurs fois.

Au contraire l'accumulation du liquide dépend-
t-elle d'une énergie trop active dans la sécrétion, on
use du régime antiphlogistique, des saignées faites avec
précaution.

Le plus ordinairement ce vice est constitutionnel;
on cherche alors à l'aide de la nourriture, du pâturage, à corriger l'état morbide qui est contraire à
l'exercice libre de la vision.

L'amplitude de la chambre aqueuse est encore un des
symptômes d'une maladie générale de l'œil, de l'hydropisie, dont nous ne parlerons que lorsque nous aurons
traité des affections de chaque organe en particulier.

23.

(356)

b. L'humeur aqueuse peut n'exister qu'en faible quantité, soit que les vaisseaux sécréteurs deviennent atoniques, soit que l'absorption ait une activité contre nature. La cornée devient alors aplatie ou plutôt moins convexe; l'animal ne peut y voir que de loin, en raison du peu de réfraction qu'éprouvent les rayons qui, des objets rapprochés, viennent traverser un milieu à surface peu convexe; le foyer est alors très-éloigné et au-delà de la rétine. Comme dans le cas précédent, la vision est confuse et incertaine à l'égard des objets qui se trouvent placés à une distance moyenne pour un animal dont l'œil serait bien conformé.

Cette affection, qui donne lieu à la presbyopie, est beaucoup plus commune que la myopie. La variété qui est occasionnée par le défaut d'énergie dans la sécrétion, est aussi moins rare qu'une excessive force dans l'absorption; nous en rencontrons tous les jours des exemples chez les animaux qui ont éprouvé plusieurs accès d'ophthalmie intermittente et dans les vieux animaux chez lesquels l'équilibre entre les forces réparatrices et les forces destructives, n'existe plus.

B. L'humeur aqueuse, dans l'état de santé des organes qui la sécrètent, est diaphane; cet état est-il perverti, les liquides sécrétés changent de nuance, ils deviennent ou d'un pâle obscur, ou sanguinolens, ou de quelques autres couleurs variables.

a. Le trouble pâle de l'humeur aqueuse survient ordinairement pendant et après la période inflammatoire de l'ophthalmie modérée. Il ne faut pas confondre le défaut de transparence de la cornée, qui quelquefois rend en apparence les parties postérieures d'une nuance analogue à la sienne, avec le trouble réel de l'humeur aqueuse. Cette méprise est au reste peu dangereuse; les causes, les effets, et les moyens de guérison sont les mêmes pour les deux affections; on ne commet d'ailleurs cette erreur que lorsque la cornée est malade isolément, car lorsqu'elle est diaphane et que l'humeur aqueuse n'est qu'obscure, il est impossible de se tromper sur le siége du mal. Nous croyons devoir nous dispenser d'indiquer des moyens curatifs; nous ne pourrions rien dire de plus complet que ce que nous avons indiqué à l'article Ophthalmie.

b. Le trouble sanguinolent accompagne l'ophthalmie très-intense, c'est le résultat d'une véritable hémorragie; les vaisseaux destinés à sécréter un liquide transparent, se gorgent d'abord de sang qu'ils évacuent ensuite dans l'intérieur des chambres. Ce mélange sanguinolent n'est pas toujours susceptible d'être absorbé dans cet état; il est souvent altéré; le résultat de sa décomposition se précipite dans la partie inférieure des chambres, et donne naissance à des accidens plus ou moins graves dont nous nous occuperons incessamment.

Je me tairai également sur les moyens à employer pour prévenir le mal et pour le guérir.

c. Le liquide transparent contenu dans les chambres aqueuses est quelquefois sali par des matières hétérogènes sécrétées de même par les parois devenues malades. Ces matières ne se confondent pas avec le liquide aqueux; elles se présentent d'abord sous forme floconneuse, et, en vertu de leur pesanteur spécifique, elles se précipitent dans les parties les plus inférieures des cavités. Ou cette substance hétérogène à l'humeur aqueuse, est glutineuse, concrescible et susceptible d'être absorbée avec facilité à cause de sa faible quantité; ou elle est puriforme, et en trop grande proportion pour que le système absorbant puisse seul triompher de ce dépôt qui nécessite une ouverture des parois des cavités qui la contiennent. Je désignerai sous le nom d'*hypopion* la première variété d'affection, et sous celui d'*empyème* la seconde.

1° L'*hypopion* (hypopyum, d'ὑπὸ, sous, et de πύον, matière) chez nos animaux domestiques est une suite fort ordinaire de l'ophthalmie interne intense, qui dépend elle-même d'une foule de causes différentes : de l'influence atmosphérique, d'une propension à l'intermittence ou à la périodicité, d'un travail forcé, des coups légers qui n'ont produit aucune dilacération dans les tissus, etc. Les diverses parties des parois de la cavité devenues enflammées sécrètent à leur face interne une matière d'un blanc jaunâtre, quelquefois un peu sanguinolent, qui reste suspendue dans l'humeur aqueuse sous la forme de flocons, de nuages inégalement épais; cette matière, après un temps plus ou moins long, se réunit et se précipite dans la partie inférieure de la cavité. La cavité laisse alors apercevoir un amas blanc-jaunâtre un peu sale, recouvert de stries rougeâtres, sous la forme d'un croissant qui devient d'autant plus élevé que la matière concrescible est sécrétée en plus grande abondance. Le vulgaire a comparé ce dépôt, très-ordinaire dans la fluxion intermittente, aux phases de la lune, et a prétendu que son accroissement et son décroissement étaient en rapport avec ceux des parties éclairées et visibles de ce satellite. Ce fait serait en contradiction avec l'idée la plus générale sur l'influence de la lune parmi les gens de la campagne, qui disent qu'elle rend les animaux aveugles lors de son déclin. J'ai en effet plusieurs fois vu les hypopions croître tandis que la lune était à son dernier quartier, et *vice versâ*.

Cette sécrétion contre nature se montre plus ou moins de temps après l'inflammation. Il n'est pas rare de voir, vingt-quatre à trente-six heures après les pre-

miers symptômes apparens de l'ophthalmie, des animaux devenir aveugles ; mais le plus ordinairement
l'hypopion ou les flocons nébuleux paraissent plus tard,
quatre, cinq, six, sept ou huit jours après l'invasion
de l'ophthalmie interne. L'hypopion parvenu à son
plus haut degré d'accroissement, qui quelquefois va
jusqu'à occuper une partie de la pupille, reste stationnaire lorsque sa cause a disparu, et décroît peu de
temps après par l'absorption qui entraîne sa substance
délayée dans le torrent de la circulation. Les vaisseaux
exhalans ayant recouvré leur ancienne action, sécrètent de nouveau un liquide limpide qui remplace
l'hypopion.

Il existe une infinité de symptômes accessoires qui
accompagnent constamment cette maladie; elle n'est
elle-même qu'un symptôme : ceux qui l'accompagnent
sont : l'inflammation de toutes les parties de l'œil, le
larmoiement, l'impression douloureuse de la lumière
pendant la formation des flocons, parce qu'alors l'inflammation en est encore à son accroissement. Cette
sensibilité excessive n'accompagne pas le dépôt pendant toute sa durée, elle disparaît ordinairement lorsqu'il devient stationnaire; en un mot, elle est inséparable de l'irritation.

L'hypopion peut exister à la fois aux deux yeux, ou
n'en affecter qu'un seul; on observe à cet égard les mêmes variétés que dans le cas d'ophthalmie.

Indiquer les moyens curatifs de l'hypopion serait
répéter ce que nous avons déjà dit plusieurs fois; je
me bornerai à observer que dès le principe on doit
employer la méthode perturbatrice, les antiphlogistiques et ensuite les résolutifs avec des purgatifs et des
exutoires, quand le dépôt est tenace. Nous sommes
d'ailleurs entrés dans des détails suffisans à l'égard de

la cause de l'hypopion; or, détruire la cause est guérir
le mal dans cette circonstance.

L'hypopion, d'après notre manière de le considérer,
est toujours curable et n'exige jamais la ponction de la
cornée, parce que nous le supposons toujours formé
d'une matière que les vaisseaux absorbans pompent
avec facilité.

Les suites funestes de l'hypopion dépendent moins
de sa présence que de l'état particulier des tissus environnans.

L'iris conserve toujours une légère teinte terne vers
le lieu où le dépôt existait, qui ne disparaît que plu -
sieurs semaines après, et qui devient même quelquefois persistante.

Pour donner une idée exacte d'un hypopion, je citerai un exemple pris sur un sujet que j'ai suivi avec
la plus scrupuleuse attention pour saisir toutes les
nuances de la maladie.

Le 16 août 1822 un fermier m'amena un cheval de
six ans, pleurant des deux yeux depuis vingt-quatre
heures, d'après la déclaration du propriétaire. L'œil
gauche était presque totalement fermé et craignait
beaucoup l'action de la lumière; la conjonctive était
rouge, la cornée obscure et rouge sur ses bords, notamment vers les parties inférieures; l'humeur aqueuse
tenait en suspension une substance nébuleuse blanchâtre qui paraissait toucher à la cornée ou en être très-
près. L'œil droit était affecté d'une ophthalmie simple.
Amputation de la queue, lotions d'eau de mauve mitigée avec un peu d'eau de sureau; séjour à l'écurie;
de la paille coupée avec du son frisé; de l'eau blanche.
Ce cheval, qui n'avait jamais éprouvé d'ophthalmie
chez le propriétaire à qui il appartenait depuis quatre
ans, couchait constamment dans une écurie extrême-

ment chaude, où étaient réunis deux bœufs et une vache; il pouvait à peine se coucher à cause de l'exiguité de cette habitation. Un matin, sortant de l'écurie, il resta exposé à un brouillard épais et à un vent froid; on le fit tirer le jour même, il eut très-grand chaud et froid ensuite. Le 18 au matin, hypopion blanc-jaunâtre sale occupant le tiers environ du segment inférieur de la cornée de l'œil gauche; flocons blanchâtres nageant dans l'humeur aqueuse de l'œil droit, quelques-uns déjà étaient précipités; les deux yeux étaient ouverts, les paupières encore engorgées et ridées. Séton à la nuque; lotions avec un collyre composé d'eau de plantain et de sousacétate de plomb, renouvelées quatre fois le jour. Le 21 au soir, hypopion gauche totalement disparu; du droit, il restait encore le volume de deux lentilles placées l'une à côté de l'autre; l'humeur aqueuse et la cornée étaient encore obscures. Continuation du collyre auquel on ajouta deux décilitres environ (une verrée de liquide), deux cuillerées d'eau-de-vie. Purgatif avec deux onces d'aloès dans une pinte de jus de pruneaux. Le 25, hypopion droit totalement disparu; éclaircissement de la vitre et de l'humeur aqueuse. Continuation du collyre jusqu'au premier septembre. Le cristallin droit paraissait légèrement opaque. Usage de la pommade ophthalmique jusqu'au huit septembre. OEil très-beau. Suppression du séton; purgatif avec aloès.

2° *L'empyème* des chambres aqueuses (*empyemo*, de la particule grecque έν, *dans*, et de πυον, *pus*, sang corrompu.)

La cause de l'hypopion peut également devenir celle de l'empyème; dans ce cas elle est plus intense, et alors la matière sécrétée n'est plus analogue à celle de l'hypopion le sang, ou une matière qui en est très-chargée

remplace la matière homogène blanchâtre de l'hypopion; les cavités en sont bientôt remplies : la sécrétion continuant et l'absorption ne pouvant la contre-
balancer, en raison de la nature purulente du dépôt,
la matière séjourne dans l'œil jusqu'à ce qu'une issue
artificielle ait procuré son évacuation. L'empyème est
presque toujours la suite de fortes contusions ou de
blessures profondes, après lesquelles il y a extravasion
de sang dans la chambre de l'œil. Il en résulte les suites les plus funestes, et il est même rare que l'animal,
atteint d'une aussi fâcheuse maladie, ne perde pas
l'œil; et quelquefois la vie même est en danger.

Cette maladie fait des progrès rapides; les cavités
de l'œil se remplissent dans un ou deux jours; les paupières deviennent extrêmement tuméfiées; il y a ophthalmie intense; la cornée devient opaque et rouge sur
les bords, l'humeur aqueuse rougit également, et bientôt on ne distingue plus rien à travers la vitre; l'animal souffre horriblement, au point d'éprouver un
dégoût absolu; une fièvre de réaction accompagne
presque toujours ces douleurs vives et insupportables,
que l'on doit attribuer à l'organisation de l'œil, dont la
forme arrondie fait qu'il est également résistant dans
tous ses points; ses membranes externes, la sclérotique
et la cornée, peu extensibles, réagissent sur les matières que la force vitale cherche à expulser; la rétine,
membrane essentiellement nerveuse, se trouve par
cette même raison tellement comprimée, qu'elle peut
être dilacérée, de même que l'iris et la cornée sur lesquels la pression est extrême. C'est toujours cette dernière membrane qui cède et se perfore pour donner
issue à la matière purulente de l'empyème. Lorsque la
maladie est abandonnée à elle-même, et qu'elle est ac-.
compagnée de ces fâcheuses conséquences, toutes les

parties de l'œil participent plus ou moins de l'affection ; la sclérotique elle-même, cette membrane dense et peu extensible, augmente d'épaisseur, et change, pour ainsi dire, de nature ; elle se carnifie, et à elle seule par la suite, après l'évacuation des parties qu'elle renferme, remplit la cavité orbitaire, comme j'en ai déjà cité des exemples. Cette dégénérescence se communique aux parties circonvoisines, et surtout aux enveloppes du cerveau, qui s'épaississent et compriment l'organe ; elle devient la cause d'une affection cérébrale quelquefois mortelle.

L'empyème chez le bœuf et le mouton est souvent accompagné de la gangrène, suite inévitable de la compression continuelle et intense occasionnée par le peu d'élasticité de la sclérotique.

Cette maladie n'est particulière à aucune espèce d'animal domestique ; elle est très-commune chez le mouton à la suite de l'affection claveleuse.

Le bon sens seul indique les moyens préservatifs et les moyens curatifs. On évite les accidens funestes en usant dès le principe de la méthode antiphlogistique ; en un mot, on combat une ophthalmie interne intense avec tous les agens déjà indiqués. Il faut agir promptement et faire surtout d'amples saignées, il ne survient alors qu'un empyème léger qui peut être curable ; j'en ai un exemple remarquable.

Nous supposerons un instant le mal arrivé à un haut degré d'intensité afin de développer plus amplement toutes les ressources de l'art. L'œil rempli de matière purulente et tout disposé à se rompre, doit être ponctué le plus promptement possible, non, comme beaucoup de vétérinaires le font, en pratiquant une simple incision avec un instrument tranchant à la partie inférieure de la cornée, dans l'espoir d'éviter un leu-

coma qui pourrait obstruer le passage des rayons lumineux, mais en faisant une ouverture arrondie au
centre de la cornée à l'aide d'un bistouri étroit qui
incise d'abord circulairement et inférieurement la portion de la vitre que l'on veut enlever; on achève ensuite la section avec des ciseaux courbes. A ce degré
de l'affection il n'y a aucune espérance de conserver
la vue, il ne faut plus songer qu'à la vie de l'animal.
La simple incision a l'inconvénient de ne donner un
libre passage aux matières qui cherchent à sortir que
pendant un court espace de temps; les lèvres de la
plaie ne tardent pas à se réunir et à favoriser par là la
formation d'un nouveau dépôt. J'ai observé ce dernier
résultat plusieurs fois sur des moutons qui, à la suite
du claveau, ont été affectés d'empyème. Les habitans
de la campagne eux-mêmes m'ont fait remarquer ce
fait, et m'ont fort bien observé qu'il valait toujours
mieux *couper plus que moins.* Le plus souvent ils font
une incision cruciale à la cornée et à la sclérotique.
L'opération faite on laisse couler spontanément les
matières purulentes contenues dans les cavités, ainsi
que tous les lambeaux décomposés des membranes
internes de l'œil qui suivent après quelques jours
la sortie des liquides. On fait des lotions d'eau de
graine de lin, d'eau de mauve, d'eau de guimauve, et
jusqu'à ce que l'inflammation qui a été provoquée par
l'opération soit apaisée. On met l'animal à la diète
affaiblissante afin de modérer le gonflement inflammatoire, qui serait beaucoup plus intense si l'animal était
soumis à un régime échauffant et très-nourrissant. Les
douleurs atroces cessent aussitôt après la ponction; le
globe très-volumineux s'affaisse et rentre dans l'orbite. Je renvoie pour les exemples, dont je pourrais

augmenter le nombre, aux premières observations que j'ai rapportées.

On combat la gangrène par des moyens analogues aux précédens; c'est-à-dire que l'on ponctue la cornée de la même manière, mais en outre on excise toutes les parties privées de vie; on cautérise celles qui tendent à la gangrène, on applique par-dessus du quinquina en poudre ou de la teinture alcoolique de ce médicament héroïque. Le bœuf est fréquemment atteint de cette complication à la suite de coups de cornes, de fourches, etc. *Voyez* encore les premières observations de ce traité. Les moutons claveleux négligés perdent souvent dans cette situation, non-seulement les yeux, mais encore la vie. J'ai préservé plusieurs de ces animaux de la mort par la simple excision d'une partie de la cornée qui faisait saillie au-delà des paupières, et par l'usage de la teinture de quinquina appliquée sur les parties déjà devenues brunâtres.

L'empyème de l'œil n'est pas toujours incurable et n'entraîne pas constamment la perte de cet organe.

Je trouvai, le 15 avril 1822, sur un cheval de neuf ans, qui avait reçu un coup, huit jours avant ma visite, un dépôt purulent du volume d'un petit haricot; il s'était formé dans la chambre antérieure de l'œil droit; la cornée, qui avait été contuse en dehors, paraissait également être lésée en dedans. Après l'usage des toniques et des excitans continué pendant près d'un mois, le dépôt, qui d'abord était rougeâtre, et qui ensuite devint blanc sale, n'augmentait ni ne diminuait sensiblement. Je résolus de faire la ponction de la cornée à sa partie inférieure à l'aide d'un bistouri à cataracte. Je fus obligé de pratiquer une incision de deux lignes au moins pour obtenir la sortie du liquide, qui avait beaucoup d'analogie avec la première substance qui est sécrétée par la fistule d'un séton, c'est-à-dire qu'elle était d'un blanc rougeâtre. Le lendemain de l'opération, lorsque je voulus renouveler les compresses et nettoyer l'œil, j'y aperçus une petite tumeur noirâtre du volume de la moitié d'une lentille qui dépassait l'incision; je crus d'abord que c'était un flocon de sang décomposé; un examen attentif me confirma dans l'existence de l'iris; je réduisis aussitôt la procidence à l'aide d'un petit stylet d'argent à pointe mousse; j'appliquai le mieux possible les deux lèvres de la plaie, qui se soudèrent d'autant plus facilement que la matière purulente était complétement évacuée, à quelques parcelles près, qui furent bientôt absorbées. Des lotions d'eau de mauve d'abord et d'eau fraîche ensuite suffirent pour obtenir une guérison complète. Je tins l'œil couvert pendant dix jours.

Les empyèmes de l'œil sont malheureusement trop fréquens par suite de différentes opérations que l'on pratique sur les yeux. J'ai plusieurs fois observé cette maladie à la suite de l'opération de la cataracte par extraction. Cet accident, qui est toujours occasionné par une hémorragie interne, ne dépend pas constamment de l'opérateur; les animaux, toujours indociles quand ils souffrent, font souvent pendant l'opération des mouvemens qu'il n'est guère possible d'empêcher totalement; de ces mouvemens résultent des lésions inattendues qui donnent lieu à l'effusion d'une certaine quantité de sang, qui en se putréfiant produit un véritable empyème, parce que la plaie qui résulte de l'incision oblique que l'on a pratiquée pour extraire le cristallin se referme, ou est obstruée par des matières hétérogènes, de manière à former une cavité fermée de toutes parts, dans laquelle s'accumule le pus. Les suites de cette opération entraînent presque toujours la perte de la vue. On les combat comme dans les autres circonstances, en détruisant la cicatrice de la plaie, en enlevant même un lambeau de la cornée, et en modérant l'inflammation inévitable qui succède à l'opération.

Le 12 août 1822 j'opérai une cataracte membraneuse sur une jument. Les jours suivans il se forma un dépôt purulent abondant dans l'œil opéré. Les douleurs lancinantes qui paraissaient accabler l'animal me déterminèrent à détruire la cicatrice fongueuse et mollasse et à exciser une portion de la cornée. Je fis cette opération le 22. L'animal perdit l'œil, dont les enveloppes restantes se retirèrent dans le fond de l'orbite.

5o *Maladies de l'iris.*

L'iris, cette membrane qui divise la cavité où est contenue l'humeur aqueuse, est sujette, comme les autres parties de l'œil, à plusieurs maladies, qui sont d'autant plus fréquentes que cet organe est essentiellement vasculaire.

L'iris offre à son centre une ouverture qui, selon l'état de l'organe, est plus ou moins dilatée. L'iris malade change de nuance, elle devient insensible, elle peut changer de position et faire hernie au dehors de la cornée, qui lui donne issue; elle se dilacère, elle se détruit en totalité et en partie.

A. L'iris, après plusieurs accès d'ophthalmie intermittente avec hypopion, devient ordinairement de couleur feuille-morte. Quelquefois elle offre des points blanchâtres ou jaunâtres, et cela le plus souvent à la partie inférieure, indubitablement parce que cette ré-

gion a été en contact avec la matière de l'hypopion.

Il n'y a aucun traitement particulier à opposer à ce
vice, qui n'existe jamais isolément; cependant si après
l'accès ophthalmique dissipé et la résorption de la matière de l'hypopion opérée, cette teinte terne existait
encore, on peut ramener la membrane à sa nuance
première en fortifiant l'œil par les substances toniques
ou excitantes accoutumées.

Devenue blanche par suite de maladie, elle conserve presque constamment cette nuance qui dépend
d'une lésion organique; cependant j'ai cité un exemple
du contraire.

B. La mobilité de l'iris paraît dépendre, dans le plus
grand nombre de circonstances, de la sensibilité de la
rétine qui est liée avec cette membrane par des rapports intimes; quelquefois cependant aussi cette mobilité est relative aux lésions particulières à l'iris. On sait
que des animaux peuvent être clairvoyans avec l'immobilité de l'iris; on sait également qu'ils peuvent être
privés de la vue avec la mobilité de cet organe. Toutes
ces modifications sont intimement liées avec les lésions
des tissus des diverses régions. En général, l'immobilité de l'iris est un funeste présage; elle précède
presque toujours la cécité. Cet organe, qui est destiné à
mesurer, si l'on peut se servir de cette expression, la
quantité de rayons lumineux nécessaires à la vision,
n'a plus besoin d'agir quand ses rayons n'ont plus d'influence sur la rétine, soit que cette dernière membrane
ait été paralysée, soit que les rayons lumineux ne puissent pas arriver jusqu'à elle par la présence de corps
opaques. Il est rare que dans ce dernier cas les mouvemens de l'iris soient atteints en totalité; cette membrane est encore impressionnable; ce signe est même

d'un grand secours quand on a à déterminer si l'opération de la cataracte est nécessaire.

Privé totalement de sa contractilité, l'iris est ou étendu de manière à ne pas laisser de passage à la lumière, ou il offre une ouverture très-dilatée. Cette ouverture peut changer de forme : tantôt elle est arrondie, tantôt elle est extrêmement allongée. On rencontre souvent tous ces changemens morbides dans les animaux qui ont éprouvé plusieurs accès de fluxion intermittente que l'on a abandonnés à la nature ; il faut alors désespérer d'en triompher ; j'ai cependant observé deux fois qu'après des accès intenses d'ophthalmie, l'iris était resté presque insensible à la lumière pendant huit à dix jours, et qu'après l'usage du feu appliqué par rayonnement dans l'intention de dissiper un trouble de la cornée et un engorgement des paupières, la sensibilité était revenue. L'immobilité de l'iris, dans ce cas, ne doit-elle pas être attribuée à la faible quantité de rayons auxquels la cornée donnait passage à cause de son opacité partielle? j'en doute ; car la vision dans les deux sujets, quoique incertaine, s'exerçait cependant avec assez d'intensité pour que l'iris ait pu participer à l'excitation de la rétine.

L'immobilité de l'iris avec existence de l'intégrité de la vue est rare ; l'iris et la rétine sont intimement liés par les sympathies ; on juge souvent de la santé ou de l'état de maladie de l'épanouissement du nerf optique par la situation actuelle de l'iris.

La mobilité avec perte de la vue est aussi extrêmement rare ; on en a cependant des exemples. Cette circonstance ne s'observe sans doute que lorsque la paralysie de la rétine est la suite d'une compression du nerf optique, tandis que l'iris, qui reçoit des nerfs du palpébro-nasal et du ganglion orbitaire, conserve encore

24

sa vie entière. J'en citerai des exemples à l'article Goutte sereine.

On peut toujours, sans aucun risque, employer les exutoires, les toniques et les excitans contre l'immobilité de l'iris; cette maladie étant toujours chronique, l'action de la lumière doit surtout être préférée en raison de son influence immédiate.

C. *Procidence de l'iris.*

L'iris peut varier dans sa position naturelle, ce qui arrive surtout quand il y a évacuation instantanée des humeurs, qui, par l'équilibre existant entre elles, sont seules la cause qu'une membrane aussi lâche, aussi flexible, puisse se maintenir dans une telle situation. Les liquides chassés des cavités par la contraction des muscles, entraînent infailliblement l'iris, qui souvent, quand l'ouverture de la cornée est assez large, s'introduit entre les lèvres de la plaie et fait hernie.

Cette maladie de l'iris est assez fréquente chez nos animaux à la suite des ulcères et des plaies de tous genres à la cornée. Scarpa la désigne chez l'homme sous le nom de procidence de l'iris (*procidentia*, du verbe *procidere*, tomber). Je me servirai de la même expression pour dénommer une affection semblable chez nos animaux domestiques.

La procidence de l'iris succède assez souvent aux ulcères occasionnés par des corps étrangers (des balles, des éclats de bois) ou par des abcès; fréquemment aussi les plaies accidentelles ou de convenance y donnent lieu. L'ulcère est une cause plus à redouter qu'une plaie simple : la perte de substance fait que l'ouverture reste constamment béante, et que la cause de la procidence, la sortie de l'humeur aqueuse, persiste toujours. Les plaies simples au contraire, l'incision faite pour

l'opération de la cataracte, la ponction de la cornée,
dans le cas d'empyème récent et peu grave, ne fournissent qu'une issue momentanée aux liquides; les
lèvres accolées interceptent la sortie de l'iris, aussi la
procidence de l'iris ne survient-elle à la suite d'une
plaie simple que lorsque, par une cause quelconque,
le bulbe de l'œil a été comprimé de manière à forcer
les humeurs à sortir et à désunir les bords des ouvertures; c'est pour cela qu'après l'opération de la cataracte par extraction, il est extrêmement urgent d'appliquer des compresses molles et larges, et un bandage
modérément serré. Il arrive quelquefois qu'à la suite de
plaies pénétrantes et même après l'opération de la cataracte, l'iris se trouve dilacéré; la procidence est alors
beaucoup plus à redouter que lorsqu'il n'y a que déviation. Tous ces accidens sont toujours accompagnés
de symptômes inflammatoires communs à toutes les affections récentes des yeux, et de l'opacité d'une plus ou
moins grande étendue de la cornée. Je juge que la description de ces symptômes accessoires deviendrait su-
perflue; je n'indiquerai ici que les particularités propres à la procidence de l'iris.

Le traitement varie comme la cause. La procidence
de l'iris est-elle la suite d'une plaie simple, on fixe l'a-
nimal, on l'abat le plus souvent, et l'on cherche avec
précaution à réduire la hernie; puis on applique, le
plus exactement possible, les deux bords l'un contre
l'autre; on couvre ensuite l'œil de compresses sèches et
molles, que l'on maintient à l'aide d'un bandage approprié, extensible. Si la procidence se renouvelle quelques jours après l'opération, il ne faut plus tenter la
réduction, parce qu'alors la portion herniaire est altérée
par suite d'un étranglement infaillible, de manière à ne
plus pouvoir recouvrer la santé; on laisse fermer la

24.

plaie; on cautérise avec la pierre infernale la partie qui fait exubérance, si le malade paraît beaucoup souffrir, ce dont il est facile de s'apercevoir par les symptômes inflammatoires, par le larmoiement et le mouvement alternatif d'abaissement et d'élévation des paupières. La procidence est-elle ancienne et accompagnée de peu de douleur, on l'excise avec des ciseaux courbes.

La réduction de la procidence de l'iris doit seulement être tentée dans le cas indiqué plus haut, et non pas lorsqu'elle est occasionnée par une ouverture avec perte de substance, par un ulcère, par exemple. La présence de l'iris dans ce cas est même un obstacle à la perte complète de la vue; elle évite la sortie complète des humeurs, et, par une suite nécessaire, une infinité d'accidens subséquens, entre autres une nouvelle procidence produite par un nouvel écoulement de liquide, si l'ouverture de la cornée se désobstruait par le déplacement de l'iris. On doit se restreindre, dans cette circonstance, à cautériser la partie saillante au-dessus de la cornée quand l'affection est récente et qu'il y a étranglement; on l'excise comme dans la variété de procidence, que nous avons indiquée précédemment, quand la maladie est ancienne et accompagnée de peu de douleur. La cautérisation (pour laquelle on préfère toujours le nitrate d'argent) renouvelée tous les trois à quatre jours jusqu'à la chute complète de la portion de l'iris qui prédomine l'orifice de l'ouverture herniaire, m'a toujours réussi, mais en s'appliquant à dépasser un peu le bourrelet qui entoure le bord de la plaie. De même qu'il est nécessaire de cautériser assez profondément, il est urgent de ne pas détruire l'ouvrage des forces reproductrices, et dès que la plaie devient vermeille et qu'elle offre de petits bourgeons, on cesse le traitement escarrotique, et l'on se contente de déterger la plaie avec de l'eau de plantain ou de l'eau de roses. Pendant tout le temps de l'irritation on a soin de tenir l'œil voilé. Cette opération est plus difficile qu'on ne pense, à cause de la mobilité extrême de l'œil; cependant il existe des moyens à l'aide desquels on parvient à fixer le bulbe et à le mettre à découvert; nous les indiquerons à l'article Cataracte. Le praticien maintient le bulbe de la main gauche, et avec sa droite il porte le cautère, taillé selon la force du mal, sur la tumeur, où il le laisse appuyé assez long-temps pour qu'il puisse en résulter une escarre. J'ai déjà cité des faits de ce genre.

J'ai souvent eu le désagrément de voir des procidences de l'iris après avoir tenté l'opération de la cataracte par extraction; je pourrais en citer quatre exemples, mais ces citations n'auraient d'autre utilité que de démontrer le danger de l'extraction de la cataracte, mode opératoire qui doit être rejeté pour nos animaux domestiques.

D. *Eraillement de l'iris.*

L'iris est très-souvent dilacéré ou détruit à la suite des inflammations intenses et répétées des parties internes de l'œil. Il est rare de trouver des animaux sujets depuis long-temps à l'ophthalmie intermittente, ayant toute l'intégrité de l'iris. Ou les parties lésées tiennent encore au corps de la membrane, ou elles en sont totalement séparées, et nagent dans l'humeur aqueuse, lorsqu'elles existent ou qu'elles sont appliquées contre la membrane cristalline, quand l'œil est en partie atrophié. Ces parcelles isolées sont surtout apercevables dans le cas de cataracte; la nuance blanche du cristallin ou de son enveloppe est alors cachée en partie par ces lambeaux ordinairement de couleur noire. Je ne m'arrêterai pas plus long-temps sur cet objet, qui est peu intéressant vu l'incurabilité du mal.

Je ne finirai cependant pas cet article sans citer une particularité remarquable que j'ai observée sur un œil verron d'une jument grise. L'iris blanchâtre offrait supérieurement et inférieurement deux sacs dont la convexité était en dehors et touchait la cornée, tandis que la concavité répondait au cristallin. Ces sacs, produits par la distension de l'iris qui paraissait très-mince dans les régions distendues, et dont la nuance blanchâtre n'était visible que sur des lignes qui avaient la même direction que les bords de la pupille, existaient sans aucun changement dans la forme de cette ouverture. L'animal voyait très-distinctement.

6° *Maladies du cristallin et de son enveloppe.*

Ces parties participent sans doute des affections générales de l'œil, de l'ophthalmie interne, par exemple. Il n'est pas rare de rencontrer les vaisseaux de la membrane cristalline engorgés et très-gros. Nous ne nous arrêterons point sur ces lésions communes à toutes les régions du bulbe; nous ne nous occuperons dans ce chapitre que des maladies qui sont manifestées par l'opacité de ces organes, lésions qui déterminent nécessairement la cécité, et que l'on nomme cataracte (*cataracta,* en grec κατaράκτης, de κατά sur, contre et d' ἀράσσω, je frappe, je brise).

Le cristallin et sa capsule peuvent isolément devenir opaques ou l'être simultanément; de là la distinction de cataracte membraneuse et de cataracte cristalline.

La membrane devenue opaque offre des variations extrêmes dans sa densité; tantôt son tissu est, à peu de choses près, de la même consistance que dans l'état naturel; d'autres fois au contraire il devient très-dur, corné et même osseux. L'opacité n'existe que très-rarement dans toute l'étendue de la capsule, et elle n'est accompagnée de la consistance cornée et osseuse qu'à la partie antérieure du cristallin, ce qui tient indubitablement à l'organisation première de cette membrane dont les vaisseaux sont fournis par des branches différentes (*voyez* l'anatomie de l'œil). La partie antérieure elle-même est ou totalement ou particulièrement opaque.

Le cristallin, qui est toujours plus ou moins malade quand son enveloppe le devient, change de nature et de consistance; tantôt il devient très-mou (cataracte molle). A cet état il est souvent noirâtre; tantôt il devient liquide et de couleur terne ou blanche comme du lait (cataracte laiteuse); d'autres fois enfin il est très-compacte, de couleur variée, ou brunâtre ou jaunâtre, ou d'un blanc mat (cataracte consistante). Les différentes cataractes affectent le cristallin ou en totalité ou en partie.

L'opacité de tout le système réfringent, qui le plus ordinairement commence par le centre, se montre aussi quelquefois sur la circonférence, notamment dans la direction de l'axe transversal. D'après les ouvertures que j'ai eu occasion de faire, j'ai toujours observé que cette dernière espèce de cataracte était membraneuse; c'est sans doute pour cela que l'on en triomphe quelquefois sans pratiquer d'opération. Comme la cornée peut s'obscurcir par une vicieuse disposition de son tissu, et qu'elle devient lucide par des moyens connus qui favorisent l'absorption, la membrane cristalline peut aussi devenir opaque d'abord, et transparente ensuite par des moyens analogues. Le tissu de la membranc peut réagir en vertu de sa vitalité, tandis que le cristallin, dans lequel on n'a jusqu'à présent reconnu aucune trace d'organisation, s'altère, devient opaque sans pouvoir s'opposer aux diverses lésions qui le rendent impropre à la vision, malgré tous les moyens que l'on emploie. Il est donc facile, d'après cette manière de voir, d'expliquer pourquoi l'opacité commençante du cristallin, qui paraît toujours avoir son siége dans les couches centrales du corps même de ce milieu réfringent, est incurable malgré l'usage de tous les toniques, des exutoires et des purgatifs.

La cataracte est malheureusement, dans le plus grand nombre de cas, une affection secondaire dont les causes les plus ordinaires sont les ophthalmies avec récidive, les ophthalmies internes intenses, les coups, les métastases de quelques affections habituelles, les transpirations arrêtées, l'exercice au collier, le claveau chez le mouton, etc.

Elle existe seule ou elle est accompagnée d'autres lésions du bulbe. L'iris peut être immobile, appliqué sur le cristallin avec adhérence ou d'une manière très-éloignée; la pupille très-dilatée ou presque imperceptible; l'humeur aqueuse peut ne plus exister, comme on en a des exemples dans les vieux chevaux, et le cristallin toucher la cornée; l'humeur vitrée peut être dénaturée, opaque; la rétine ou saine ou malade : alors il y a cécité incomplète ou complète, quoique la cataracte existe. Enfin, le cristallin cataracté, ou conserve sa position première ou tombe dans la chambre aqueuse à la suite de la décomposition des parties qui le maintiennent au centre du bulbe, ou seulement par leur changement de contexture.

Prévenir toutes les maladies qui sont suivies de ca-

taracte, c'est naturellement prévenir la cataracte elle-
même.

Nous ne nous arrêterons pas plus long-temps sur
l'histoire de la cataracte pour discuter plus longuement les moyens de la guérir. Lorsqu'elle est à peine
naissante, on peut tenter sa résolution, on a même des
exemples assez multipliés d'un succès complet : pour
cela on emploie les résolutifs les plus énergiques, les
préparations mercurielles qui jouissent au plus haut
degré de la propriété d'exciter le système absorbant,
la pommade ophthalmique d'oxide de mercure, de
sulfure de mercure, d'oxide de zinc et de cérat, d'a-
près les proportions indiquées dans la pharmacie de
M. Lebas, que l'on peut modifier en ajoutant de l'ex-
cipient. On seconde les moyens locaux par les purgatifs, les diurétiques et les sudorifiques : l'aloès, le
jalap, le nitrate de potasse, la résine, le carbonate
d'ammoniaque, etc. Ce traitement exige de la persévérance, on l'interrompt pendant quelques jours pour le
continuer ensuite.

Le 25 mars 1821 on m'amena une jument de six ans,
ayant un commencement de cataracte à la circonférence
et à la partie interne de l'œil gauche. Trois fois le jour
on introduisait entre les paupières, sur leur bord interne, le volume d'un grain de froment de pommade
ophthalmique. Je passai un séton à la nuque. Tous les
matins à jeun on administrait à l'animal 32 grammes
(1 once) de résine et 32 grammes (1 once) de nitrate
de potasse pendant huit jours; le dixième on le purgea
avec aloès 32 gram. (1 once), jalap 32 gram. (1 once),
eau tiède une pinte. On suspendit l'administration du
diurétique jusqu'au 18 avril; la cataracte commençait
à diminuer d'intensité. On recommença de nouveau à
administrer le diurétique et le purgatif; on continua

la pommade jusqu'au commencement de mai; la cataracte disparut. On supprima le séton.

Le 9 septembre 1821 on me présenta une jument de selle âgée de huit ans, sujette à la fluxion intermittente, ayant deux hypopions depuis deux jours. Collyre résolutif avec sulfate de zinc; deux cautères à l'encolure. Le 12, beaucoup de mieux : continuation du collyre. Suppression prématurée des cautères. Le 19 ou le 20, nouvel accès : deux cautères; collyre astringent. Le 15, beaucoup de mieux; nuance verte des deux cristallins : pommade ophthalmique que l'on ne continua que trois jours. Le 1er mars, légère tache blanche sur la partie externe de la circonférence du cristallin droit : purgatif avec aloès; continuation de la pommade. Le 10 même état; diurétiques pendant huit jours. Le 29, mieux; disparition partielle de la tache; continuation de la pommade. Le 5 avril nulle apparence de cataracte : suppression des cautères; purgatif. Le fond des deux yeux resta toujours verdâtre, et cependant la bête voyait encore.

J'ai tenté plusieurs fois en vain de combattre par les mêmes moyens les cataractes naissantes du centre du cristallin; probablement que celles dont j'ai triomphé étaient membraneuses, et par conséquent superficielles.

Après l'usage infructueux de ces moyens, lorsque la cataracte augmente et qu'elle devient complète, il en existe un autre qui est extrême, c'est *l'opération dite de la cataracte.* Il y a deux manières d'y procéder : la première consiste à abaisser ou plutôt à déplacer le cristallin de la direction de l'axe visuel; la seconde à en faire l'extraction. J'ai pratiqué un assez grand nombre de fois cette opération sur nos animaux domestiques pour pouvoir indiquer quel est le meilleur procédé. Celui dont le succès m'a paru le plus probable est le déplacement du cristallin; je le crois préférable à son extraction; c'est cette méthode que j'adopte exclusivement; elle est d'une exécution plus facile, et les accidens subséquens sont infiniment moins graves que dans l'extraction; on n'a pas à appréhender la procidence de l'iris qui est si ordinaire; on n'a pas le désagrément, après une opération bien faite, de voir sortir l'humeur vitrée par suite des mouvemens désordonnés du bulbe, joint à la compression qu'occasionne la contraction des muscles. D'ailleurs si une première opération ne suffit pas, on peut la renouveler, tandis que le défaut de succès après l'extraction, est irréparable. Il serait bien malheureux (je dirai plus la chose est impossible) qu'après plusieurs tentatives on ne parvînt pas à déplacer le cristallin ou à détruire la membrane de manière à ce qu'il ne revînt plus à sa place. En outre, ne reste-t-il pas encore pour ressource l'extraction ?

Il existe des symptômes à l'aide desquels on peut déterminer d'une manière exacte si l'opération sera heureuse ou non; ainsi il y a toujours espoir lorsque la cataracte existe sans d'autres affections de l'œil, lorsque l'opacité du cristallin ou de la membrane n'a pas été précédée de l'ophthalmie intermittente, ou d'une ophthalmie interne intense, parce qu'alors, le cristallin déplacé ou extrait, l'œil est encore sain. Il n'en est pas de même lorsque, après un dépérissement sensible de l'œil, la cataracte a succédé ou à la paralysie de la rétine, ou à une sorte d'opacité de l'humeur vitrée, etc. L'œil alors privé du cristallin opaque ne peut plus servir à la vision. Il est en général rare de rencontrer une cataracte avec l'intégrité des autres parties de l'œil; il en existe cependant, telles, par exemple, que celles qui surviennent après une forte commotion de l'organe de la vue. J'ai deux fois déprimé la cataracte à des

animaux dont l'œil avait déjà éprouvé une diminution
de volume après plusieurs accès d'ophthalmie intermittente; ces animaux n'en voyaient pas moins, sinon
d'une manière complète, au moins assez pour se conduire. Il existe donc des altérations de l'œil qui n'empêchent pas cet organe de servir à la vision; mais il
y en a aussi dont l'existence devient une cause de
cécité complète; telle est la paralysie de la rétine, dont
le signe le plus constant est l'impossibilité de distinguer
le jour de l'obscurité; la lumière la plus vive n'a alors
pas plus d'action sur l'organe de la vision que sur les
autres parties de l'organisme. Un autre symptôme de
la paralysie de la rétine, qui, sans être pathognomoni-
que, indique de grandes probabilités, est l'immobilité
de l'iris; c'est même celui qui est d'un plus grand secours dans nos animaux domestiques, qui ne peuvent
nous rendre compte des impressions légères qu'ils
recoivent. Ce symptôme n'est cependant pas encore
certain; j'ai vu des animaux affectés de cataractes partielles avec l'immobilité de l'iris, et qui distinguaient
encore les objets; à la vérité ce cas n'existe que lorsque la cataracte a été précédée d'une ophthalmie avec
accès; ce n'est au moins que dans de telles circonstances que je l'ai observé. Il peut arriver alors qu'il ait été
primitivement malade, que les vaisseaux et les nerfs
qui sont destinés à y porter la vie aient été d'abord lésés. On ne court d'ailleurs jamais aucun risque d'opérer; et c'est ce que je ne puis trop conseiller de faire
toutes les fois que l'on ne sera arrêté que par l'incertitude du succès. Je ne parle pas des cataractes qui évi-
demment ne peuvent être opérées, telles que celles
avec atrophie, par exemple.

Il serait encore urgent, après avoir déterminé si l'o-
pération est praticable ou non, de pouvoir s'assurer de

la nature de la cataracte : la chose est très-difficile et même quelquefois impossible, mais elle ne devient pas un obstacle à l'exécution de l'opération. Voici ce que j'ai observé moi-même : la cataracte membraneuse, qui affecte toujours la partie antérieure de la capsule, est facile à distinguer quand elle n'est pas complète; les lacunes qui existent entre les régions opaques prouvent à l'œil observateur, par le peu d'épaisseur de la substance blanche ou jaunâtre de la membrane, à quelle espèce la cataracte appartient. La cataracte est-elle complète, rien de certain ne peut guider dans sa détermination; cependant cette membrane, devenant épaisse, occupe une plus large surface que le cristallin seul qu'elle contient. Par une raison semblable, le cristallin cataracté devra paraître plus petit que lorsque son enveloppe sera opaque. J'ai également observé que le cristallin n'offrait jamais de lacunes transparentes dans le cas de cataracte, et que lorsqu'il était incomplétement opaque il n'y avait que la circonférence de diaphane, tandis que le centre était opaque.

Lorsqu'il y a opacité complète de l'enveloppe cristalline, il est impossible de décider si le cristallin est cataracté.

La cataracte noire est aussi très-difficile à déterminer avec certitude; on doit la supposer quand l'œil, au lieu de paraître bleuâtre dans le fond, est noirâtre et qu'il y a cécité.

Le glaucome du cristallin, que l'on pourrait encore appeler cataracte vert-bouteille, est aussi assez difficile à bien constater; le fond de l'œil est alors de couleur vert de mer, et il y a cécité incomplète. Je ne connais aucun moyen qui puisse permettre de porter un jugement bien solide sur l'existence de cette espèce de lésion.

J'ai vu trop peu de cataractes pour pouvoir déterminer les moyens à l'aide desquels on distingue la molle de la consistante; cependant, dans un sujet seulement, j'ai cru apercevoir que la nuance blanche était moins mate dans le premier cas, et qu'elle réfléchissait une teinte bleuâtre.

Je n'ai pas encore eu l'occasion d'opérer toutes ces variétés, mais je les ai observées sur des cadavres, et c'est d'après leur ouverture que j'ai pu recueillir les faits qui ont rapport à plusieurs d'entre elles.

La nature de la cataracte, qu'elle soit ou non déterminée, exige l'opération, et il est encore temps de varier les manipulations lorsque l'instrument introduit dans le bulbe nous a rendu certain de l'espèce de la lésion. La cataracte la plus favorable à la dépression est celle que l'on appelle consistante et cristalline; il n'est pas pour cela impossible de détruire la membrane à sa partie antérieure quand elle est opaque; d'ailleurs il arrive quelquefois que la membrane et le cristallin sont intimement liés, et alors le système est déplacé par la même force. Comme il est impossible que la membrane soit malade sans le cristallin et *vice versa*, il est prudent de toujours déplacer le cristallin et de déchirer la membrane quand ces deux parties se séparent entièrement dans l'opération. Dans tous les cas, la membrane cristalline, qui recouvre entièrement le cristallin, doit être totalement détruite afin de prévenir la cataracte dite secondaire, c'est-à-dire l'opacité de la membrane restante. Il n'est pas nécessaire d'avoir la même précaution pour la région postérieure de l'enveloppe, qui ne devient jamais entièrement opaque par la raison que nous avons déjà indiquée.

Quoique des deux procédés opératoires l'un soit bien préférable à l'autre, nous les décrirons cependant tous deux ; on jugera au moins quel est celui qui, exigeant moins de précaution, est aussi le moins difficile et le plus ordinairement suivi de succès. Nous aurons soin, en décrivant les manipulations, d'indiquer les modifications qui sont relatives à l'infinité de variétés qu'offre l'état du cristallin et de sa membrane.

Sur les animaux, comme sur l'homme, on n'opère la cataracte que lorsqu'elle est mûre, c'est-à-dire quand l'opacité est complète et que la vue est totalement perdue. Que l'opération réussisse ou qu'elle soit sans succès, la valeur et le service de l'animal sont les mêmes.

Avant de pratiquer l'opération il faut y préparer l'animal. Cette préparation, dans un individu chez lequel la cataracte existe seule, sans autre affection de l'œil, consiste à diminuer de moitié environ la nourriture ordinaire pendant deux jours ; on remplace, autant que possible, le sec par le vert, et à défaut de plantes fraîches on fait boire au malade de l'eau blanchie avec de la farine d'orge et mieux avec celle de seigle. Les soins sont beaucoup plus multipliés si la cataracte est accompagnée d'autres lésions optiques, comme cela arrive le plus ordinairement ; ou détruit, autant que possible, les affections, et l'on opère ensuite. Nous avons indiqué, à l'article de chacune de ces complications, les moyens curatifs qui doivent être appliqués.

La saison, l'état de l'atmosphère sont encore deux considérations importantes à observer pour le succès de l'opération. On doit toujours préférer le printemps et l'automne, et une atmosphère d'une température douce, afin de prévenir les suites funestes d'une inflammation intense. On opère le matin à jeun, ou le soir après avoir privé l'animal de nourriture.

Les instrumens nécessaires pour pratiquer l'opération de la cataracte par abaissement, ou mieux par dépression, car on ne se contente pas d'abaisser le corps opaque, on l'enfonce encore dans l'humeur vitrée, sont, 1° une aiguille courbe, dite de Scarpa (pl. v, fig. 33), dont voici la description qu'en donne l'auteur lui-même : « L'extrémité recourbée de l'aiguille......... est » plane ou convexe sur son dos, tranchante sur les » côtés, et sa concavité est formée de deux plans » obliques, réunis dans le milieu par une ligne légère- » ment saillante qui se prolonge jusqu'à la pointe très- » aiguë de cet instrument.... Le manche est contre-si- » gné dans la direction qui correspond à la convexité » de la pointe recourbée. » Je n'ai pas besoin d'indiquer la forme ni les dimensions des instrumens, ils sont dessinés sur les planches de grandeur naturelle.

2° Ou un stylet simple (pl. v, fig. 35), et un petit crochet à double branche (pl. vii, fig. 48), ou simplement un stylet à triple branche (pl. vii, fig. 51).

Le stylet simple consiste dans une tige d'acier terminée par une pointe aussi aiguë que la pointe d'une épingle de moyenne grandeur, bornée par une rondelle également en acier. Le tout est adapté à un manche en ébène.

Le crochet (pl. vii, fig. 48) est absolument semblable à l'élévateur que nous décrirons plus loin, mais il est plus petit dans toutes ses dimensions.

Le stylet à triple branche (pl. vii, fig. 51) est un instrument assez compliqué, et fort commode quand on n'a pas à sa disposition des aides habiles; il est construit de la manière suivante : une tige principale qui porte le manche est terminée de la même manière que le stylet simple ; elle porte au-dessus de la rondelle une autre tige qui y est soudée, et qui en sort à angle droit pour se replier de nouveau sous le même angle, et dont elle est conséquemment parallèle; elle a la même longueur

que la portion de branche qui est au-dessous de la soudure, et elle se termine de la même manière. La troisième branche, qui n'est pas fixée à demeure, a une
disposition particulière : sa pointe est terminée de la
même manière; elle forme deux angles dans le reste
de sa longueur, le premier est droit, les côtés de l'autre
sont curvilignes, et il est ouvert, ou bien la portion de la
branche, située entre le premier angle et la rondelle, est
selon une ligne courbe que la figure représente exactement. La seconde extrémité de cette branche est un
prisme tétraèdre à angles droits qui est destiné à être
introduit dans une mortaise qui offre la même dimension que la tige qu'elle doit recevoir, et qui est pratiquée dans la tige d'acier principale, de manière à ce
que cette troisième branche fasse un angle droit avec
la première courbure de la seconde. La branche angu-
leuse glisse à volonté dans la mortaise, afin qu'elle puisse
être mise en rapport avec la dimension du globe : on la
rend fixe à l'aide d'une vis de pression en cuivre qui
traverse la châsse de la mortaise. Cette disposition était
nécessaire pour que l'instrument pût servir pour les
deux yeux, et en même temps à tous les individus malades dont les yeux peuvent être plus ou moins grands.
Il est très-facile, à l'aide de cet instrument, de fixer l'œil
et de le faire mouvoir dans tous les sens, avantage
très-grand pour l'opération de la cataracte sur les animaux, auxquels on ne peut commander d'exécuter les
mouvemens nécessaires. Les deux branches soudées
s'appliquent sur la sclérotique de l'angle interne de
l'œil; elles retiennent la troisième paupière qui cherche toujours à couvrir le bulbe, et en même temps
elles empêchent le bulbe de se mouvoir d'un côté à
l'autre. La troisième tige, qui est mobile, tombe sur la
partie inférieure de la sclérotique, elle s'y enfonce et

contribue à la fixité de l'organe. Nous entrerons bientôt dans de plus longs détails à l'égard de l'emploi de cet instrument.

3º Un élévateur, en fil de fer poli, et mieux en argent (pl. VII, fig. 47). Cet instrument est une anse, d'un fil métallique, dont les deux tiges les plus allongées sont parallèles, et dont les extrémités sont recourbées en crochet en sens inverse.

4º Des compresses de linge fin et une bande aussi de toile, assez large pour recouvrir la totalité de l'œil, et assez longue pour être nouée sous la ganache.

5º Un licol en sangle.

6º Des épingles, une aiguille et du fil.

7º On dispose un lit de manière à ce que la tête de l'animal soit inclinée de haut en bas et de devant en arrière.

8º Des entraves et une plate-longe.

9º Un ou deux aides habiles, selon la manière dont on fixe l'œil, et plusieurs autres personnes pour maintenir l'animal.

Tous les apprêts étant faits, on jette l'animal à terre sur le côté opposé à l'œil que l'on doit opérer. On le place de manière à ce que la lumière ne soit pas trop vive et ne pénètre son œil que de côté. Un aide fort et adroit, placé derrière la tête, saisit la mâchoire inférieure de la main droite, et l'oreille de la gauche si l'on opère l'œil gauche : et *vice versâ;* il incline la tête de haut en bas et de devant en arrière, afin que le bulbe ne se cache pas sous la paupière inférieure. Un autre aide habile, armé de l'élévateur de la main gauche, si l'on opère à gauche, relève la paupière supérieure qu'il applique contre l'orbite, et avec le pouce de la main droite il abaisse la paupière inférieure : et *vice versâ.* (Je suppose que l'on se serve du stylet simple et du petit crochet.) L'opérateur ambidextre, à genoux près de la ganache, muni de la main gauche du petit crochet, glisse l'extrémité recourbée sous la troisième paupière, et le fait maintenir par un aide habile; saisissant aussitôt le stylet simple de la même main, il l'applique perpendiculairement à la tangente de la partie de la sclérotique située à une ligne environ de la cornée, sur la direction du grand diamètre du bulbe; et maintenant ainsi l'œil fixe de manière à ce que la portion externe du bulbe soit très-apparente, il recommande aux aides d'avoir la scrupuleuse attention de suivre l'animal dans tous les mouvemens qu'il exécute malgré la personne qui tient la tête : l'opérateur lui-même doit mettre en rapport les manipulations avec les mêmes mouvemens de l'animal, non-seulement à l'égard de la fixation du stylet, mais encore pendant toute l'opération.

J'ai opéré plusieurs fois la cataracte en me servant de ces instrumens, mais j'ai remarqué que l'œil pouvait encore exécuter des mouvemens de bascule d'un côté à l'autre et de haut en bas : ce qui m'a donné l'idée d'imaginer l'instrument à triple branche dont voici l'usage. L'opérateur dispose la branche mobile de l'instrument de manière à ce qu'elle puisse tomber sur la sclérotique, à une ligne environ de la cornée vers la partie externe et inférieure du bulbe ; quand les deux premières branches sont appliquées à une égale distance de la cornée vers l'angle interne, il fixe alors la tige à l'aide de la vis de pression ; saisissant le manche de l'instrument avec le pouce, l'index et le médius gauche, et appuyant le petit doigt sur l'angle interne des paupières, il applique d'abord les deux tiges les plus rapprochées sur la sclérotique en relevant la troisième paupière, qui cherche toujours à recouvrir le bulbe (la branche principale est toujours inférieure);

25.

puis, faisant exécuter un léger mouvement au manche
de l'angle interne vers l'angle externe, il enfonce la
troisième pointe au lieu indiqué. Le bulbe est alors
saisi : on peut lui faire exécuter toutes sortes de mouvemens nécessaires à l'exécution de l'opération.

A l'égard de l'opération proprement dite, je suivrai
mot à mot la description du procédé si bien décrit par
Scarpa, en indiquant les modifications qu'exige la conformation et la position différentes de l'animal. Nous
supposerons d'abord que la cataracte est cristalline et
consistante.

L'opérateur, de la main droite « prend son aiguille
» à pointe courbée; il la tient comme une plume à
» écrire, en portant la convexité de la pointe dans une
» direction parallèle à la tempe gauche du malade. Il
» appuiera ses doigts sur cette même tempe, et perfo-
» rera avec hardiesse le globe de l'œil dans l'angle
» externe, à un peu plus d'une ligne de l'union de la
» cornée avec la sclérotique (1) (Quoique les dimensions des yeux d'un animal soient plus grandes que
celles d'un œil humain, cette mesure convient à peu
de chose près.), un peu au-dessous du diamètre trans-
» versal de la pupille, en écartant par degré, de der-
» rière en avant (de bas en avant, l'animal étant
» couché) l'extrémité du manche de l'aiguille, de la

(1) Pourquoi ponctuer la sclérotique supérieurement, comme
l'indiquent des vétérinaires, qui sans doute n'ont pas réfléchi, et
qui surtout ont souvent manqué de dextérité dans l'opération?
Comment leur a-t-il été possible d'abaisser et de déprimer la
cataracte d'une manière convenable? Quel danger d'ailleurs
y a-t-il à ouvrir la sclérotique auprès du diamètre transversal
de la cornée? aucun. Je n'ai jamais vu sortir une assez grande
quantité de liquide (accident le seul, sans doute, que l'on
craigne) pour causer un mal notable.

» tempe gauche du malade, et en donnant par consé-
» quent à toute l'aiguille un mouvement de courbe,
» jusqu'à ce que sa pointe crochue ait entièrement
» pénétré dans le globe de l'œil. On y parvient avec
» la plus grande facilité avec une extrême prompti-
» tude. L'opérateur conduira ensuite la convexité de
» l'aiguille sur la sommité du cristallin cataracté, ou,
» pressant du haut en bas, il fera descendre quelque
» peu la lentille, et en même temps il fera passer soi-
» gneusement la pointe crochue entre le corps ciliaire
» et la capsule du cristallin, afin qu'elle paraisse à nu
» dans la pupille, entre la convexité antérieure de la
» capsule de la lentille et l'iris; après quoi la pointe
» du crochet étant tournée en arrière, vers l'angle
» interne de l'œil, sera poussée avec précaution et dans
» une direction horizontale (verticale), entre la face
» postérieure de l'iris et la convexité antérieure de la
» capsule, jusqu'à ce qu'elle soit parvenue, autant que
» possible, près du bord du cristallin et de la cap-
» sule, le plus rapproché de l'angle interne de l'œil,
» et par conséquent au-delà du centre de la lentille
» opaque (1); puis l'opérateur, en inclinant davantage
» contre soi le manche de l'instrument, imprimera
» profondément la pointe crochue de l'aiguille dans
» la convexité antérieure de la capsule, et en même
» temps dans la substance du cristallin opaque, et par

(1) On a prétendu qu'en introduisant l'aiguille par la sclérotique derrière l'iris, l'opérateur ne pouvait pas diriger avec
facilité son instrument, parce qu'il ne le voyait pas : le fait est
inexact : l'aiguille est toujours visible à travers la pupille, qui
souvent est dilatée et que l'on dilate d'ailleurs très-facilement
avec un cataplasme de belladone; l'instrument ne peut donc
jamais être caché que par la région de l'iris, qui s'étend du
bord externe de la pupille à la sclérotique.

» un mouvement de l'aiguille en arc de cercle, il dé-
» chirera amplement la convexité antérieure de la
» capsule, transportera la lentille cataractée hors de
» l'axe visuel, et l'enfoncera profondément dans le
» corps vitré, en laissant la pupille parfaitement noire
» et débarrassée de tout obstacle à la vision. Après
» avoir retenu un peu l'aiguille dans cette position,
» s'il ne paraît derrière la pupille aucune membrane
» opaque qui indique au chirurgien de devoir tourner
» vers la pupille avec la pointe de l'aiguille, afin
» d'enlever cet embarras (1); et comme le cristallin
» déprimé de cette manière ne remonte jamais, le
» chirurgien donnera à tout l'instrument un petit mou-
» vement de rotation pour le séparer facilement de la
» cataracte enfoncée dans le corps vitré, et le retirera
» de l'œil dans une direction tout-à-fait opposée à
» celle de son introduction; c'est-à-dire en pliant
» doucement et en tournant son manche vers la tempe
» gauche du malade. »

Les manipulations sont les mêmes pour l'œil opposé,
mais le vétérinaire opère avec les mains contraires; il
tient alors de la main droite le stylet, qu'il a préalablement disposé pour ce côté, et de la main gauche, l'aiguille; la branche mobile du stylet se place d'une
manière tout opposée : la mortaise étant droite, l'extrémité de la tige entre toujours à angle droit, et
s'applique par ce moyen de même à la partie externe et

(1) A cet instant le chirurgien ordonne au malade de tourner l'œil en haut. Le vétérinaire, privé de ce moyen, doit en
chercher un autre; il peut facilement, à l'aide du stylet tricuspide, obvier à ce défaut d'entendement et de ce mouvement
volontaire chez l'homme; l'opérateur doit donc, avant de retirer l'aiguille, faire mouvoir le globe de la paupière inférieure
vers la supérieure en communiquant au stylet cette direction.

inférieure de l'œil opposé quand les deux premières branches sont posées vers l'angle interne de cet œil. (*Voyez* pl. IV, fig. 24 et 25.) J'observerai cependant que dans le cas où l'opérateur ne pourrait se servir avec autant de dextérité de sa main gauche que de sa main droite, il lui serait encore possible dans tous les cas de porter l'aiguille courbe de la dernière. Il se placerait alors, pour agir sur l'œil droit, derrière la tête de l'animal, et céderait sa position à l'aide armé de l'élévateur.

Le cristallin ainsi enfoncé dans l'humeur vitrée, diminue insensiblement de volume, s'atrophie et finit par être totalement détruit par le système absorbant.

Scarpa observe que quelquefois l'aiguille, au lieu d'arriver à la pupille entre l'iris et la capsule du cristallin, glisse sous cette dernière membrane; c'est en effet ce qui m'est arrivé le 6 juillet 1822 (*voyez* page 402); mais averti de ma faute par la résistance que j'éprouvais à enfoncer mon instrument vers l'angle interne, et par la présence d'un corps membraneux assez visible qui recouvrait l'aiguille, pénétré d'ailleurs des préceptes de Scarpa, j'exécutai un mouvement de rotation, et je vis sortir la pointe de mon aiguille à travers la capsule lucide du cristallin. Je continuai mon opération en ramenant mon aiguille dans la position qu'elle aurait dû avoir si je ne me fusse pas trompé, c'est-à-dire dans une direction verticale un peu oblique, puisque la tête de l'animal était inclinée; je la conduisis vers l'angle interne, et je terminai mon opération selon le procédé indiqué plus haut.

Il peut arriver que par un défaut d'habitude ou de connaissances assez exactes, l'opérateur déprime le cristallin sans léser la capsule; on a à craindre alors une nouvelle cause de cécité, une opacité de la partie anté-

rieure de la capsule cristalline. Dans le cas où l'on s'a-
perçoit sur-le-champ de sa faute, Scarpa conseille de
revenir tout-à-coup, de perforer la membrane avec
énergie, de diriger l'aiguille vers l'angle interne et de
déchirer la capsule : l'opérateur s'aperçoit à cet instant
de la différence de nuance réfléchie par le fond de
l'œil, qui paraît net, tandis qu'avant on voyait un
voile en arrière de la pupille.

Nous avons dit plus haut qu'il existait plusieurs
sortes de cataractes : en effet, le cristallin n'est pas
toujours consistant. Il arrive que, lorsque l'on plonge
pendant l'opération la pointe de l'aiguille de haut en
bas dans la cataracte vers l'angle interne, il sort un
liquide diversement coloré, le plus souvent blanchâtre, qui trouble aussitôt l'humeur aqueuse. Cet accident inattendu ne doit point empêcher de continuer
l'opération : le vétérinaire, comme s'il avait à abaisser
une cataracte solide, fait exécuter à son aiguille un
mouvement de haut en bas et en arc, afin de déchirer
le plus complétement possible la capsule; il retire ensuite son instrument avec les précautions indiquées
plus haut (*voyez* page 390).

Quelquefois, outre le liquide que renferme la capsule,
il se trouve encore au centre du système une partie du
cristallin; mais elle est mollasse. J'ai même rencontré
sur un cadavre une cataracte molle sans liquide. Au
reste, le mode opératoire est le même pour ces deux
variétés. Dans l'une et l'autre circonstance, la capsule
une fois déchirée suffisamment, l'opérateur, par des
mouvemens répétés, fait en sorte de diviser le plus possible le cristallin changé de nature et de consistance : il
termine l'opération en expulsant ces vestiges de leur
cavité naturelle et en les faisant passer par la pupille, à
l'aide de son aiguille, dans la chambre aqueuse antérieure

où, après avoir été délayés, ils sont absorbés comme la matière de l'hypopion (*voyez* page 406).

Quelque précaution que l'on prenne pour déchirer la membrane cristalline, il peut cependant arriver que des parcelles restantes et encore adhérentes au cercle ciliaire deviennent un obstacle à la vision. Il est tout naturel de penser que l'unique moyen de détruire cette cause est de pratiquer une nouvelle opération. Pour y parvenir, après avoir perforé la capsule de dedans en dehors, on dirige verticalement la courbure de l'aiguille jusqu'à ce que l'instrument soit parvenu le plus près possible du cercle ciliaire; l'opérateur réunira toutes les parcelles membraneuses et les fera passer dans la chambre antérieure de l'humeur aqueuse, où la force absorbante paraît être beaucoup plus active que dans les autres cavités de l'œil (*voyez* page 406).

Nous avons déjà dit dans le courant de cet ouvrage que le cristallin pouvait disparaître spontanément, soit en partie, soit en totalité : il arrive alors que la lame antérieure de la membrane cristalline s'applique contre la postérieure, et que pour l'ordinaire elle devient opaque. Cette sorte de cataracte membraneuse s'opère en déchatonnant la totalité du sac membraneux par un mouvement de bascule de bas en haut, avec la pointe de l'aiguille parvenue déjà à la capsule, et en le transportant dans la chambre antérieure. Je n'ai pratiqué cette opération que sur un cadavre qui avait deux cataractes, dont l'une offrait cette disposition, et l'autre était consistante et cristalline.

N'avons-nous pas également parlé d'une dégénérescence osseuse de la partie antérieure de la capsule? Dans ce cas la membrane est compacte dans toute son étendue (c'est un fait que j'ai recueilli), et elle renferme un cristallin malade, par la raison toute simple que la source de sa vie, la membrane, n'est plus en santé. J'ai vu deux cataractes de cette nature sur un âne aveugle depuis sept ans. J'en ai opéré une par dépression et l'autre par extraction. Ayant introduit mon aiguille courbe, selon le procédé ordinaire, jusque vers les limites du cristallin, du côté de l'angle interne, et ayant cherché à plonger mon instrument dans la cataracte, j'éprouvai une résistance qui n'était pas ordinaire; enfin, après trois tentatives, je trouvai un endroit de la membrane moins dur; mon aiguille pénétra, mais il me fut impossible de déchirer la face antérieure. Au plus léger mouvement de l'instrument la membrane solide et le cristallin se déplaçaient. Jeune encore dans ce genre d'opération, j'étais très-incertain; j'opérais sans autre guide que le raisonnement : je n'hésitai plus : après avoir déchatonné tout le système, je le plongeai dans l'humeur vitrée. L'animal recouvra en partie la vue de ce côté; l'œil devint clair. Le désir de m'assurer de la nature d'une pareille variété de cataracte me fit hasarder l'extraction sur l'autre œil, qui offrait absolument la même nuance d'opacité : la capsule et le cristallin, très-adhérens entre eux et presque isolés de la membrane du chaton, sortirent très-facilement après que j'eus imprimé un léger mouvement à tout le système. La capsule était opaque dans tous ses points, et presque entièrement osseuse à sa partie antérieure, qui cependant offrait çà et là des lacunes moins dures et moins opaques. Le cristallin était d'un noir brunâtre, et par conséquent opaque (*voyez* page 402).

Les soins subséquens sont très-peu compliqués. Quelle que soit l'espèce de la cataracte opérée par abaissement, on applique des compresses; on les fixe avec une bande de toile que l'on noue sous la ganache, et que l'on fixe au frontal et aux montans du licol de sangle avec des épingles ou à l'aide de quelques points de suture. On débarrasse alors l'animal des entraves, on le fait relever avec précaution; on le conduit enfin dans un lieu sombre. Pendant le traitement il faut avoir l'attention de ne lui donner à manger que du son, de la paille et du foin coupés, afin d'éviter les mouvemens étendus de la mâchoire; on le fait boire sur l'eau blanche. On continue ce régime pendant quinze jours. On attache l'animal de manière à ce qu'il ne puisse pas se heurter contre les corps environnans. A cet effet, on fixe la longe d'un licol, qui embrasse le cou seulement, à un anneau suspendu au plafond. Pendant le jour on donne la nourriture dans une auge supportée sur quatre pieds ou suspendue au plafond par quatre cordes. La nuit on enlève l'auge, et on lâche la longe du licol de manière à ce que l'animal puisse se coucher. Les compresses doivent être renouvelées trois fois le jour, pendant tout le temps que l'animal pleure; on décole les paupières, on les lave avec de l'eau fraîche si l'inflammation n'est pas trop forte, et dans le cas contraire on emploie l'eau de mauve; on applique même des cataplasmes émolliens. Plus tard on se contente de couvrir l'œil avec la bande seulement, dont on se sert jusqu'au douzième ou au quinzième jour. Les derniers momens du séjour constant de l'animal à l'écurie, on fait arriver insensiblement la lumière diffuse jusqu'aux organes opérés, en ouvrant les fenêtres ou les portes, en évitant toujours les courans d'air froid, et en général toutes les causes d'ophthalmie.

Les suites de l'opération ne sont pas toujours aussi heureuses; les flocons que l'opérateur a déposés dans l'humeur aqueuse restent quelquefois long-temps à se fondre et à être absorbés. Il est tout naturel de penser qu'alors le moyen à employer réside dans l'usage des médicamens qui favorisent l'action des vaisseaux absorbans, les excitans en général, et en particulier la pommade ophthalmique mercurielle, qui est très-favorable à la guérison de cette sorte de dépôt.

Il n'existe pas de maladie commune aux hommes et aux animaux qui ait plus d'analogie entre elles que la cataracte; aussi les vétérinaires trouvent-ils dans les ouvrages des hommes de l'art des documens dont ils ne négligent point l'application. Quant à moi, je me suis borné à copier Scarpa dans ses écrits et à l'imiter dans ses procédés opératoires. Je pense que ce sera encore un service rendu à la médecine vétérinaire que de publier la possibilité de guérir la cataracte chez les animaux par les moyens usités dans la médecine humaine. Scarpa indique dans son travail des modifications qui sont dépendantes de l'état de la cataracte; je n'ai pas eu occasion de les observer toutes : elles doivent sans doute se rencontrer chez les animaux. Je n'ai rapporté que celles qu'a pu me fournir ma propre expérience; expérience trop jeune encore pour que je puisse me permettre d'établir des préceptes sans le secours de l'auteur de l'aiguille courbe, de cet instrument qui devient un agent si puissant contre la cécité des chevaux cataractés, quand on sait le manier avec adresse.

Une des principales difficultés dans l'opération de la cataracte était de fixer l'œil d'une manière convenable; je crois l'avoir vaincue : à l'aide du stylet tricuspide on peut faire exécuter au globe tous les mouvemens nécessaires, excepté celui de dedans en dehors, qui ne peut être modifié que par une compression de la salière. Ce dernier moyen auxiliaire n'est pas indispensable pour l'exécution de l'opération; il est même funeste à l'égard de l'extraction, procédé dans lequel il faut éviter, autant que possible, toute sorte de compression sur le bulbe.

D'après ma propre expérience je pourrais me dispenser de décrire le procédé de l'extraction, qui, suivant moi, ne peut jamais être avantageux chez des animaux, puisqu'ils sont entièrement privés de la raison. Je ne connais pas les résultats obtenus jusqu'à ce jour par les praticiens, mais je sais que ce mode opératoire ne m'a jamais prouvé un succès complet. Ce n'est pas une raison pour en tirer une conséquence générale; cependant toutes les probabilités viennent à l'appui de mon opinion à cet égard.

L'extraction du cristallin exige un appareil d'instrumens plus nombreux que la dépression, savoir : 1o le stylet tricuspide; 2o l'élévateur; 3o le couteau à cataracte (cératotome, pl. v, fig. 38) : cet instrument doit-être très-poli et très-tranchant; la pointe est acérée des deux côtés jusqu'à une distance déterminée par l'espace qui existe entre le lieu où doit pénétrer l'instrument et le centre de la pupille; la largeur de sa lame, qui est convexe sur le plus long tranchant, doit égaler, à peu de chose près, la moitié du diamètre vertical de la cornée; le dos doit être très-poli et arrondi; 4o l'aiguille droite en acier, terminée par une pointe en lance et tranchante des deux côtés : le reste de la tige est arrondi et très-poli (pl. v, fig. 36); 6o des pinces fines (fig. 49, pag. 7) et les autres objets indiqués pour l'abaissement.

L'animal couché, sa tête disposée comme il est indiqué plus haut, on fixe l'œil à l'aide des mêmes instrumens, avec cette différence cependant, que la troisième branche du stylet doit se trouver fixée à la partie supérieure et externe de la cornée, de sorte que l'instrument qui a servi à l'œil gauche dans l'abaissement puisse ici fixer l'œil droit : et *vice versâ*.

L'opérateur armé du cératotome de la main droite ou de la main gauche, selon l'œil à opérer, le tient comme une plume à écrire, avec le pouce, l'index et le médius : il applique les deux autres doigts sur la tempe; le porte sur la cornée dans une direction perpendiculaire à la surface de cette membrane, afin d'éviter un déchirement de cet organe, la pointe de l'instrument un peu au-dessus de l'extrémité externe du diamètre transversal de la vitre, à une ligne de son union avec la sclérotique. Il abaisse avec attention le manche de l'instrument, il enfonce la lame obliquement entre la cornée et l'iris, et la fait sortir au-dessous de l'extrémité interne du diamètre transversal de la vitre. Il achève ensuite la section complète, sans cesser d'enfoncer la lame, qui, par sa confection, coupe, en sciant inférieurement, les parties qu'elle rencontre, et ne lèse en aucune manière les limites supérieures de la ponction, sur lesquelles glisse le dos arrondi du couteau. Déposant le cératotome, il saisit l'aiguille lancéolée, soulève la lèvre supérieure de la section, la dirige sur le cristallin et incise la capsule le plus possible; il retire son instrument : la compression exercée par les muscles sur le globe détermine la sortie de la lentille; il applique enfin le lambeau de la cornée sur le bord correspondant de la plaie. Les aides abandonnent l'œil, l'opérateur termine l'opération en adaptant les compresses et le bandage, comme il a été indiqué à l'article de la dépression. On peut également opérer les deux yeux de la même main; on change alors de position.

La cataracte, comme nous l'avons déjà dit, n'est pas toujours simplement cristalline et sans opacité de la capsule. Est-elle membraneuse? on porte l'aiguille courbe de Scarpa sur la convexité de la capsule à la partie la plus rapprochée du procès irien ; et on la déchire avec les pinces. Enfin, si après ces manipulations il reste encore quelques parcelles libres, ou de membrane ou de cristallin, comme cela arrive quand la cataracte est molle, on les enlève avec la curette (pl. v, fig. 37). La capsule adhère-t-elle intimement au cristallin et est-elle osseuse? on enfonce la pointe de l'aiguille courbe dans le corps opaque, on lui fait exécuter quelques mouvemens de rotation; le système devient libre, on l'extrait alors très-facilement (*voyez* page 402).

Cette opération, qui est plus long⸳⸳⸳ que celle de l'abaissement, est encore suivie de ⸱eaucoup plus d'accidens, tels que la procidence de l'iris, une cicatrisation mal faite, inégale, l'introduction de la paupière inférieure entre les lèvres de la section, la sortie de l'humeur vitrée (1), le déchirement de l'iris, l'hémorragie, l'empyème ; enfin la perte complète de l'œil. Ces accidens sans doute n'arrivent que parce que l'on opère sur des êtres très-indociles ; mais ils n'arrivent pas moins. L'opération finie, le bandage appli-

(1) Cet accident, qui paraît constant, d'après quelques vétérinaires, quand on fait l'incision inférieurement, les a déterminés à conseiller d'ouvrir le globe à la partie supérieure. Mais quel heureux changement ont-ils donc apporté? Est-ce en vertu de sa pesanteur spécifique que l'humeur vitrée sort de son enveloppe? Non sans doute, mais bien parce que le globe de l'œil est comprimé par la contraction des muscles. Or, l'humeur aqueuse ne peut-elle pas aussi bien sortir supérieurement qu'inférieurement? C'est en effet ce qui arrive; d'ailleurs l'animal étant couché, la différence de position de la partie supérieure du globe et de l'inférieure n'est pas assez marquée pour produire un effet aussi sensible qu'on veut bien le dire. Ce n'est donc pas parce que l'on opère la section à la partie inférieure que la réussite n'a pas lieu.

qué, tous les animaux cherchent encore à remuer les paupières; de là le déplacement des lambeaux, la sortie de l'iris, etc. ; ou ils cherchent à se débarrasser du bandage, ils se frottent, se grattent; de là l'hémorragie, l'ophthalmie intense, l'empyème, etc.

J'ai été assez malheureux pour éprouver tous ces accidens, malgré des précautions, qu'à la vérité je n'ai multipliées qu'instruit par le peu de réussite. Il y a des accidens que l'on peut prévenir dans certains animaux, et non dans d'autres, mais il en existe aussi au-devant desquels on ne peut aller. Le cheval, l'âne, le mulet peuvent être fixés de manière à ne pouvoir se heurter; mais il est impossible de leur fixer immuablement les paupières, car si l'on serre le bandage, les humeurs de l'œil sortent. Le chien, le mouton se grattent facilement avec leurs pieds, qu'on ne peut guère attacher, parce qu'alors les animaux se jettent la tête contre les objets qui les environnent : la dépression est donc préférable.

Tous les animaux domestiques sont sujets à la cataracte, on peut l'opérer sur tous; on modifie seulement les instrumens qui doivent être proportionnés au volume de l'œil. Je me sers ordinairement d'un stylet simple pour les petits animaux : je l'implante vers l'angle interne à la partie moyenne de la sclérotique. On fixe aussi ces animaux d'une manière différente : on réunit leurs quatre pattes avec des ligatures, on musèle le chien, on place ces petits animaux sur une table afin de donner de l'aisance à l'opérateur, qui peut alors s'asseoir. Un aide saisit l'animal à la tête qu'il tient immobile en pressant d'une main l'oreille et de l'autre le museau.

Depuis long-temps j'avais le désir de faire des essais. sur l'opération de la cataracte dans les animaux. Je

rencontrais souvent ces maladies dans mes tournées,
mais n'ayant point d'instrumens à ma disposition, je
ne pouvais rien faire; cependant je notais toujours les
animaux malades, avec l'espoir de les opérer plus tard,
quand j'aurais fait quelque essai sur des animaux dont
je pourrais disposer entièrement. Je fis d'abord faire
des instrumens, d'après ceux de Scarpa, par un coute-
lier très-intelligent et très-adroit; il rendit parfaitement les modèles et les proportions que je lui avais
indiqués. Dès lors je cherchai toutes les occasions d'o-
pérer, et dans peu de temps j'ai recueilli un assez grand
nombre d'observations.

Je commençai à opérer, le 3 juillet 1822, un cheval
hongre de sept ans qui offrait la plus belle cataracte
que j'aie encore rencontrée. L'œil n'était pas sensiblement dépéri; les paupières étaient peu ridées. L'opacité du cristallin était occasionnée par un coup de
bâton que l'animal avait reçu en 1814. La pupille,
quoique dilatée, éprouvait cependant encore de légers
changemens par l'impression vive de la lumière. La
cataracte offrait quelques lacunes vers son bord externe, mais ces lacunes étaient très-peu sensibles.
J'opérai l'animal par dépression, après avoir fixé l'œil
à l'aide de deux crochets et du stylet simple. J'appliquai des compresses de linge fin et le bandage indiqué. Le 4, les linges étaient imbibés de l'humeur des
larmes, l'œil un peu obscur, les paupières légèrement
gonflées. Je renouvelai les compresses. Le 5, même état;
les linges étaient encore imbibés: mêmes soins. Le 6
et 7, mêmes soins. Le 8, œil beaucoup plus clair: mêmes
soins. Les 9 et 10, mêmes soins; lotions d'eau fraîche
pour enlever le peu de chassie qui existait à l'angle
interne. Le 11, mêmes soins. Le 12, on supprima l'appareil. On laissa encore l'animal pendant huit jours dans

une écurie légèrement éclairée. Le cheval voit maintenant de cet œil, mais moins distinctement que de l'autre.

Le 6 juillet 1822, j'opérai un âne cataracté du côté droit. Je l'avais acheté quelques jours auparavant; la personne qui me le vendit me dit que depuis six ans il était borgne et que la cause du mal lui était inconnue; elle se rappela cependant que lorsqu'elle l'acheta, un de ses voisins lui dit que son âne aurait un dragon, parce que le fond de l'œil paraissait blanc (sans doute qu'il y avait déjà commencement de cataracte). L'œil malade, quoique plus petit que l'autre, indiquait encore la puissance de la vie. Vers la partie externe du cristallin existait une lacune qui rendait l'animal peureux. La pupille jouissait d'une manière notable de sa sensibilité. J'opérai par abaissement après avoir fixé l'œil avec le stylet simple et les deux crochets. Ce fut dans cette opération que je commis l'erreur dont j'ai parlé plus haut : au lieu de faire sortir l'aiguille près le procès ciliaire en traversant la capsule, je la glissai entre le cristallin et la membrane; je fus alors obligé de perforer cette dernière pour continuer mon opération. Le cristallin était très-consistant, il fut facile à déprimer; l'opération réussit malgré l'accident. Après huit jours, pendant lesquels on renouvela tous les matins les compresses, on supprima l'appareil. Mon âne a recouvré la vue. Il ne survint aucun accident subséquent, si ce n'est un petit morceau de membrane qui devint opaque.

Depuis plusieurs mois je persécutais un propriétaire qui avait une ânesse aveugle, pour qu'il me la laissât opérer. Il ne se décida qu'avec condition; je fus obligé de lui promettre une somme pour garantir l'opération; je consentis en outre à nourrir sa bête pendant le traitement. Le 10 août il m'amena son ânesse; elle était

aveugle depuis sept ans, par suite d'un travail forcé
au labour. Je ne l'opérai que le 12, parce qu'il fallut
la préparer. Les deux yeux étaient cataractés, mais non
d'une manière très-complète en apparence ; cependant
l'animal n'y voyait pas. Les deux cristallins, ou plutôt
leurs membranes, offraient une nuance blanche dans
toute leur étendue, mais beaucoup plus foncée dans
des endroits que dans d'autres. Les pupilles étaient
très-dilatées. J'opérai d'abord par dépression l'œil
droit ; je me servis encore du même appareil pour le
fixer. La pointe de l'aiguille courbe arrivée à la
capsule, j'éprouvai une résistance bien inattendue ;
comme je voyais l'opacité inégale sur toute la surface,
j'appliquai la pointe de l'instrument sur le lieu que je
croyais le moins résistant, je réussis enfin à plonger
mon aiguille dans le cristallin. Après avoir fait plusieurs tentatives pour déchirer la membrane, je désespérai du succès ; je me décidai à déprimer la membrane
que je soupçonnais osseuse. J'aperçus alors avec satisfaction que tout le système quittait le chaton sans beaucoup d'effort. Je retirai mon aiguille avec quelque
difficulté, mais le corps opaque resta plongé dans l'humeur vitrée.

Désirant d'une part connaître exactement l'état du
cristallin de l'œil gauche, dont l'aspect à l'extérieur
était le même que celui de l'organe opposé qui m'avait
donné tant à penser, et de l'autre part brûlant d'envie
d'opérer une cataracte par extraction, je me décidai
pour ce dernier procédé. N'ayant encore à cette époque aucun autre moyen de fixer l'œil que celui que j'ai
rappelé dans les observations précédentes, j'éprouvai
de la difficulté à enfoncer le couteau, le bulbe faisait
constamment des mouvemens de bascule. A ce moment
même j'imaginai le stylet à triples branches, dont je

me servis dans la suite pour les deux procédés. L'incision oblique faite, je cherchai à déchirer la membrane cristalline avec l'aiguille lancéolée, je ne réussis pas plus que dans la première opération ; je remplaçai l'aiguille droite par l'aiguille courbe, croyant faire mieux ; le déchirement fut impossible. Me souvenant de ce qui venait de m'arriver à l'autre œil, je me décidai à déchatonner et la membrane et le cristallin ; la chose fut très-facile, elle me réussit très-bien à l'aide de la courbure de l'aiguille, qui me fut fort utile pour opérer l'extraction. J'appliquai le lambeau supérieur de la cornée sur le bord opposé, puis des compresses de linge blanc, qui recouvraient les deux yeux et qui étaient maintenues par un seul bandage.

Le 13, les linges étaient totalement imbibés, notamment du côté gauche ; je me contentai d'essuyer les bords des paupières avec un linge fin, et j'appliquai un nouvel appareil. Le 14, même état, mêmes soins. Le 15, le larmoiement du côté droit était diminué, les linges du côté gauche étaient constamment imbibés et couverts d'une matière albumineuse concrétée. J'augurai mal de ces faits ; je n'osai pas encore ouvrir les paupières. Le 16, même état, mêmes soins. Le 17, œil droit clair ; paupières écartées ; larmoiement presque nul. Les linges de l'œil gauche toujours très-imbibés et recouverts de matière albumineuse blanchâtre. Les paupières s'écartaient spontanément dès que je m'éloignais de l'animal et que je cessais de faire du bruit. J'aperçus alors que la plaie ne s'était pas réunie par première intention, que la cornée était extrêmement gonflée sur les bords de la plaie, et qu'il sortait continuellement de l'humeur aqueuse qui venait former la matière concrétée blanchâtre étendue sur les linges. Le 18, même état : lotions d'eau tiède avec un peu de vin :

paupières sans inflammation bien marquée; matière albumineuse moins abondante. Le 19, la plaie paraissait disposée à se cicatriser vers les extrémités : mêmes soins. Le 20, matière sécrétée moins abondante : mêmes soins. Le 21, mieux. Le 22, mieux, et toujours les mêmes soins. Le 23, lotions d'eau fraîche; suppression du bandage : les bords de la cicatrice étaient blafards et exubérans. Le 24, même état. Je promenai un instant l'animal; il commençait à se conduire et à distinguer les objets du côté droit. Je rendis l'âne au propriétaire, à qui je recommandai de laver deux à trois fois le jour les yeux de son animal avec de l'eau fraîche. L'œil droit devint presque clair; le gauche fut totalement perdu; il resta un leucoma très-large, et l'humeur aqueuse ne fut jamais sécrétée en assez grande quantité pour donner à l'œil la même forme que celle de l'organe opposé.

Le même jour, le 12 août, j'opérai une jument également aveugle; elle avait perdu l'œil gauche par un coup de manche de fouet, et le droit on ne sait comment. J'opérai le premier par dépression, et le second par extraction. Je me servis encore du stylet simple.

La pupille de l'œil gauche était extrêmement étroite et allongée (*voyez* pl. iv, fig. 23). Trois jours avant l'opération, je préparai l'animal avec le régime ordinaire, et j'appliquai un cataplasme de belladone pour dilater la pupille, qui, du reste, devenait plus ou moins large par l'impression de la lumière qui pénétrait encore faiblement par quelques lacunes qu'offrait la membrane cristalline vers son milieu. Le 12, la pupille était dilatée modérément, la cataracte paraissait alors beaucoup mieux. L'aiguille courbe enfoncée dans la membrane, il sortit de l'enveloppe un liquide bleuâtre; je la déchirai et j'en fis passer plusieurs lambeaux dans la chambre antérieure; je retirai mon instrument.

La pupille droite était aussi dilatée que la gauche, après avoir reçu l'influence de la belladone. J'essayai encore une fois d'opérer l'extraction, je fus plus malheureux que lors de ma première tentative. Au moment où je déchirais la membrane cristalline, qui renfermait un cristallin très-blanc, dur dans son centre et entouré d'un liquide blanchâtre, un mouvement inattendu du cheval fit sortir l'humeur vitrée avec la portion centrale du cristallin. Malgré cet accident j'appliquai l'appareil. Je recommandai de laver l'œil avec de l'eau de mauve jusqu'au 18, jour où l'on me ramena l'animal. L'œil gauche offrait sur les parties latérales de la pupille des lambeaux de la membrane qui n'avait été détruite qu'en partie. L'œil droit était très-volumineux; la plaie s'était fermée; il y avait dépôt de matière purulente, chaleur intense, rougeur extrême de la conjonctive : cataplasmes émolliens; on appliqua l'appareil ordinaire sur l'œil gauche. Le 22, les lambeaux membraneux plongés dans la chambre aqueuse commençaient à disparaître, ceux qui étaient restés sur les bords de la pupille devenaient de plus en plus apparens; je renouvelai l'opération; j'introduisis l'aiguille courbe; je déchirai complétement les vestiges restans et je les fis passer dans la chambre antérieure. L'empyème de l'œil droit était déclaré; l'animal souffrait beaucoup. Je fis la ponction circulaire de la cornée; il sortit aussitôt beaucoup de matière purulente; j'appliquai des linges imbibés d'eau de mauve, que l'on renouvela tous les jours deux fois, pendant une semaine. L'œil gauche guérit, mais il fut toujours un peu trouble; l'iris perdit sa nuance foncée et devint pâle; les lambeaux membraneux ne disparurent qu'au bout de trois mois : l'œil droit fut perdu en totalité.

Le 8 septembre 1822, je me servis pour la première fois du stylet à triple branche pour fixer l'œil d'une jument de sept ans qui portait depuis dix mois une cataracte d'un blanc jaunâtre sur l'œil gauche. La pupille devenait plus petite quand on exposait l'œil au soleil. Il paraît que cet animal était devenu borgne à la suite de plusieurs accès de fluxion intermittente négligée et d'un travail forcé au trait. L'animal était préparé depuis deux jours, la pupille était très-dilatée pour que l'opération pùt se faire facilement. L'œil exactement fixé, j'opérai très-aisément : après avoir plongé mon aiguille courbe dans la membrane cristalline, je déchirai l'enveloppe qui était légèrement opaque, et voulant déprimer le cristallin, je m'aperçus qu'il était encore mou et d'un blanc bleuâtre. A l'aide de quelques manipulations, je parvins à faire passer dans la chambre aqueuse et les lambeaux de membrane et la plupart des parcelles du cristallin divisé par mon aiguille. L'animal resta chez le propriétaire; il tint la bête à l'écurie pendant quinze jours; il lui lavait l'œil deux fois le jour, d'abord avec de l'eau tiède, puis avec de l'eau fraîche. Un mois après l'opération, il existait encore des matières à absorber dans la chambre aqueuse antérieure.

Le 10 septembre 1822, j'opérai un cheval noir de neuf ans : le cristallin, extrêmement opaque, était déplacé; il n'obstruait que les deux tiers inférieurs environ de la pupille : l'animal était très-peureux, il faisait souvent des sauts de côté, croyant apercevoir un objet qui venait le frapper. Je reconnus, à l'aide de mon aiguille, que la membrane cristalline qui adhérait au cristallin dans sa partie inférieure et latérale était la seule force qui le maintenait dans la position qu'il offrait. Je déprimai cette cataracte avec la plus grande facilité. On ne maintint l'œil couvert que pendant cinq jours. Le cheval resta à l'écurie pendant dix jours, après lesquels il fit son service ordinaire.

Le 12 septembre, un propriétaire vint me faire constater l'état d'une jument de sept ans qu'il soupçonnait poussive. Après lui avoir donné mon avis, je l'engageai à faire opérer une cataracte qui paraissait cristalline et que portait sa bête sur l'œil droit. La pupille, quoique presque constamment dilatée, changeait encore quelquefois de forme. La membrane cristalline participait sans doute de la lésion; plusieurs vaisseaux rouges rampaient à la surface : je m'en aperçus d'ailleurs en opérant; le cristallin abaissé, plusieurs lambeaux membraneux légèrement opaques obstruaient encore le passage des rayons lumineux; je les déchirai pour les faire passer ensuite dans la chambre antérieure. Cet animal, qui ne fut pas préparé, n'éprouva aucun accident subséquent; à la vérité, on lui donna tous les soins que nécessitait son état.

Le 15 septembre 1822, je fus chez un propriétaire qui m'avait promis depuis long-temps de me laisser opérer une cataracte cristalline jaunâtre que portait une de ses jumens depuis trois ans. L'œil n'était que très-peu dépéri, la maladie était survenue à la suite d'un coup de pied. J'opérai par dépression. J'eus encore cette fois la peine de faire passer dans la chambre antérieure des lambeaux de membrane qui étaient opaques; le cristallin, modérément dur, fut très-facile à abaisser. Ce sujet n'a rien offert de particulier dans le cours du traitement; l'œil est devenu clair.

Le 25 septembre on me fit appeler pour opérer un cheval qui portait une cataracte depuis trois à quatre ans. Cette cataracte était en partie laiteuse; aussitôt que la membrane cristalline fut percée, l'humeur aqueuse se troubla; la portion du cristallin restante était assez grosse pour être déprimée. La bête recouvra partiellement la vue, qui n'a pas encore atteint toute la netteté qu'elle acquerra dans la suite par l'usage des collyres astringens.

Je n'ai pas toujours été aussi heureux; depuis le mois de juillet, j'ai opéré une douzaine de cataractes sans succès; à la vérité, j'aurais pu le prévoir par l'état antérieur des organes; tantôt il y avait paralysie de la rétine, tantôt un glaucome; d'autres fois toutes les parties de l'œil avaient perdu la juste quantité de vie nécessaire à la vision, et étaient dans un état d'atonie qui indiquait une atrophie infaillible. Parmi les cataractes que j'ai rencontrées, il en existait de membraneuses et de cristallines. L'enveloppe de la lentille participait plus ou moins de l'affection, ce dont on pouvait s'apercevoir aisément à l'extérieur, à l'aspect de vaisseaux rouges qui rampaient soit à sa surface, soit dans sa substance.

Trois fois j'ai encore tenté l'extraction sur des animaux que je regardais comme incurables; je n'ai jamais eu la satisfaction de voir l'opération se terminer sans quelques accidens; deux fois la sortie de l'humeur vitrée et de l'iris ont eu lieu malgré toutes les précautions; dans une troisième occasion j'opérai en incisant la cornée supérieurement; la sortie de l'humeur vitrée ne suivit pas moins celle du cristallin, que j'eus la peine d'extraire à l'aide de la cuillère (pl. v, fig. 37). Une seule et unique fois j'ai opéré sans accident; mais les suites ont été funestes par l'interposition de la paupière inférieure entre les lèvres de la plaie, qui a donné lieu à une cicatrice très-difforme et à la perte de la vue.

D'après mes observations, je ne pense pas qu'il y

ait d'assez bonnes raisons pour tenter l'extraction, tandis que tout, au contraire, engage à opérer par le procédé de la dépression, de quelque nature que soient les cataractes.

Je n'ai pas de faits assez exacts sur la cataracte des autres espèces d'animaux domestiques pour en citer des exemples; mais je ne tarderai pas à me mettre en état de compléter ce travail.

7º *Maladies de l'hyaloïde.*

L'humeur vitrée, assez analogue à du verre en fusion, est renfermée dans une enveloppe membraneuse; cet ensemble, qui prend le nom d'hyaloïde, est susceptible de s'altérer comme le cristallin et son enveloppe; ou il devient d'un vert de mer, et donne lieu à la maladie connue sous le nom de glaucome (*glaucoma*, en grec γλαυνός, vert de mer), ou il prend une nuance d'un blanc sale et verdâtre. Ces deux genres de maladie sont une des causes les plus fréquentes de la cécité. Le glaucome peut être confondu avec l'opacité du cristallin, et il est assez difficile de les distinguer; cependant, en examinant attentivement et la nuance et la position du corps opaque, on peut décider avec une grande probabilité de l'espèce d'affection : le glaucome paraît plus éloigné de la pupille que la cataracte, et il l'est en effet. Ces deux maladies existent très-souvent simultanément; cette réunion est même un des obstacles les plus ordinaires à l'inefficacité de l'opération de la cataracte, qui, hors de l'axe visuel, ne suffit pas alors pour rétablir la vision.

Les causes de l'opacité de l'humeur vitrée et de son enveloppe ne sont pas bien déterminées; on sait seulement que cette maladie est très-commune à la suite de plusieurs accès d'ophthalmie intermittente ou périodique.

On ne connaît aucun moyen propre à guérir cette maladie ; cependant, dans l'origine de son développement, on a quelquefois réussi à en arrêter les progrès par les excitans appliqués sur l'œil, les exutoires au cou ou à la nuque, les purgatifs énergiques souvent répétés, les diurétiques. Les moyens préservatifs sont toujours les plus profitables, et comme l'ophthalmie intermittente est presque toujours la cause du glaucome, il est de toute nécessité de combattre cette maladie par les moyens les plus énergiques et avec le plus de célérité possible.

Je suis parvenu, par les moyens que j'ai indiqués, à prévenir plusieurs cécités qui me paraissaient inévitables.

8° *Maladies de la rétine et du nerf optique.*

Le nerf optique et son expension membraneuse, la rétine, sont quelquefois privés en totalité ou en partie de la faculté de transmettre au *centorium commune* les images des objets peints au fond de l'œil ; de là les distinctions d'héméralopie, de mydriase et d'amaurose ou goutte sereine, établies par les médecins pour indiquer les diverses nuances de l'affection.

La rétine peut aussi être affectée d'une manière tout opposée et sa sensibilité devenir exquise ; les animaux alors ne peuvent supporter qu'une lumière diffuse et peu intense, celle du déclin du jour et de la nuit : c'est pour cela qu'on a appelé cette maladie nyctalopie.

A. L'héméralopie est une névrose de la rétine, caractérisée par l'affaiblissement de la sensibilité de cet organe; elle a reçu ce nom parce que les animaux cessent de voir aussitôt que le grand jour a disparu, la vive lumière étant seule capable d'impressionner la rétine.

Cette maladie est très-fréquente chez les chevaux dont les yeux ont été affaiblis par une succession d'accès d'ophthalmie intermittente ou périodique, notamment chez les sujets d'une constitution faible.

En général, les mêmes causes qui produisent la mydriase et la goutte sereine, si ce n'est qu'elles sont moins intenses, occasionnent l'héméralopie; aussi lui oppose-t-on les mêmes moyens, selon la nature de la cause. Les topiques excitans, soit en vapeurs, soit à l'état liquide, soit à l'état solide, conviennent dans tous les cas; les exutoires, les purgatifs sont d'un grand secours quand la maladie est la suite d'une répercussion. On favorise l'action des médicamens par un régime très-nourrissant.

B. *La mydriase* est le second degré de la goutte sereine; elle est caractérisée par une vision incertaine, une vue faible; les mouvemens de l'iris ayant encore lieu sont beaucoup moins sensibles; la pupille est, ou très-dilatée, ou très-resserrée.

C. *L'amaurose* ou *goutte sereine* est caractérisée par la perte complète de la vue; l'iris, le plus ordinairement, est sans mouvement, la pupille dilatée ou très-rétrécie. Ces deux variétés de la même maladie (la mydriase et l'amaurose) existent le plus souvent sans lésions apparentes des yeux, qui paraissent au premier abord extrêmement sains; mais un examen attentif du mouvement de l'iris et de la manière d'être de l'animal, qui est toujours inquiet, qui remue alternativement les oreilles ou qui les dirige en avant au plus léger bruit, sa marche incertaine et sans direction déterminée, annoncent la maladie. Il n'est pas aussi facile de reconnaître la présence de l'amaurose quand elle n'existe que d'un côté; on est alors contraint de s'en rapporter aux mouvemens de l'iris; on dirige encore contre l'œil des corps dont l'approche pourrait exciter l'animal à se retirer afin de prévenir le coup qui le menace, ou à fermer les paupières pour se garantir de la cause vulnérante. Ce dernier moyen cependant est souvent infructueux.

Les symptômes de la mydriase et de l'amaurose sont assez analogues; seulement il n'y a dans la première qu'incertitude dans la vision; l'animal est peureux; l'iris est encore mobile et se resserre quand les rayons lumineux arrivent en trop grande quantité ou avec trop d'intensité dans l'œil.

Les causes de ces diverses affections sont les mêmes, elles ne varient que par leur intensité. Elles peuvent être divisées en celles qui produisent une altération dans les fonctions seulement ou dans le tissu même du nerf, et en celles qui agissent par compression, et en interceptant la transmission de la sensibilité; tels sont : 1° pour la première série, les accès d'ophthalmie périodique ou intermittente, le desséchement et la décomposition même du nerf, la paralysie de la rétine et du nerf optique, les transpirations arrêtées, l'usage des substances narcotiques, les métastases de diverses maladies, et surtout d'émonctoires naturels et habituels supprimés; les hémorragies abondantes par les artères testiculaires, etc.; 2° pour la seconde série, les exostoses, les carcinomes des os, du périoste et des membranes du cerveau, les hydropisies des enveloppes du cerveau et des ventricules, les épanchemens sanguins dans les organes qui se trouvent sur le trajet du nerf, la présence de nouvelles productions organiques ou d'animaux parasites mêmes.

La gravité du mal est, comme cela a lieu en géné-
néral, en rapport avec la nature et l'intensité de la
cause. Les affections nerveuses (la mydriase), qui sont
le résultat de l'usage des narcotiques, de transpirations
interceptées, d'une métastase, d'une hémorragie considérable, disparaissent le plus ordinairement d'elles-
mêmes, ou du moins facilement, à l'aide de quelques
moyens qui font cesser la cause : les purgatifs, les exutoires et le rétablissement de l'émonctoire habituel,
surtout dans le cas de métastase ; les excitans en topiques, et à l'intérieur quand il y a faiblesse générale de
l'économie ; les vapeurs ammoniacales (1), les collyres
excitans. Ces moyens sont également bons quand il y
a paralysie sans cause connue : on leur réunit les purgatifs et les vomitifs dans le chien : ce sont encore les
seules ressources que nous puissions offrir contre l'a-
maurose, à la suite de la fluxion intermittente. Y a-
t-il desséchement du nerf et perversion complète des
fonctions ? le mal est incurable. La cessation des fonctions de ces organes est-elle due à une compression
produite : 1º par une exostose? le mal est incurable;
2º par un carcinome ? il n'y a pas plus d'espoir ; 3º par un
abcès? il peut arriver que ce dépôt s'ouvre, la mydriase
ou la goutte sereine guérit aussitôt, si la cause n'a pas
agi long-temps; 4º par l'augmentation des membranes
du cerveau? il y a peu de guérison à espérer : cependant lorsque l'on soupçonne ce cas à la suite de contusions récentes sur le cerveau, on saigne; si la cause
est ancienne, on applique des sétons; 5º par un épan-

(1) Pour appliquer l'ammoniaque on met un tors-nez à l'a-
nimal, puis on expose les yeux sur un vase qui contient de cette
substance ou un mélange de chaux et d'hydrochlorate d'ammoniaque.

chement sanguin ou séreux, après un coup porté sur
le crâne, ou par une inflammation quelconque? on
saigne, on met un séton et l'on purge plusieurs fois;
6° par une accumulation d'un liquide quelconque
dans les ventricules du cerveau? on saigne, afin de
faire cesser la cause, qui est souvent une hémorragie,
ou une exhalation trop abondante de sérosité; on applique des sétons au cou; on administre plusieurs purgatifs; 7° enfin par la présence d'un être parasite, un
cénure? on enlève le vers par les moyens connus.

De toutes les observations que j'ai pu recueillir sur
les différentes variétés d'amauroses, je citerai les plus
remarquables. Je n'ai indiqué comme causes des affections de la rétine et du nerf optique la métastase,
l'hémorragie, les arrêts de transpiration, les abcès,
que d'après ce que j'ai lu. J'ai observé plusieurs fois
la goutte sereine après la fluxion périodique; j'en ai
un exemple dans une jument que je monte, que j'ai
déjà eu occasion de citer plusieurs fois. La pupille est
arrondie, l'humeur aqueuse, le cristallin et l'humeur
vitrée sont très-transparens, et cependant l'animal est
complétement borgne.

J'ai souvent vu des bœufs portant des suros et des
carcinomes autour des yeux, perdre la vue en partie ou
en totalité.

Le 31 juin 1822, je fus appelé pour visiter un bœuf
dont tout le côté gauche n'exécutait que des mouvemens involontaires; le mal apparent datait de trois
jours et allait toujours croissant. Lorsque l'on forçait
l'animal à marcher, il se dirigeait constamment à droit,
tombait à chaque instant, et toujours sur le côté gauche;
il ne voyait rien de l'œil gauche, les lèvres étaient
constamment en convulsion; il mangeait encore; le
pouls était faible et petit. J'appliquai deux larges vé-

sicatoires de chaque côté de l'encolure et un autre à la face gauche de l'autre côté de l'inclination de la tête, qui se dirigeait constamment de gauche à droite quand l'animal marchait; j'administrai un purgatif (64 grammes d'aloès, 128 grammes de sulfate de magnésie, 2 grammes de chlorure de mercure au minimum). Le 5 juillet, point de mieux; l'animal tournait constamment à droite, il se jetait contre les murs, sautait par-dessus les objets qu'il rencontrait : ayant un jour monté sur un fumier, il franchit une charette qui se trouvait placée auprès. Je passai deux sétons très-animés; l'un à l'encolure, l'autre au poitrail; je fis administrer un fort purgatif avec aloès et ricin. Le 11 juillet, l'animal cassa son attache, sortit de l'étable, se lança contre un mur et mourut sur-le-champ. Je ne puis bien établir de quelle manière sa vie se termina; je sais seulement que je n'aperçus après la mort aucune contusion extérieure. J'ouvris le crâne, je vis un épaississement considérable de la dure-mère et de la pie-mère du côté droit, sans aucune autre lésion cérébrale apparente. Je renvoie les détails de cette observation à l'article *Amaurose*.

Le 4 avril 1821, je fus appelé pour donner des secours à un bœuf devenu aveugle sans lésions apparentes, depuis trois semaines environ : les yeux étaient fixes et très-clairs; je soupçonnai une hydropisie des ventricules du cerveau; la marche de l'animal était incertaine, sans qu'il se dirigeât plutôt d'un côté que de l'autre. J'appliquai deux sétons animés de chaque côté de l'encolure; je fis en même temps une petite saignée, que je répétai deux jours après; je purgeai deux fois l'animal, qui finit par guérir.

Le 26 février 1822, je vis une brebis de trois ans qui était borgne de l'œil gauche, sans lésion apparente;

elle ne tournait pas. Je supposai encore une hydropisie du ventricule du cerveau. Je plaçai un séton derrière la nuque. La bête guérit.

Citer des exemples d'amauroses chez des bêtes affectées du tournis, serait superflu, il n'y a point de vétérinaire qui n'ait eu l'occasion de constater un grand nombre de ces faits.

9° *Maladies de la choroïde.*

La choroïde étant une membrane très-vasculaire, doit sans doute participer plus ou moins à toutes les affections du bulbe. Comme cette membrane est cachée à l'œil du médecin, il ne peut guère juger de son état de maladie pendant la vie de l'animal. On sait que cette membrane change de couleur; son tapis, qui est d'un si beau bleu d'azur, se ternit et devient quelquefois jaunâtre fauve, après plusieurs accès de fluxion intermittente. Cette altération est facile à reconnaître pendant la vie de l'animal chez lequel aucun obstacle n'empêche les rayons de pénétrer dans le fond de l'œil. J'ai dans ce moment une jument qui offre un exemple de cet état; le fond de l'œil, au lieu de réfléchir une couleur d'un bleu foncé, paraît jaunâtre fauve. J'ai souvent observé dans des yeux séparés de l'animal la décoloration du tapis, qui le plus souvent était devenu d'un gris pâle.

La choroïde peut aussi faire hernie à travers la sclérotique, quand cette dernière membrane est perforée.

10° *Maladies de la sclérotique.*

La sclérotique, membrane peu vivante, est la partie de l'œil qui se trouve le moins souvent affectée d'une manière notable; elle peut être le siége de blessures qui n'offrent rien de particulier, ni dans leur gravité

(418)

ni dans leur traitement; elles sont toujours suivies
d'ophthalmies et des autres accidens communs aux
blessures de la cornée. Cette membrane devient le
siége principal d'une maladie formidable de l'œil, le
carcinome.

11° *Maladies qui intéressent toutes les parties de l'œil
en même temps.*

Il existe des maladies qui affectent simultanément
les diverses parties de l'œil, et qui pour l'ordinaire
sont suivies de la perte de la vue; telles sont : l'hydrophthalmie, l'exophthalmie, le carcinome et l'atrophie; ces affections, si l'on en excepte la dernière, ne
sont pas communes chez nos animaux.

A. L'*hydrophthalmie* (hydrophthalmia, du grec ὕδωρ,
eau, et d'ὀφθαλμός, œil), ou l'hydropisie de l'œil, est la
suite ou d'un excès d'exhalation, ou d'une atonie des
vaisseaux absorbans. Je n'ai jamais eu occasion d'observer cette maladie parvenue à un haut degré, mais
j'ai plusieurs fois remarqué sur des bœufs une augmentation assez considérable du volume de l'œil sans
symptômes inflammatoires; c'est, je crois, ce qui constitue l'hydrophthalmie, mais au premier degré sans
doute. La maladie disparaît d'elle-même par le travail
modéré. Cependant il n'en est pas toujours ainsi, et le
mal devient quelquefois assez grand pour déterminer
la sortie de l'œil de l'orbite. Cet état alors exige un
traitement que j'indiquerai d'après les notes prises aux
leçons de M. Barthelemy aîné. Je vais rapporter tex-
tuellement ce que je lis dans un manuscrit fait d'après
les savantes leçons de ce professeur : « L'on désigne
» sous le nom d'hydrophthalmie l'hydropine de l'œil.
» Cette maladie, quoique assez rare cependant chez
» nos animaux domestiques, a été observée dans plu-

» sieurs circonstances : elle est caractérisée par un en-
» gorgement œdémateux qui se remarque dans les par-
» ties environnantes, par l'augmentation du volume
» de l'œil, qui quelquefois est si considérable que cet
» organe sort de l'orbite qui le contenait; enfin par
» le trouble de la vue et la pâleur de la conjonctive.

» Dans le principe de la maladie, on la combat par
» l'usage des toniques restrinctifs, on place des sétons
» et on administre quelques purgatifs. Mais plus tard
» la ponction de la cornée suivie de ces mêmes remè-
» des contribue beaucoup à la guérison de la mala-
» die. On a vu à Lyon deux exemples de cette maladie
» dans le cheval, le succès de l'opération a été com-
» plet chez l'un de ces animaux, chez l'autre il a été
» manqué par suite d'une hémorragie. » Je ne me permettrai aucune réflexion à cet égard; j'attendrai des
occasions le moment de pouvoir étudier toutes les modifications qui doivent accompagner cette maladie et
les moyens d'en triompher quand il sera possible.

B. *L'exophthalmie* (*exophthalmia*, de la préposi-
tion εξ, de, hors, et d'ὀφθαλμός, œil). On désigne sous ce
nom la sortie de l'œil hors de son orbite.

Nous ne reviendrons pas sur l'exophthalmie qui est
une suite de l'épaississement des diverses parties de
l'œil causé par les funestes effets d'une ophthalmie
aiguë interne produite par des contusions, des piqûres
profondes, etc.

D'après la définition du mot exophthalmie, l'hydrophthalmie est une espèce de cette affection.

Il arrive encore que l'œil prédomine et qu'il sort de
l'orbite sans que le globe soit sensiblement augmenté
de volume, il n'est alors que déplacé; cette circonstance maladive se rencontre surtout chez le chien, qui
est privé d'arcade orbitaire osseuse, à la suite des

coups de bâton, des coups de pierre, les muscles ne sont alors que tiraillés. On met l'animal à la diète affaiblissante, on applique des cataplasmes émolliens ou seulement on fait des lotions de même nature sur l'organe malade, jusqu'à ce que les symptômes inflammatoires soient dissipés; on renouvelle souvent l'appareil, qui, peu de temps après son application, s'imbibe des matières purulentes sécrétées par l'œil malade.

J'ai vu plusieurs chiens affectés de cette maladie, guérir par les moyens simples que je viens d'indiquer.

C. *Le carcinome* (*carcinoma*, de καρχῖνος, cancer). On nomme ainsi la dégénérescence des diverses parties de l'œil en matière charnue de mauvaise nature qui, au lieu de se cicatriser complétement quand elle est divisée, végète toujours avec une vigueur extrême.

Il m'est impossible de donner des préceptes généraux sur cette maladie, que je n'ai observée que deux fois sur des bœufs. Je suis encore forcé d'avoir recours au manuscrit indiqué plus haut, pour remplir la lacune qui existerait dans cet article; je donnerai ensuite les deux observations qui me sont propres, et dont une seule est complète.

« Le carcinome est une dégénérescence cancereuse
» de l'œil qui survient à la suite d'une inflammation
» très-intense déterminée par un coup très-fort, l'opé-
» ration de l'onglet, ou enfin une cause quelcon-
» que.

» Cette maladie, qui heureusement est assez rare,
» présente, outre les symptômes inflammatoires, plu-
» sieurs caractères particuliers : ainsi l'œil se déforme,
» se déprime dans divers sens; cet organe devient plus
» petit et plus dur; la cornée lucide est rouge; cette
» membrane s'ulcère et offre des fongosités d'où s'é-
» coule une sanie putride; il existe en outre un état
» de démangeaison; les douleurs sont alors très-

» grandes, et dans certains cas si vives qu'elles donnent
» lieu à une fièvre générale.

» Le carcinome occasionne nécessairement la perte
» de l'œil ; tout le traitement doit donc consister dans
» l'emploi des moyens capables de diminuer les dou-
» leurs que l'animal éprouve ; mais avant tout, il faut
» extirper l'œil affecté, car la dégénérescence s'éten-
» dant pourrait léser la membrane fibreuse qui ta-
» pisse l'orbite, occasionner la carie des os de cette
» cavité, et donner en même temps lieu au développe-
» ment de la morve, comme on l'a remarqué à Lyon,
» dans un carcinome survenu à la suite de l'opération
» de l'onglet. »

Dans cette description incomplète on n'indique pas
les soins qui doivent suivre l'opération, ni la manière
d'opérer l'amputation, ni les divers accidens qui peuvent survenir. Attendons du temps des lumières qui
ne nous laissent rien à désirer sur ce point.

Le 1er mars 1819, je fus appelé pour donner des soins
à un bœuf de travail, malade depuis un mois environ.
Les glandes lymphatiques de la ganache de cet animal
étaient carcinomateuses et offraient çà et là des fongosités qui laissaient écouler à leur base une sanie purulente. L'œil droit, sorti de l'orbite, était inégal à sa
surface, la cornée, presque totalement détruite, laissait
sortir par des ouvertures une matière sanieuse sanguinolente, dt à côté s'élevait plusieurs masses fou-
gueuses rouges ; la sclérotique n'existait plus ; elle était
remplacée par un tissu charnu bourgeonné qui n'en
laissait voir aucun vestige. Le tout était recouvert
d'une croûte noire, qui, enlevée, m'a laissé apercevoir
les objets que je viens de décrire. Les paupières étaient
tuméfiées, et l'inférieure en outre était ulcérée par
suite de l'action corrosive de la matière qui découlait
sans cesse du fond de l'œil, déjà presque totalement

rempli de fongosités. Le bœuf ne mangeait plus, et était en proie à une fièvre de réaction, qui depuis cinq à six jours ne l'avait pas abandonné un seul instant; sa démarche était chancelante; il tournait toujours du côté de son œil malade, ce qui tenait sans doute à ce que les méninges de ce côté participaient de l'affection carcinomateuse. J'appris par le propriétaire que l'animal portait déjà depuis long-temps l'engorgement glanduleux du cou; qu'il avait reçu un coup de corne sur l'œil malade dans les premiers jours de février, et que depuis cette époque le mal avait toujours empiré jusqu'au 24, époque à laquelle l'animal commença à refuser presque entièrement les alimens.

Très-incertain de la réussite de l'extirpation du cancer, à cause de l'affection cancereuse qui paraissait générale, je la hasardai cependant. J'abattis le bœuf avec des entraves : après avoir fendu la commissure des paupières à l'angle externe, j'incisai, avec un bistouri droit, la conjonctive à l'endroit où elle remonte pour couvrir le bulbe. Armé d'une airigne de la main gauche, j'enfonçai mon instrument tranchant dans le globe dénaturé; je coupai toutes les parties qui adhéraient aux os, en suivant le contour de l'orbite; la section du nerf optique parut très-douloureuse; j'arrivai enfin au repli de la conjonctive de l'angle interne; je n'épargnai rien, ni la glande lacrymale, ni l'onglet; enfin j'isolai le globe en incisant cette région de la conjonctive qui réunit le bulbe à la base de la paupière inférieure. Déjà la membrane fibreuse qui tapisse la fosse orbitaire était gonflée et rougeâtre, de même que les parties extérieures du nerf optique. L'hémorragie fut peu considérable; j'appliquai des étoupes très-molles dans les cavités, et je les maintins avec un bandage approprié. L'animal relevé avait la respiration très-prompte, les mouvemens des flancs précipités et irréguliers, le pouls inégal et intermittent; on le conduisit à l'écurie sur une bonne litière. Le 5 mars on leva l'appareil; des fongosités s'élevaient déjà du pourtour du nerf optique; l'animal n'avait pris que de la soupe qu'on lui avait administrée par contrainte; le pouls était faible, intermittent et inégal; la tête basse et inclinée vers le côté opéré. Le bœuf mourut dès le soir même; je ne pus assister à son ouverture, ce qui me contraria beaucoup; j'aurais probablement vu une altération de la méninge, analogue à celle de la membrane de la cavité orbitaire.

Sans doute le sujet de l'observation page 15 est encore un exemple de carcinome commençant, dont les végétations se sont propagées jusqu'aux enveloppes du cerveau.

D. L'*atrophie* (*atrophia,* en grec ἀτροφία, composé d'ᾰ privatif et de τρεφω, je nourris). L'œil, comme toutes les autres parties du corps, se maintient dans un état constant de santé en vertu de la nutrition qui dépend elle-même de plusieurs fonctions dont l'équilibre constitue cette santé. L'équilibre est-il rompu? le volume des tissus accroît ou diminue : l'augmentation de volume est due ou à un affaiblissement dans l'absorption, ou à une augmentation dans la sécrétion. De même la diminution est le résultat d'un excès d'activité dans l'absorption ou d'un défaut d'énergie dans l'exhalation; c'est le cas qui est le plus ordinaire et qui ne succéde que trop souvent aux diverses maladies d'yeux, notamment à la fluxion intermittente; c'est cet état de dépérissement qui porte le nom d'*atrophie* de l'œil; les liquides que contiennent les enveloppes disparaissent, l'œil devient plus petit, il s'enfonce dans le fond de l'orbite; les parties qui l'avoisinent s'affaissent également, les paupières se rident; l'œil enfin est impropre à la vision, il y a cécité complète.

12° *Maladies du bulbe considéré comme instrument de réfraction.*

L'usage de presque toutes les parties du bulbe consiste à faire éprouver aux rayons lumineux qui sont réfléchis par les divers objets qui se peignent dans l'œil des changemens de direction tels que leur foyer puisse se former sur la rétine, et que l'image communique le plus exactement possible son impression à cette membrane destinée à la transmettre au *censorium commune* : il est donc nécessaire, pour que ce résultat existe, que les instrumens de réfraction dont se compose le bulbe aient des dimensions et des densités convenables à cette régularité qu'exige une vision nette.

Il existe pour chaque espèce d'animal une distance à laquelle la vision est la plus exacte possible : cette distance est déterminée par la forme et la consistance dès milieux appartenant à chacune des espèces, et ne doit varier que très-faiblement quand l'œil est en santé et bien conformé, en un mot quand il est bien constitué.

Non-seulement il faut que la densité et la forme des parties soient semblables à celles déterminées par la nature bienfaisante qui gouverne l'animal en santé, mais encore il est de toute nécessité, pour que la vision puisse s'opérer avec intégrité, que l'iris, qui joue un si grand rôle dans cet acte, soit parfaitement mobile, et puisse intercepter les rayons surabondans, en rétrécissant la pupille, et admettre ceux qui doivent contribuer à la netteté de l'image en la dilatant. Il paraît maintenant bien démontré que c'est en vertu de l'élargissement et du rétrécissement de la pupille que les animaux peuvent distinguer exactement les objets plus ou moins éloignés, et faire varier ainsi le foyer conju-

gué des rayons réfractés, et non par le changement de
forme volontaire du bulbe, comme on l'a cru long-
temps; mais cette faculté de redresser la vision im-
parfaite ne va pas à l'extrême, et ne peut totalement
subvenir au vice de conformation, de densité et de
position relative des milieux réfringens.

Nous ne nous arrêterons pas plus long-temps sur les
phénomènes admirables de la vision, et nous passerons aux influences particulières des surfaces des milieux.

Ces surfaces et ces milieux ayant acquis des formes
différentes, agissent de manière à ce que le foyer se
forme ou en-deçà de la rétine ou au-delà, en supposant
que l'objet, dans tous les cas, soit à une égale distance
de l'œil.

A. *Myopie.* Ainsi, si le bulbe est très-volumineux,
que la cornée soit très-convexe, le cristallin très-dense
et très-convexe, ou trop près de la surface postérieure
de la cornée, le foyer conjugué de celui de l'objet placé
à une distance moyenne, se forme avant l'arrivée des
rayons réfractés sur la rétine, à cause de la déviation
trop grande qu'ils éprouvent en traversant les divers
milieux; la vision ne peut pas alors être nette, et pour
le devenir, elle exige que l'animal se rapproche de
l'objet, ou que cet objet soit rapproché de l'œil. Le
foyer conjugué extérieur devenant plus proche de la
lentille, le second s'en éloigne et par conséquent devient plus près de la rétine. Quand ce vice est peu
prononcé l'iris y remédie facilement en rétrécissant la
pupille et en interceptant les rayons qui devraient pénétrer les bords du cristallin; il éloigne par ce moyen
le foyer conjugué de l'objet.

On donne le nom de *myopie* à cet état de l'œil
(myopie de μύω, je ferme, et d'ὄχ, œil). Les animaux
qui en sont affectés sont appelés myopes.

La myopie est commune chez les jeunes animaux et notamment chez les bœufs ; elle accompagne toujours la convexité de la cornée produite par la surabondance de l'humeur aqueuse, l'hydropisie de l'œil, etc.

B. *La presbyopie* (*presbyopia*, de πρέσϐυς, vieillard, et d'ὤψ, œil) est une maladie qui est tout-à-fait opposée à la myopie, les animaux qui en sont affectés n'y voyant que de très-loin, parce qu'alors la cornée étant peu bombée, elle est faiblement réfringente ; le foyer conjugué des rayons visuels va se former au-delà de la rétine toutes les fois que l'objet qui réfléchit ces rayons est à une distance moyenne pour un œil bien conformé. L'iris modifie encore cet inconvénient, mais très-faiblement, en se contractant et en rendant la pupille dilatée ; les rayons divergens qui pénètrent alors le cristallin sur les bords deviennent plus convergens, et par cette raison se réunissent plus tôt en foyer. Pour voir exactement, l'animal presbyope est donc contraint de s'éloigner des objets, parce qu'il rapproche par ce moyen l'image de la rétine.

La presbyopie affecte les vieux sujets, les animaux dont l'œil s'affaisse à la suite de la fluxion périodique et intermittente.

Quel est le remède à apporter à de pareilles affections ? c'est de corriger la cause, de déterminer l'absorption de l'humeur aqueuse surabondante dans le premier cas, et sa sécrétion dans le second. Dans le cas où ces premiers moyens sont infructueux, les animaux myopes et presbytes sont très-sujets à rester affectés de ces deux maladies pendant toute leur vie.

FIN.

TABLE DES MATIÈRES.

PREMIÈRE DIVISION.

MALADIES DES PARTIES CONSERVATRICES.

CHAPITRE Ier. — *Maladies des fosses orbitaires.*

CHAP. II. — *Maladies des muscles et du cousssinet graisseux.*

CHAP. III. — *Maladies des paupières, des tarses et des cils.*

CHAP. IV. — *Maladies de la troisième paupière.*

CHAP. V. — *Maladies de l'appareil lacrymal.*

DEUXIÈME DIVISION.

MALADIES DES PARTIES ESSENTIELLES.

CHAPITRE IER. — *Des maladies de la conjonctive.*

CHAP. II. — *Maladies du bulbe.*

FIN DE LA TABLE DES MATIÈRES.

EXPLICATION

DES PLANCHES.

PLANCHE PREMIÈRE.

PLANCHE II.

PLANCHE VII.

————

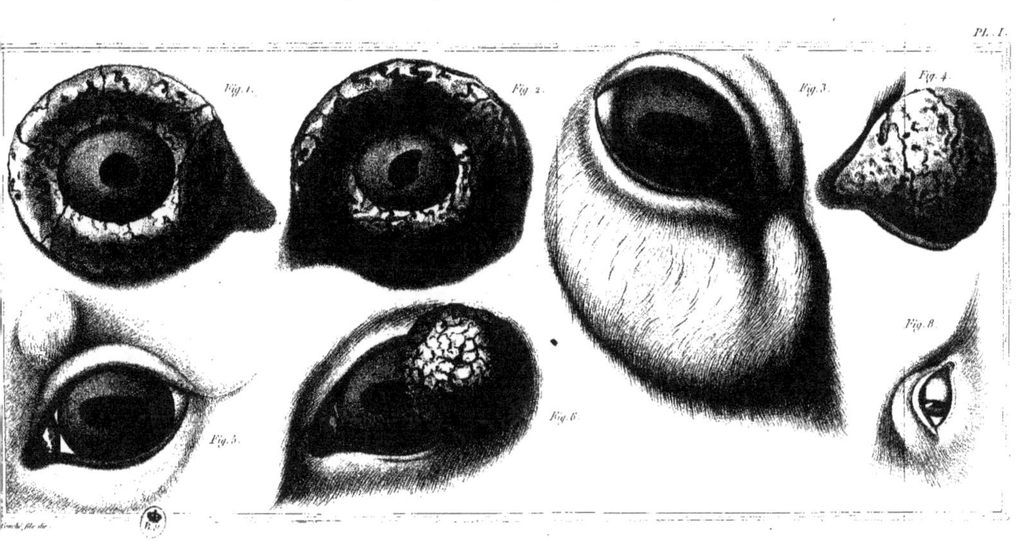
Pl. I.
Fig. 1.
Fig. 2.
Fig. 3.
Fig. 4.
Fig. 5.
Fig. 6.
Fig. 8.

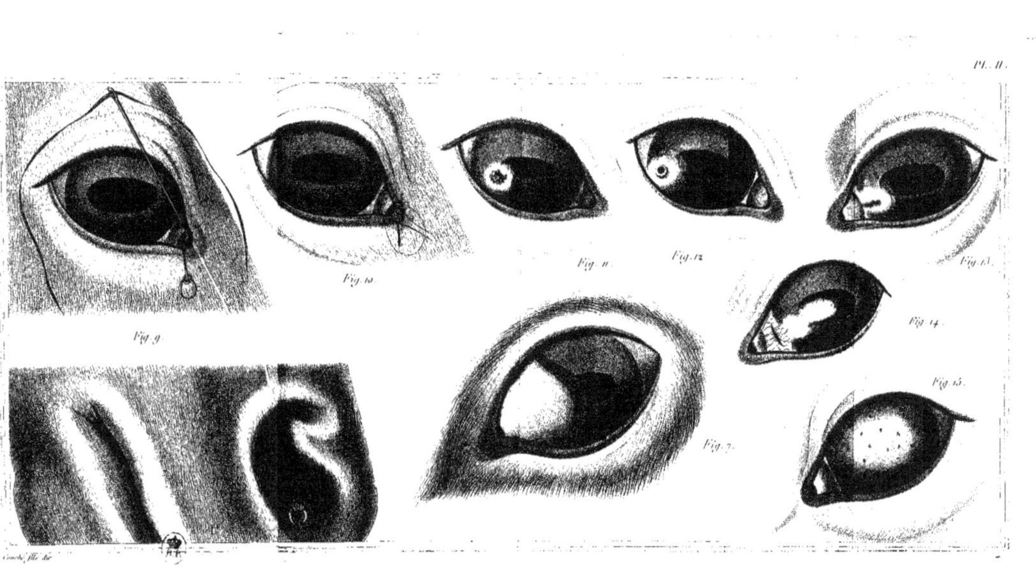

Pl. II.
Fig. 9.
Fig. 10.
Fig. 11.
Fig. 12.
Fig. 13.
Fig. 14.
Fig. 15.
Fig. 7.

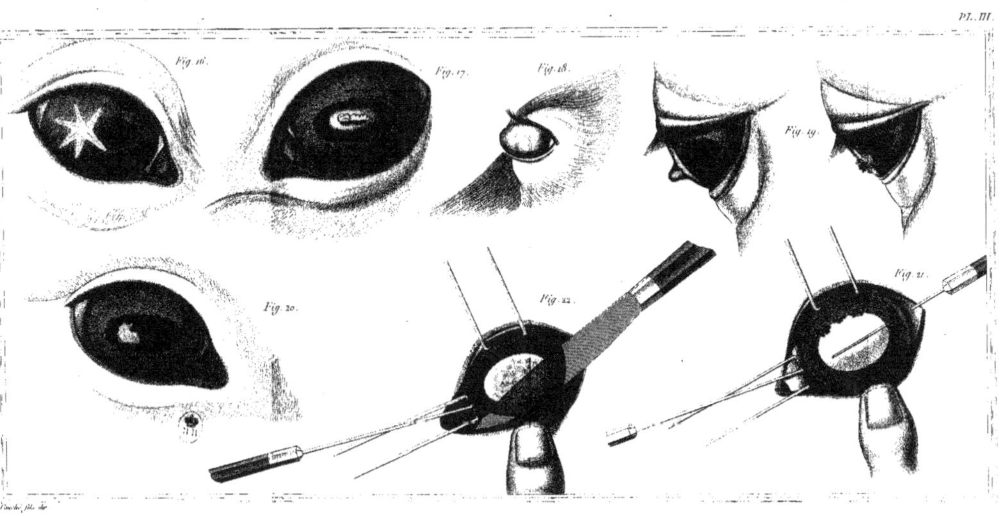

Fig. 16.
Fig. 17.
Fig. 18.
Fig. 19.
Fig. 20.
Fig. 22.
Fig. 21.

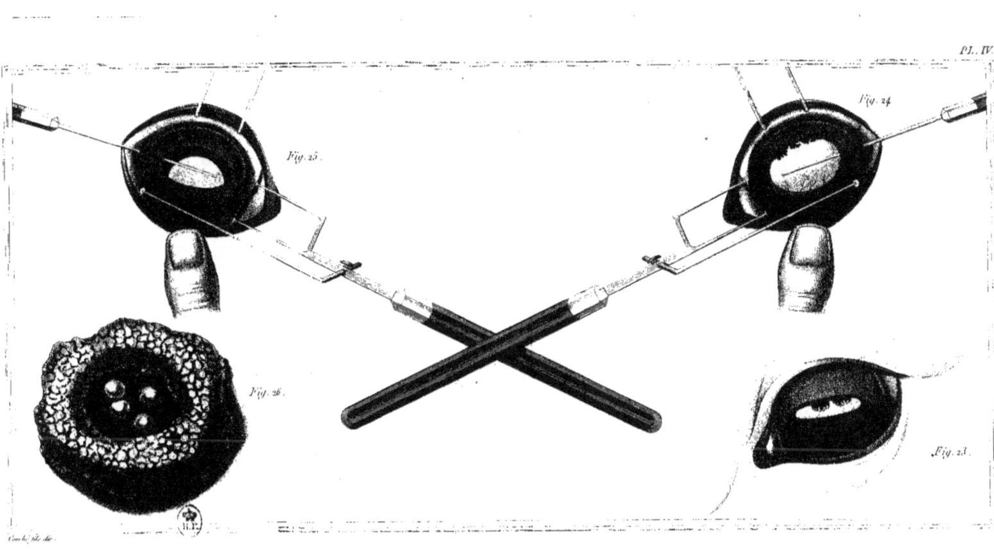
Fig. 25.
Fig. 24.
Fig. 26.
Fig. 23.

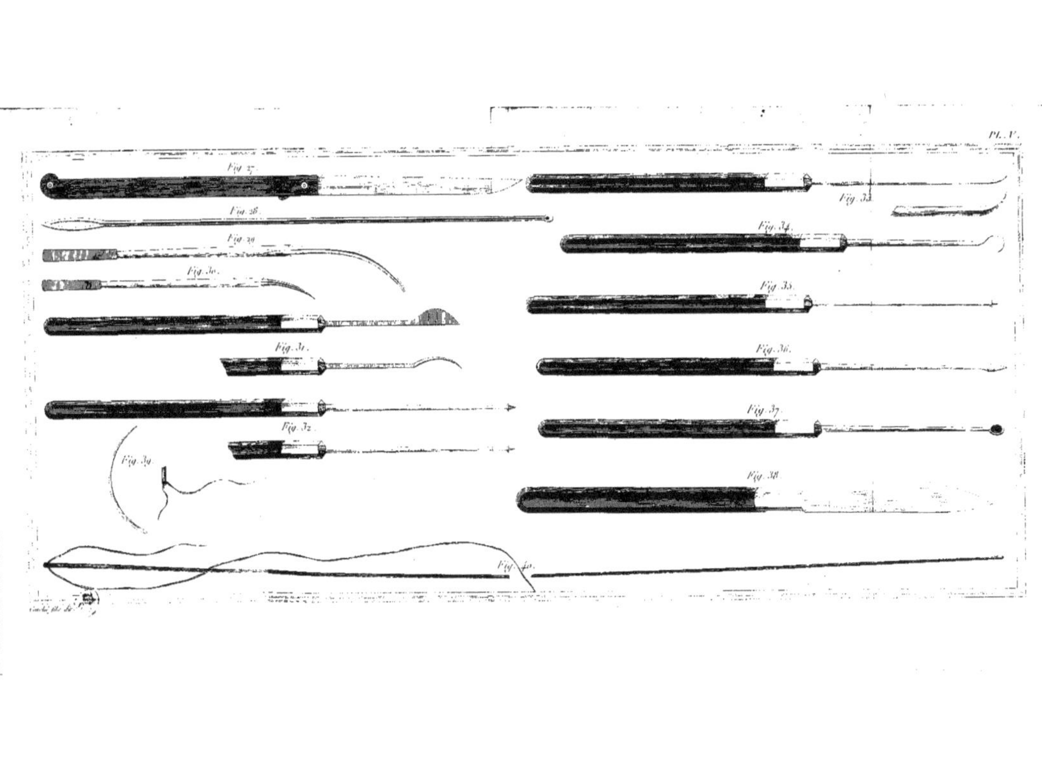

Pl. V.
Fig. 27.
Fig. 28.
Fig. 29.
Fig. 30.
Fig. 31.
Fig. 32.
Fig. 33.
Fig. 34.
Fig. 35.
Fig. 36.
Fig. 37.
Fig. 38.
Fig. 39.
Fig. 40.

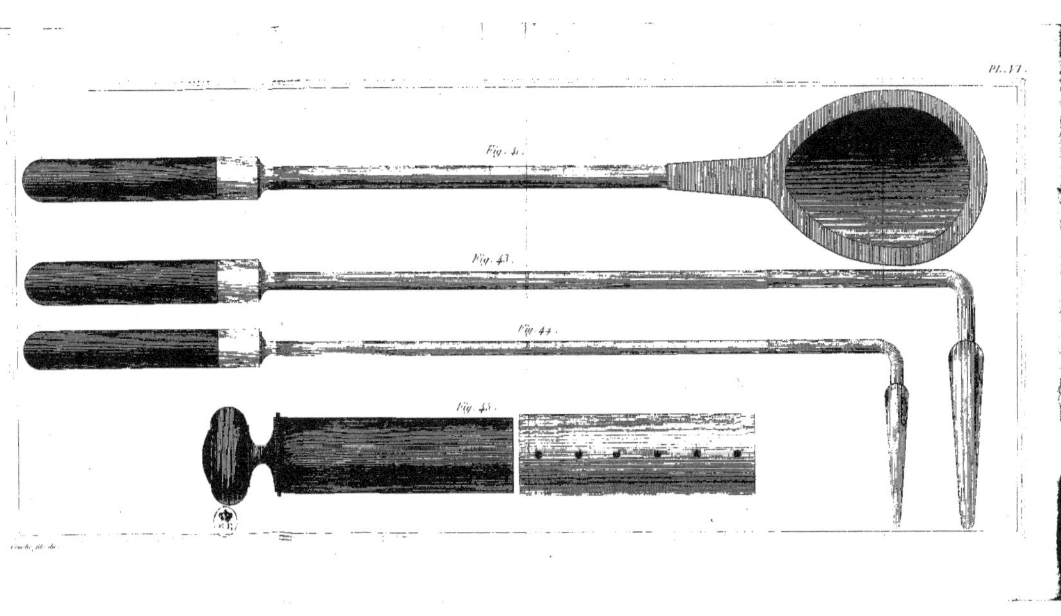

Fig. 42.
Fig. 43.
Fig. 44.
Fig. 45.

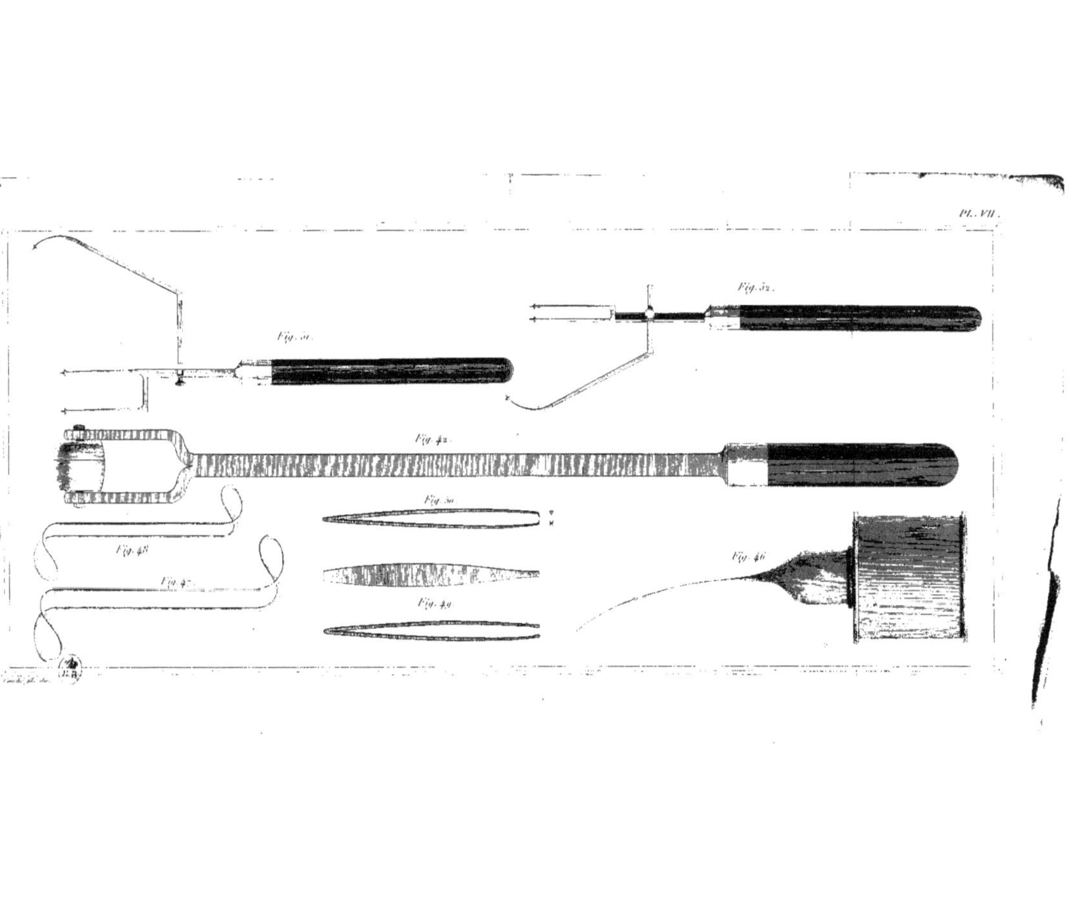

Fig. 51.
Fig. 52.
Fig. 42.
Fig. 50.
Fig. 48.
Fig. 47.
Fig. 49.
Fig. 46.